MÉTHODES STATISTIQUES

A L'USAGE DES MÉDECINS ET DES BIOLOGISTES

DANS LA MÊME COLLECTION
« STATISTIQUE EN BIOLOGIE ET EN MÉDECINE »

Méthodes statistiques en expérimentation biologique, par J. LELLOUCH et P. LAZAR.

L'essai thérapeutique chez l'homme, par D. SCHWARTZ, R. FLAMANT et J. LELLOUCH.

Méthodes statistiques appliquées à la recherche clinique, par A. LAPLANCHE, C. COM-NOUGUÉ et R. FLAMANT.

Exercices corrigés de statistiques appliquées à la recherche clinique, par C. COM-NOUGUÉ et A. LAPLANCHE.

Epidémiologie, méthodes et pratique, par C. RUMEAU-ROUQUETTE, B. BLONDEL, M. KAMINSKI et G. BRÉART.

Analyse descriptive multivariée, par C. ROBERT.

Analyse statistique des données de survie, par C. HILL, C. COM-NOUGUÉ, A. KRAMAR, T. MOREAU, J. O'QUIGLEY, R. SENOUSSI et C. CHASTANG.

CHEZ FLAMMARION MÉDECINE-SCIENCES

Exercices programmés de statistique à l'usage des médecins et des biologistes, par A. VALLERON et P. LAZAR.

Statistique médicale et biologique, par D. SCHWARTZ, P. LAZAR et L. PAPOZ, collection « PCEM ».

Probabilités et statistique, par P. LAZAR et D. SCHWARTZ, collection « Eléments de ».

Du même auteur chez d'autres éditeurs

La statistique dans les sciences du vivant, par D. SCHWARTZ, Dossier documentaire INSERM, Paris, 1991.

Le médicament. Naissance, vie et mort d'un produit pas comme les autres, par G. BOUVENOT, E. ESCHWEGE et D. SCHWARTZ, Dossier documentaire INSERM-Nathan, 1993.

STATISTIQUE EN BIOLOGIE ET EN MÉDECINE

sous la direction de DANIEL SCHWARTZ

MÉTHODES STATISTIQUES A L'USAGE DES MÉDECINS ET DES BIOLOGISTES

par

DANIEL SCHWARTZ

Quatrième édition

Médecine-Sciences
Flammarion
4, rue Casimir-Delavigne, 75006 PARIS

1re édition 1963
2re édition 1966
3e édition 1969
2e tirage 1972
3e tirage 1975
4e tirage 1977
5e tirage 1980
6e tirage 1981
7e tirage 1983
8e tirage 1984
9e tirage 1986
10e tirage 1987
11e tirage 1988
12e tirage 1989
13e tirage 1990
14e tirage 1991
15e tirage 1992
4e édition 1993
2e tirage 1994
3e tirage 1995

Pour recevoir le catalogue Flammarion Médecine-Sciences,
il suffit d'envoyer vos nom et adresse à

Flammarion Médecine-Sciences

4, rue Casimir-Delavigne
75006 PARIS

ISBN : 2-257-12326-8.

TABLE DES MATIÈRES

Table des matières V

Préface 5

Avant-propos de la première édition 7

Avant-propos de la quatrième édition. Éléments de mathématiques nécessaires 9

Chapitre Premier. — **La méthode statistique en médecine et en biologie** 11

Naissance et développement de la méthode statistique 11
Une révolution dans le mode de pensée 11
La statistique et les statistiques 11
La variabilité dans les sciences de la vie 12
Quelques exemples 12
Caractères de la variabilité 15
La variabilité est la règle 16
La formulation statistique des problèmes 16
Premier exemple 16
Deuxième exemple 17
Formulation générale 18
La solution statistique des problèmes 18
Premier exemple 18
Deuxième exemple 20
Solution générale 22
L'erreur en statistique 23
L'erreur dans l'analyse et l'interprétation des données 23
L'erreur dans l'organisation de l'expérience 25
Erreur sur la définition du problème 26
Conclusion 27

Première Partie

LIAISON ENTRE DEUX CARACTÈRES QUALITATIFS

Chapitre II. — **Les fluctuations d'échantillonnage d'un pourcentage** 31

Recours au schéma de l'urne 31
Le pari 31
Définitions préliminaires 32
Table de l'écart-réduit 33
Conditions d'utilisation de la table 33

Exemple 33
Puissance et risque d'un pari 34
Le pari à 5 % 34
Loi des grands nombres 35
Utilisation des nombres au lieu des pourcentages 35

CHAPITRE III. — **Comparaison d'un pourcentage observé à un pourcentage théorique. Principe des tests** 37

Position du problème 37
Le test de signification 38
Les deux risques 38
Antagonisme des deux risques 39
Seuil de signification 39
Degré de signification 40
Règle générale 40
Influence de la dimension de l'échantillon 41
Conditions d'application 42
Exemple 43
Calcul avec les nombres au lieu des pourcentages 43
Autre exemple 44

CHAPITRE IV. — **Les sondages. Précision d'un pourcentage** 45

Les sondages 45
Position du problème 45
Solution 45
Conditions d'application 47
Tables de l'intervalle de confiance 48
Précision du sondage 49
Nombre de sujets nécessaire 49
Importance du tirage au sort 50
Précision d'un pourcentage 52
Examen de la démarche suivie 53

CHAPITRE V. — **Comparaison de deux pourcentages observés** 55

Les fluctuations d'échantillonnage de la différence de deux pourcentages ... 55
Position du problème 55
Solution approchée 55
Exemple 56
Conditions d'utilisation de la table 56
Comparaison de deux pourcentages observés 57
Test préliminaire 57
Comparaison de deux pourcentages 57
Exemple 1 59
Exemple 2 60
Exemple 3 60
Influence de la dimension des échantillons 61
Examen de l'intervalle de confiance des deux pourcentages 62
Cas des séries appariées 62

CHAPITRE VI. — **Comparaison d'une répartition observée à une répartition théorique. Le test de χ^2** 67

Le pari. Définition du χ^2 67
Tables du χ^2 68
Conditions d'utilisation de la table 69
Comparaison d'une répartition observée à une répartition théorique 69
Influence de la dimension de l'échantillon 70
Comparaison d'un pourcentage observé à un pourcentage théorique 71
Autre exemple 73
Exemple des séries appariées 73

CHAPITRE VII. — **Le test de χ^2 et la comparaison de plusieurs répartitions observées. Problème général de la liaison entre deux caractères qualitatifs** 74

Les fluctuations d'échantillonnage d'une somme de χ^2 74
Comparaison de plusieurs répartitions observées 75
Exemple 77
Le test d'indépendance 79
Autre exemple 81
Un cas particulier important : le tableau 2 × 2 (Comparaison de deux pourcentages) 82
Exemple 82
Comparaison de deux pourcentages 83
Comparaison de pourcentages sur de très grands échantillons 84
Comparaison de plusieurs pourcentages 85
Notion de stratégie 85
Exemple 1 85
Exemple 2 87

CHAPITRE VIII. — **Comment aborder le problème de la liaison entre deux caractères qualitatifs** 89

Les deux caractères sont-ils réellement qualitatifs ? 89
Les caractères sont-ils aléatoires ou contrôlés? 90
Choix de la stratégie 90

CHAPITRE IX. — **Les petits échantillons** 93

Sondages. Précision d'un pourcentage 93
Comparaison d'un pourcentage observé à un pourcentage théorique 93
Exemple 1 93
Solutions approchées 94
Exemple 2 (séries appariées) 95
Conditions d'application 96
Comparaison de deux pourcentages observés 96
Exemple 1 96
Exemple 2 98
Règle générale 99
Possibilités et limitations des tests basés sur de petits échantillons 99

Deuxième Partie

LIAISON ENTRE UN CARACTÈRE QUALITATIF ET UN CARACTÈRE QUANTITATIF

Chapitre X. — **Les fluctuations d'échantillonnage d'une moyenne** 103

Recours au schéma de l'urne 103
Définition de l'urne 103
Un résumé en deux indices : la moyenne et la variance 105
Urne des individus et urne des moyennes 107
La loi normale 108
Fluctuation d'une moyenne 110
Conditions d'application 111
Retour aux caractères qualitatifs 113
Autres indices d'une loi de probabilité 116

Chapitre XI. — **Estimation et calcul de la moyenne et de la variance** 117

Estimation de la moyenne et de la variance 117
Calcul pratique de la moyenne et de la variance 118
Groupement des données 118
Expression différente du numérateur de la variance 120
Changement d'origine 123
Changement d'unité 127
Règle générale 128
Exemple 128
Vérification du calcul 129

Chapitre XII. — **Les sondages. Précision d'une moyenne. Comparaison d'une moyenne observée à une valeur théorique** 131

Les sondages 131
Position du problème 131
Solution 131
Conditions d'application 133
Précision du sondage 134
Nombre de sujets nécessaire 134
Importance du tirage au sort 135
Intervalle pour la moyenne et intervalle pour un sujet 135
Précision d'une moyenne 136
Comparaison d'une moyenne observée à une valeur théorique 138

Chapitre XIII. — **Comparaison de deux moyennes observées** 141

Les fluctuations d'échantillonnage de la différence de deux moyennes 141
Position du problème 141
Solution 141
Exemple 142
Comparaison de deux moyennes observées 142
Test préliminaire 142

Comparaison de deux moyennes ... 143
Exemple 1 ... 143
Exemple 2 ... 146
Examen de l'intervalle de confiance de deux moyennes ... 146
Cas des séries appariées (méthode des couples) ... 146

CHAPITRE XIV. — **Les petits échantillons** ... 151

Les sondages. Précision d'une moyenne. Comparaison d'une moyenne observée à une valeur théorique ... 151
Fluctuations d'échantillonnage d'une moyenne ... 151
Sondages ... 152
Exemple ... 153
Précision d'une moyenne ... 155
Comparaison d'une moyenne observée à une valeur théorique ... 155
Comparaison de deux moyennes observées ... 156
Fluctuations d'échantillonnage de la différence de deux moyennes ... 156
Comparaison de deux moyennes observées ... 157
Exemple ... 158
Conditions d'application ... 159
Interprétation de l'estimation de la variance ... 160
Cas des séries appariées (méthode des couples) ... 161

CHAPITRE XV. — **Comparaison de deux variances** ... 163

Les fluctuations d'échantillonnage du rapport de deux variances ... 163
Position du problème ... 163
Solution. Tables de F ... 164
Exemples ... 164
Conditions d'utilisation des tables de F ... 165
Comparaison de deux variances à partir de leur rapport ... 165
Méthode ... 165
Exemple ... 166
Règle générale ... 166
Comparaison de deux variances à partir de leur différence ... 168
Exemple 1 ... 169
Exemple 2 ... 169
Intérêt relatif des comparaisons de moyennes et de variances ... 170

CHAPITRE XVI. — **Comparaison de plusieurs moyennes. Analyse de la variance.** 173

Étude d'un exemple ... 173
Position du problème ... 173
Principe de la solution ... 174
Le pari ... 175
Test de comparaison des moyennes ... 177
Exécution des calculs ... 177
Expression différente du numérateur des variances ... 178
Changement d'origine et d'unité ... 179
Comparaisons individuelles ... 180

Méthode générale de comparaison de plusieurs moyennes. Analyse de la variance 181
Cas général 183
Conditions d'application 184
Exemple 1 184
Exemple 2. Comparaison de deux moyennes 186
Exemple 3 (notion de stratégie) 186

CHAPITRE XVII. — **Comment aborder le problème de la liaison entre un caractère qualitatif et un caractère quantitatif** 189
Le caractère qualitatif est-il réellement qualitatif ? 189
Les caractères sont-ils aléatoires ou contrôlés ? 189
Choix de la stratégie 190

CHAPITRE XVIII. — **Les plans à plusieurs facteurs. Organisation de l'expérience ou de l'observation** 191
Étude d'un exemple 191
Position du problème 191
Solution 193
Conditions d'application 193
Comparaisons individuelles 194
Plans usuels 195
Plans à nombre de répétitions constant 195
Plans à nombre variable de répétitions 202
Utilisation des plans 203

TROISIÈME PARTIE

LIAISON ENTRE DEUX CARACTÈRES QUANTITATIFS

CHAPITRE XIX. — **Test d'indépendance entre deux variables quantitatives. Corrélation et régression** 207
Définition de l'indépendance et principe du test 207
Définition de l'indépendance 207
Principe du test 208
Droite de régression observée D_0 208
Détermination de la droite D_0 209
Le test de *r* 210
Définition du coefficient r 210
Fluctuations d'échantillonnage du coefficient r 211
Le test de r 212
Exemple 1 212
Exemple 2 212
Règle générale 213
Interprétation concrète de l'expression de r 213
Limitation du test 215

Le test de la pente ... 215
Corrélation et régression ... 216
Calcul pratique de r et de p_0 ... 218
Conditions d'application ... 218

CHAPITRE XX. – **Calcul pratique du coefficient de corrélation r et de la pente p_0 de la droite de régression** ... 219

Le coefficient de corrélation ... 219
Changement d'origine et d'unité ... 220
Expression différente des sommes de carrés et de produits ... 220
Exemple ... 221
Groupement des données ... 221
Exemple ... 221
La pente ... 226
Exemple ... 226

CHAPITRE XXI. – **Une des régressions est linéaire** ... 229

La droite de régression ... 229
Estimation de la droite de régression ... 229
Utilisation de la droite de régression ... 231
Comparaisons portant sur la pente ... 231
Le coefficient de corrélation exact ρ ... 231
La variance liée ... 232
Calcul de la variance liée ... 234
Exemple ... 235
Relation entre variance liée et coefficient de corrélation ... 235
Décomposition de la variance ... 236
Le coefficient ρ et l'intensité de la liaison ... 237
Le test de linéarité ... 237
Un cas particulier : la loi binormale ... 240

CHAPITRE XXII. – **Retour au cas général** ... 241

CHAPITRE XXIII. – **Comment aborder le problème de la liaison entre deux caractères quantitatifs** ... 243

Première éventualité ... 243
1. Il s'agit clairement d'un problème de régression ... 243
2. Il s'agit clairement d'un problème de corrélation ... 244
3. Cas intermédiaire ... 244
Seconde éventualité ... 244

CHAPITRE XXIV. – **Liaison entre plusieurs caractères quantitatifs. Corrélations partielles** ... 247

QUATRIÈME PARTIE

LES TESTS NON PARAMÉTRIQUES

CHAPITRE XXV. – **Les tests non paramétriques. But et principaux tests** ... 253

Liaison entre un caractère quantitatif et un caractère qualitatif à deux classes 253
Test U de Mann et Whitney ... 254
Test W de Wilcoxon ... 255
Efficacité du test de Mann-Whitney-Wilcoxon ... 257
Cas des ex-æquo ... 258
Test C_1 de Fisher-Yates-Terry ... 259
Efficacité du test C_1 ... 260
Étude d'un exemple ... 261
Cas des séries appariées, test T de Wilcoxon ... 262

Liaison entre un caractère quantitatif et un caractère qualitatif à *K* classes ($K > 2$) ... 263
Test H de Kruskall et Wallis ... 263

Liaison entre deux caractères quantitatifs ... 264
Coefficient de corrélation des rangs, ou de Spearman ... 264

Conclusion ... 265

CINQUIÈME PARTIE

CONCLUSION

CHAPITRE XXVI. – **Comment aborder, sous l'angle statistique, un problème de recherche** ... 269

Type d'information (qualitative, quantitative) et choix du test statistique 270
Information qualitative ou quantitative ... 270
Autres types d'information ... 272
Choix du type d'information ... 272
Conclusion ... 272

Nature de la variabilité (aléatoire, contrôlée) et organisation de l'expérience ou de l'observation ... 272

Conclusion ... 273

ANNEXES

ANNEXE I. – **Épreuve graphique de la normalité d'une distribution. Détermination rapide de la moyenne et de la variance. Application au changement de variable** ... 275

Épreuve de normalité ... 275
Détermination rapide de la moyenne et de la variance ... 277
Application au changement de variable ... 277

ANNEXE II. – **La notion de risque en statistique** 283

TABLE 1. — **Table de l'écart-réduit (loi normale)** 289
TABLE 2. — **Intervalle de confiance d'un pourcentage** 290
TABLE 3. — **Table de χ^2** 292
TABLE 4. — **Table de t** 293
TABLE 5. — **Table de F** 294
TABLE 6. — **Table du coefficient de corrélation** 302
TABLE 7. — **Relation entre l'étendue et l'écart-type** 303
TABLE 8. — **Test de Mann et Whitney** 304
TABLE 9. — **Test C_1 de Fisher-Yates-Terry** 306
TABLE 10. — **Test T de Wilcoxon** 309
TABLE 11. — **Table du coefficient r' de Spearman** 309
TABLE 12. — **Nombres au hasard** 310

INDEX ALPHABÉTIQUE 313

PRÉFACE

« Un nombre n'est pas premièrement un fait. Mais n'est-ce pas plutôt par le nombre que la multitude devient un fait » (Alain).

La statistique est la science qui donne un sens à ce fait.

Il est très significatif et le signe d'une heureuse évolution, que Daniel Schwartz ait fait l'honneur à un chirurgien devenu carcinologue, de préfacer cet ouvrage traitant « des méthodes statistiques en médecine ». Trop souvent, médecins et chirurgiens vilipendent la statistique tout en nourrissant abondamment leurs publications de pourcentages. Ils n'y croient pas, disent-ils, mais ils basent sur eux leurs déductions, voire leurs décisions thérapeutiques, sans s'inquiéter toutefois de leur valeur.

D'une longue et amicale collaboration avec l'auteur nous avons appris la rigueur nécessaire à celui qui veut faire parler les chiffres. L'entrée de Daniel Schwartz dans l'équipe des médecins et chercheurs de l'Institut Gustave-Roussy en tant que directeur de l'Unité de Recherches Statistiques de l'Institut National d'Hygiène nous a été d'un grand profit. Inséré entre les cliniciens et les chercheurs, il a apporté aux premiers la rigueur dans la collecte des informations, et aux seconds, la précision dans la construction de leurs expériences.

Son arrivée parmi nous a soulevé un grand intérêt parmi les médecins plus amateurs de chiffres que conscients des règles de la statistique. La connaissance qu'il leur a donnée de la rigueur de ces règles a entraîné une vague de déception, puis peu à peu, grâce à la clarté de son esprit et à la précision de ses exposés, nous avons su faire un choix parmi ce qui était possible et ce qui était illusion.

Cependant, il devenait le maître de la statistique médicale dans notre pays et le chef d'une école appelée à transformer peu à peu l'attitude des médecins envers la statistique. Grâce à lui est rattrapé le retard que le Corps Médical français avait pris dans ce domaine.

Cet ouvrage, œuvre d'un ancien élève de l'École polytechnique devenu le guide de nombreux médecins et chercheurs, témoigne de la réalité d'une collaboration indispensable à ceux qui, des faits, veulent tirer des orientations.

Le choix d'un plan thérapeutique, d'une technique de traitement, l'étude de la signification pronostique d'un phénomène, etc..., ne peuvent progresser que s'ils sont basés sur des informations dont la signification a été clairement appréciée à partir d'une technique statistique rigoureuse.

Le choix de la méthode qui recueillera des informations comparables avec le minimum d'erreurs est le début essentiel de toute étude statistique. Les méthodes mathématiques d'analyse ne viennent qu'ensuite et n'ont de sens que si l'élément de base est parfaitement circonscrit. Le grand mérite de cet ouvrage est d'avoir justement placé au premier rang les circonstances qui entourent la collecte des informations et qui dépendent du médecin lui-même plutôt que les manipulations arithmétiques d'analyse. Que Daniel Schwartz en soit félicité et remercié.

Professeur agrégé Pierre Denoix.

AVANT-PROPOS DE LA PREMIÈRE ÉDITION

Un nombre sans cesse croissant de médecins et de biologistes se rendent compte que leur recherche ne peut progresser sûrement sans l'apport de la méthode statistique. Une connaissance approfondie de la théorie leur est inutile, mais il serait dangereux de leur confier de simples recettes. C'est à ce public du juste milieu que ce livre est destiné.

Public de choix sans aucun doute : numériquement très important, placé aux postes-clefs de la recherche clinique et biologique, passionnément désireux de s'instruire. Mais qui ne trouve, le plus souvent, que des manuels d'un niveau mathématique élevé qui le découragent. Ainsi, pendant que les statisticiens polissent leur outil dans ses plus fins perfectionnements, ceux-là même auxquels il est destiné *ignorent ses possibilités, le plus souvent jusqu'à son existence, et poursuivent leur travail les mains nues. Il y a gros à parier que, dans beaucoup de pays, les plus rapides progrès seraient obtenus par l'introduction, dans un très grand nombre de recherches médicales, des méthodes statistiques les plus élémentaires.*

Ainsi conçu, ce livre est nécessairement un compromis. Nous nous étendons longuement, dans l'organisation de l'expérience, comme dans l'analyse des résultats, sur les principes et les idées générales d'abord, ensuite sur les modalités d'exécution, mais le chaînon intermédiaire de la démonstration n'apparaît le plus souvent que comme une esquisse, sans prétention de rigueur. C'est qu'à notre avis l'essentiel est de saisir la pensée statistique, et que cette compréhension peut être poussée très loin sans faire appel au symbolisme mathématique ; pour un public non mathématicien la démonstration est moins féconde que l'explication, et l'abus des formules risque de conduire à une fausse sécurité.

La difficulté, en pareil cas, réside naturellement dans le tracé de la frontière ; quoi qu'on fasse, on dit trop et trop peu. Cependant dix années d'enseignement à des médecins et biologistes, dans des cours du soir organisés pour eux à l'Institut de Statistique de l'Université de Paris, leurs réactions, leurs critiques, l'exposé de leurs problèmes et de leurs difficultés, nous ont guidé dans ce cheminement.

C'est pour répondre au désir de plusieurs d'entre eux que nous avons inclu certains développements qui ne s'imposaient pas (par exemple dans les plans d'expérience ou dans la régression) ; imprimés en petits caractères, ils pourront, dans une première lecture du livre, être systématiquement négligés.

Le présent livre ne reproduit qu'une partie de notre enseignement : celle qui concerne la méthodologie. L'application des méthodes à la recherche médicale, notamment à l'essai thérapeutique et à l'enquête étiologique, ou aux problèmes de laboratoire tels que le titrage des virus ou les essais biologiques, doit faire l'objet de publications ultérieures.

Nous tenons à exprimer ici notre plus vive gratitude à tous ceux qui nous ont aidé dans notre tâche, et en premier lieu à nos collaboratrices techniques, Madame Mouriesse et Mademoiselle Patois.

L'autorisation nous a été aimablement donnée de reproduire des extraits de certaines tables particulièrement utiles : nous en remercions ici les auteurs et les éditeurs (*).

Le 1/10/63

(*) *Statistical Tables for Biological, Agricultural and Medical Research*, par Sir Ronald A. Fisher, F.R.S., Cambridge, et Frank Yates, Rothamsted, éditées par MM. Oliver & Boyd Ltd, Edinburgh; tables n° 1, 3, 4, 6, 20 et 21.

Tables for use with binomial samples, par Donald Mainland, Lee Herrera et Marion I. Sutcliffe, Department of Medical Statistics, New-York University College of Medicine, N. Y.

Biometrika Tables for Statisticians, Vol. 1, ed. par E. S. Pearson et H. O. Hartley, University Press, Cambridge : tables 18 et 27.

AVANT-PROPOS DE LA QUATRIÈME ÉDITION

Cette édition diffère des précédentes par une nouvelle rédaction de la troisième partie. En premier lieu, il nous est apparu que la distinction entre régression et corrélation n'était pas assez claire. Par ailleurs, pour les formules exprimant la variance liée, les fractions de variance expliquée et non expliquée et la mesure de l'intensité de la liaison, la condition de validité indiquée était une distribution binormale, alors qu'en fait, il suffit qu'une des régressions soit linéaire. Enfin, plusieurs modifications mineures ont été apportées.

Nous tenons à remercier vivement pour leur aide Joseph Lellouch et les enseignants du Centre d'Enseignement de la Statistique Appliquée à la Médecine et à la Biologie Médicale (CESAM), tout particulièrement Catherine Com-Nougué et Jean Dewailly.

Le 19 février 1993

ÉLÉMENTS DE MATHÉMATIQUES NÉCESSAIRES

La lecture de ce livre ne nécessite aucune connaissance mathématique particulière. Le lecteur n'y rencontrera que des symboles et des opérations élémentaires. Qu'il ne s'attende pas pour autant à une lecture facile, la difficulté réside ailleurs : dans la nature même du raisonnement statistique.

Chapitre Premier

LA MÉTHODE STATISTIQUE EN MÉDECINE ET EN BIOLOGIE

A. — NAISSANCE ET DÉVELOPPEMENT DE LA MÉTHODE STATISTIQUE

Une révolution dans le mode de pensée

Pendant des siècles, et jusqu'à une époque toute récente, les sciences de la vie ont boudé la mesure. Un bon expérimentateur, doublé d'un bon observateur, pouvait s'y engager et, pour peu qu'il fût doué d'intuition, y réussir; les connaissances mathématiques étaient inutiles.

Aujourd'hui, au contraire, l'être vivant n'est que chiffres, le chercheur ne peut plus observer ou expérimenter sans se conformer à de savants « plannings » élaborés par des mathématiciens, le praticien ne peut plus ouvrir un livre ou une revue sans buter sur des « variances » ou des « écarts-types », des « chi-carrés » ou des « probits »; et, sans trop savoir s'il s'agit d'une mode ou d'une nécessité, il retrouve partout cette clef nouvelle : la méthode statistique.

Il s'agit là d'une véritable révolution dans le mode de pensée, qui a pris naissance au début de ce siècle, en Grande-Bretagne notamment avec les travaux de K. Pearson et R. A. Fisher, à propos de problèmes agronomiques; qui s'est développée ensuite de façon extraordinaire en quelques décennies, d'abord sur le plan géographique, envahissant les pays anglo-saxons, puis les autres avec un certain retard, et aussi sur le plan idéologique : de l'agronomie elle est passée aux autres domaines de la biologie, puis à la psychologie et à la médecine, sans parler de l'industrie ou de l'économie. La statistique est maintenant une discipline autonome, occupant des milliers de chercheurs, faisant chaque année l'objet de centaines de publications, et consacrée par une série d'enseignements officiels.

Mais qu'est-ce donc que la méthode statistique?

La statistique et les statistiques

Dans une de ses comédies, Eugène Labiche met en scène un jeune statisticien nommé Magis, aussi stupide que prétentieux, auteur d'une « Monographie de la statistique comparée ». Chargé d'expliquer, dans un salon, les fins de cette science mystérieuse, « la statistique, dit-il, est une science moderne et positive. Elle met en lumière les faits les plus obscurs. Ainsi dernièrement, grâce à des recherches laborieuses, nous sommes arrivés à connaître le nombre exact des veuves qui ont passé sur le Pont Neuf pendant le cours de l'année 1860 ». Et à ses auditeurs admiratifs, il livre le précieux résultat : « treize mille quatre cent quatre-vingt-dix-huit... et une douteuse ».

Voilà certainement une belle définition de ce que la statistique n'est pas : un simple dénombrement. C'est que malheureusement le mot prête à confusion : *les statistiques*, historiquement comme étymologiquement, sont depuis longtemps des dénombrements fournissant aux États des renseignements d'ordre administratif; *la statistique* est tout autre chose : une méthode de raisonnement permettant d'interpréter le genre de données très particulières, qu'on rencontre notamment dans les sciences de la vie, dont le caractère essentiel est la *variabilité*. Avant de pouvoir en dire davantage sur la statistique, c'est de cette variabilité qu'il faut d'abord parler.

B. — LA VARIABILITÉ DANS LES SCIENCES DE LA VIE

Quelques exemples

Un premier exemple de variabilité est fourni par le tableau et la figure 1.

TABLEAU 1. — Temps de latence de la mosaïque du tabac après inoculation. Dénombrement portant sur 355 plantes.
(D'après D. Schwartz, 1948)

Temps de latence en jours	13	14	15	16	17	18	19	20	21	22	23	24	25	26	27	28	29	30	31	32	33	34	Total
Nombre de plantes ayant présenté ce temps de latence	8	15	28	46	76	55	36	21	16	9	8	6	5	5	3	4	4	3	1	3	2	1	355

TABLEAU 2. — Nombre des loges capsulaires.
Dénombrement portant sur 1 905 coquelicots (*Biometrika*, vol. 2, 1902)

Nombre de loges capsulaires.	6	7	8	9	10	11	12	13	14	15	16	17	18	19	20	Total
Nombre de coquelicots présentant ce nombre de loges . .	3	11	38	106	152	238	305	315	302	234	128	50	19	3	1	1 905

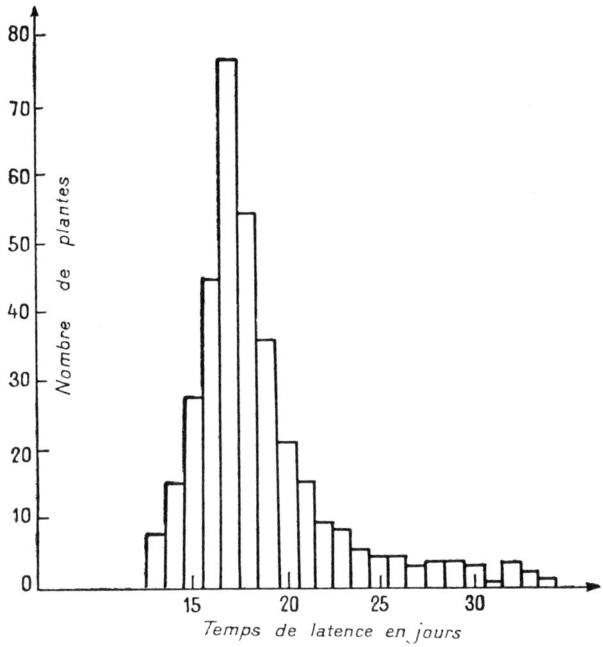

FIG. 1.
(Illustration du tableau 1.)

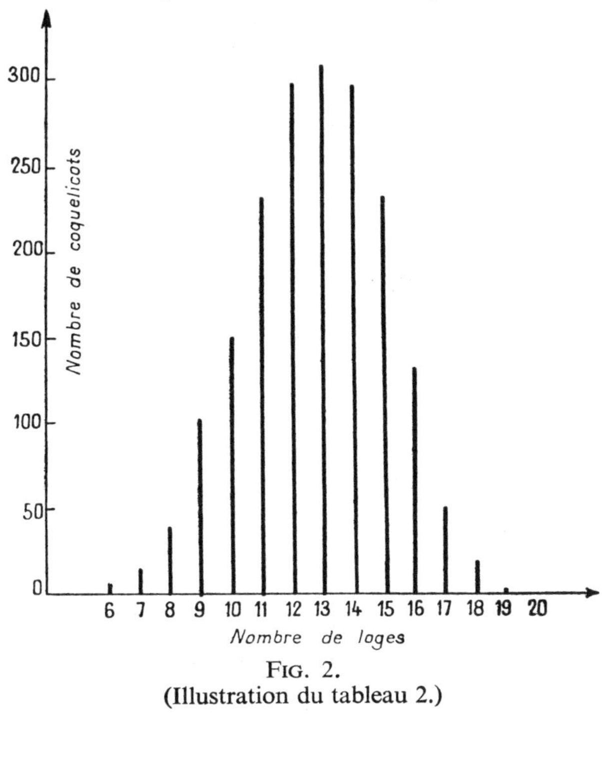

FIG. 2.
(Illustration du tableau 2.)

Il porte sur un caractère *quantitatif continu* : le temps de latence d'une maladie à virus, la mosaïque du tabac, après inoculation dans des conditions extrêmement uniformes : suspension de virus parfaitement homogène inoculée à des plants de tabac génotypiquement semblables, sur une feuille de même rang, entre des nervures de rang donné; malgré ces conditions sévères de standardisation, le temps de latence apparaît *très variable* : s'il a été le plus souvent voisin de 17 jours, il s'est échelonné en fait sur une gamme de 13 à 34 jours.

Un deuxième exemple est fourni par le tableau et la figure 2. Il porte sur le nombre de loges contenues dans la capsule de coquelicot. Comme il s'agit là d'un caractère quantitatif discontinu, le mode de représentation de la figure 2 diffère de celui de la figure 1 de façon à indiquer que seules les valeurs entières ont un sens. Mais on y retrouve l'extrême *variabilité* du caractère : on dit communément que le nombre des loges capsulaires chez le coquelicot est de 13 ; c'est en effet la valeur le plus souvent rencontrée (315 fois sur 1905), mais il est clair qu'on rencontre aussi, quoique moins souvent, des coquelicots présentant des valeurs différentes, puisqu'on a observé des individus en ayant jusqu'à 6 ou 20.

Le troisième exemple a trait à la couleur des cheveux dans un groupe humain (tableau 3). Cet exemple est en apparence très différent des précédents ; il n'est pas traduisible graphiquement, parce que le caractère étudié est *qualitatif*, et ne saurait être représenté en abscisse sur un axe ; cependant il porte encore essentiellement la marque de la variabilité, du fait que la couleur des cheveux n'est pas *la même* dans tout le groupe étudié, mais s'y exprime par plusieurs classes. Un cas tout particulièrement fréquent est celui des caractères qualitatifs à deux classes, traduisant les phénomènes à deux éventualités : mort ou vie, santé ou maladie, etc. Le tableau 3 *bis* indique par exemple le résultat d'études effectuées sur le cancer du poumon : sur 3 100 sujets américains, de sexe masculin, d'âge compris entre 50 et 69 ans, fumant au moins 40 cigarettes par jour, observés pendant 44 mois, 22 ont été victimes du cancer du poumon, 3 078 y ont échappé. Dès lors que le pourcentage de sujets atteints n'est pas 0 ou 100 %, c'est bien que les sujets ont réagi de façon variable. Comme leur réaction ne peut ici s'exprimer que par deux éventualités le résultat prend une apparence beaucoup plus simple que dans le cas des caractères quantitatifs examinés aux tableaux 1 et 2, *mais le fait général commun à tous les exemples présentés est la variabilité, d'un sujet à l'autre, du caractère étudié.*

TABLEAU 3. — Couleur des cheveux.
Dénombrement portant sur 6 800 sujets
(D'après Ammon, Zur Anthropologie der Badener)

Couleur des cheveux	Blond	Brun	Noir	Roux	Total
Nombre de sujets présentant cette couleur	2 829	2 632	1 223	116	6 800

TABLEAU 3 *bis*. — Cancer du poumon.

Dénombrement portant sur 3 100 sujets de sexe masculin de 50 à 69 ans, fumant au moins 40 cigarettes par jour, suivis pendant 44 mois.

(D'après Hammond et Horn)

Éventualité	Pas de cancer du poumon	Cancer du poumon	Total
Nombre de sujets.	3 078	22	3 100

Caractères de la variabilité

La variabilité que nous venons de décrire est parfois rapprochée de l'imprécision qui affecte toute mesure, dans les sciences physico-chimiques notamment. On rapprochera par exemple les deux résultats suivants : « le nombre de loges capsulaires chez le coquelicot est compris entre 6 et 20 » et « la vitesse de la lumière est 299 790 $\pm$ 1 km/s (évaluation de 1951) ». En réalité ces deux expressions d'une imprécision sont fondamentalement différentes :

— L'imprécision qui affecte le nombre de loges capsulaires n'est aucunement liée à l'erreur instrumentale, et ne saurait par conséquent être réduite par un perfectionnement de la mesure, comme c'est le cas pour la vitesse de la lumière.

— Cette imprécision n'est d'autre part aucunement prévisible : alors que la marge d'incertitude dans les sciences physico-chimiques peut être connue à partir de la précision des instruments et des formules mathématiques d'où découle la quantité cherchée, la variabilité d'un caractère biologique ne peut être connue autrement que par l'observation qui la met en évidence ; la variabilité du nombre de loges capsulaires chez le coquelicot, du temps d'incubation de la mosaïque du tabac après inoculation, étaient impossibles à connaître *a priori*. (On peut même ajouter, surtout dans le cas de la mosaïque, que rien ne permet d'affirmer que la variabilité soit la même si on recommence l'expérience.)

— Enfin la marge d'imprécision est un intervalle certain dans les sciences physico-chimiques, un intervalle de probabilité dans les sciences biologiques : il n'est pas possible de dire que le nombre des loges capsulaires *est* compris entre 6 et 20, car sur un nombre plus élevé de coquelicots, 10 000 par exemple, on aurait peut-être observé la valeur 5, ou 21 ; de même, si on n'en avait examiné que quelques centaines, on aurait sans doute trouvé des valeurs extrêmes plus proches de 13 ; on peut seulement dire, d'après le recensement actuel, que le nombre est pratiquement compris entre 7 et 19 loges 998 fois sur mille, entre 8 et 18 loges 991 fois sur mille, etc.

La variabilité est la règle

Ainsi la variabilité biologique ne se réduit aucunement à l'erreur expérimentale. Sans doute celle-ci existe-t-elle bien souvent, mais elle ne constitue qu'une part faible de la fluctuation totale, dont la part essentielle est de nature différente, et exprime le fait de l'*individualité biologique* : que les causes de la variabilité soient d'ordre génétique, ou dues au milieu, et le plus souvent aux deux, peu importe : *le fait fondamental et constant est que les individus d'un groupe, au moment où on les étudie, sont différents.*

Ceux qui ne sont pas accoutumés aux sciences de la vie, et qu'une éducation mathématique a longtemps formés à l'idée du certain, sont dès l'abord déroutés, et enclins à refuser la variabilité biologique : un coquelicot à 20 loges sera décrété aberrant (mais qu'on regarde la parfaite régularité de la figure 2 : où commence l'anormal?); on niera le rôle du tabac dans le cancer du poumon parce que M. Dupont, grand fumeur, y a échappé ; le chercheur qui ensemence avec une même culture microbienne plusieurs boîtes de Pétri et observe des nombres de colonies différents, ou obtient à la suite d'une expérience un nuage de points mal alignés, éprouvera une certaine culpabilité, comme si sa technique était trop grossière...

On doit aborder les sciences de la vie pénétré de l'idée que *la variabilité est, non l'exception, mais la règle.*

C. — LA FORMULATION STATISTIQUE DES PROBLÈMES

Puisqu'il n'y a de science que du général, et que tout en biologie est singularité, la biologie peut-elle être une science?

Oui sans doute, mais à condition de formuler certains problèmes d'une façon particulière.

Cette formulation va d'abord être illustrée par deux exemples.

Premier exemple

Supposons qu'on veuille savoir si l'assistance d'un médecin est utile au moment d'un accouchement.

Donnons d'abord le point de vue de Mmes Dupont et Durand, devisant devant une tasse de thé : l'accouchement s'est déroulé parfaitement chez la première, s'est compliqué chez la seconde d'une circulaire du cordon. Mais voilà : Mme Dupont a accouché en clinique, avec l'aide de son accoucheur, et Mme Durand s'est contentée de faire venir la sage-femme. Dans un éclair la vérité s'impose : « Il faut toujours appeler le médecin! »

L'erreur de ce raisonnement est évidente : c'est qu'on ne saurait postuler *a priori* une réponse constante dans chaque éventualité, l'accouchement étant toujours facile quand le médecin est là, toujours compliqué s'il est absent. Il est bien plus vraisemblable que la réponse est *variable*, de sorte que dans les mêmes conditions d'accouchement (sans médecin par exemple) certaines femmes présenteront une complication, d'autres non, et le seul problème qu'on puisse se poser est de savoir si les complications arrivent *plus souvent* avec un type d'accouchement qu'avec l'autre, ou encore, en termes plus exacts, si la *probabilité* de complication est différente.

Même façon de formuler le problème, lorsqu'on se demande, par exemple :

— si le tabac est cause du cancer broncho-pulmonaire ; une telle relation ne suppose aucunement une réponse constante, tout fumeur devenant cancéreux, tout non fumeur restant indemne, mais seulement que les fumeurs soient *plus souvent* atteints que les non fumeurs, ou que leur *probabilité* de cancer soit plus élevée.

— si une thérapeutique est meilleure qu'une autre : une telle conclusion signifie seulement que la probabilité de succès est *plus élevée*, etc.

Deuxième exemple

Empruntons cette fois un exemple à l'agronomie : soit à comparer deux engrais *A* et *B*.

Utilisons le modèle expérimental suivant (fig. 3) : deux cultures séparées dans deux champs ayant reçu, le premier l'engrais *A*, le second l'engrais *B*. Admettons que les rendements obtenus soient 1 000 kg dans le premier, 950 kg dans le second. Peut-on conclure à la supériorité de l'engrais *A* ? Naturellement non : en raison de la variabilité biologique, nous savons très bien que différents champs ayant bénéficié de l'engrais *A* ne donneraient pas tous un rendement de 1 000 kg exactement, mais une série de rendements, assez voisins sans doute de 1 000 kg, parmi lesquels on rencontrerait peut-être justement 950 kg, ou même moins. Dans ces conditions la différence observée ne permet aucune conclusion. Le seul problème qu'on puisse se poser est de savoir si, dans un ensemble d'expériences, le rendement obtenu avec l'engrais *A* diffère *en moyenne* de celui qu'on obtient avec l'engrais *B*.

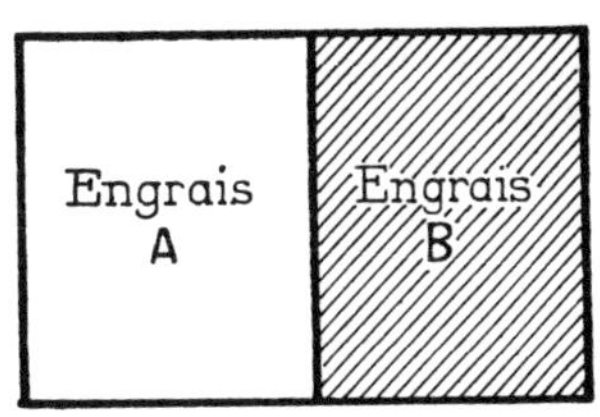

FIG. 3.

Même façon de formuler le problème lorsqu'on se demande, par exemple :

— si l'envahissement des ganglions axillaires est un signe fâcheux dans le cancer du sein : ceci ne suppose aucunement que tout cas négatif ait un meilleur pronostic que tout cas positif, mais seulement que la survie des premiers soit *en moyenne* supérieure ;

— si un milieu de culture est meilleur qu'un autre pour une bactérie : une telle conclusion signifie que le nombre de colonies, dans des conditions données d'ensemencement, est *en moyenne* plus élevé pour le premier, etc...

Formulation générale

Nous avons été conduits à comparer, dans le premier exemple des proportions ou probabilités, dans le deuxième des valeurs moyennes. Cette différence provient de la nature du caractère étudié : le résultat de l'accouchement était exprimé par un caractère *qualitatif* à 2 classes, l'importance de la récolte par un caractère *quantitatif*. C'est là une différence purement formelle, elle ne doit pas masquer un trait commun et fondamental : c'est que dans un domaine où la réponse est variable, *les problèmes doivent être posés à l'échelon, non de l'individu, mais du groupe, qu'on définit par une propriété moyenne.*

Il ne faut pas sous-estimer la révolution que constitue cette « formulation statistique » des problèmes. Reprenons l'exemple du tabac et du cancer broncho-pulmonaire. La définition du mot *cause*, telle qu'elle est généralement conçue, exige que :

a) si la cause est présente, l'effet existe ;

b) si on supprime la cause, l'effet disparaît.

Nous ne pourrions donc parler de cause que si tous les fumeurs étaient atteints par le cancer, et tous les non fumeurs indemnes. Avec une telle définition, la causalité n'existerait guère en biologie.

Nous avons donné, dans la formulation statistique, une exigence différente : c'est que l'effet existe *plus souvent* quand la cause est présente que quand elle est absente ; c'est une définition « en probabilités ».

Ainsi se confirme que la biologie ne peut être une science qu'à condition d'y formuler les problèmes d'une façon particulière, adaptée à la variabilité, et différente de celle qu'on utilise dans le domaine du certain.

D. — LA SOLUTION STATISTIQUE DES PROBLÈMES

Il ne suffit pas d'avoir posé les problèmes, encore faut-il les résoudre. La solution va être esquissée d'abord sur les 2 exemples précédents, en commençant par celui des engrais.

Premier exemple

Reprenons la comparaison des 2 engrais, en utilisant cette fois des groupes : deux séries de 12 parcelles sont traitées, l'une avec l'engrais *A*, l'autre avec l'engrais *B*. Le tableau 4 indique les résultats.

TABLEAU 4. — Rendements obtenus dans 12 parcelles ayant reçu l'engrais *A* et 12 parcelles ayant reçu l'engrais *B*, rangées par rendement croissant

Engrais *A* :	78	80	81	81	82	82	82	83	83	84	85	87	Moyenne : 82,3
Engrais *B* :	74	75	77	78	78	79	79	79	80	81	81	83	Moyenne : 78,7

On voit certes que le rendement est en moyenne plus élevé avec l'engrais *A*, du moins sur les deux groupes de parcelles étudiées. Mais nous ne saurions nous contenter de cette comparaison absolue. L'examen de chaque ligne du tableau 4 montre que, pour un engrais donné, le rendement est variable : c'est que celui-ci est influencé non seulement par l'engrais, mais par toute une série de facteurs incontrôlés qui constituent le « hasard ». La question qui importe est donc de savoir si la différence moyenne observée entre « engrais *A* » et « engrais *B* » est trop grande pour être imputable aux seules fluctuations du hasard ; c'est dans ce cas seulement qu'elle sera dite *significative*, et qu'on pourra la prendre en considération; dans le cas présent le calcul (dont le principe sera exposé plus loin) montre que les fluctuations du hasard étant celles qu'indiquent les 2 lignes du tableau 4, il y a moins de 1 chance sur 1 000 pour que le hasard explique une différence aussi importante que celle qui est observée ici. On peut donc admettre que cette différence est significative.

C'est là une réponse importante. Mais une question subsiste : du fait que la différence est réelle, peut-on pour autant conclure que la différence d'engrais en est la *cause*? Il est clair que cette conclusion est valable seulement si les parcelles comparées diffèrent uniquement par l'engrais, toutes autres conditions étant semblables. Il reste à voir si cette clause est vérifiée, compte tenu du plan expérimental adopté.

Imaginons qu'on ait adopté la figure 4, les parcelles « engrais *A* » étant toutes dans un premier champ, les parcelles « engrais *B* » dans un deuxième champ; on voit d'emblée que la comparabilité des 2 séries est mal assurée : elles diffèrent par l'emplacement sur le terrain, donc la fertilité du sol, le microclimat, etc... Qui sait si ce n'est pas parmi ces facteurs que réside l'explication de la différence observée?

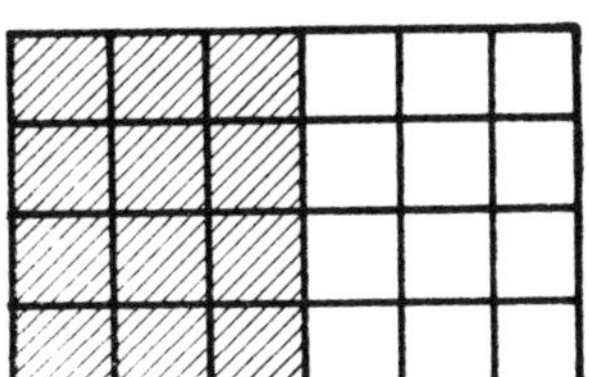

FIG. 4.

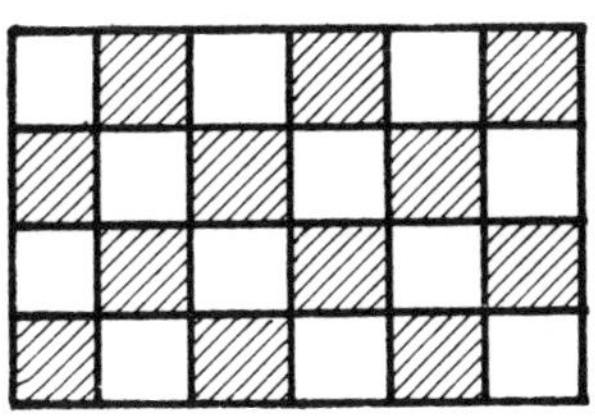

FIG. 5.

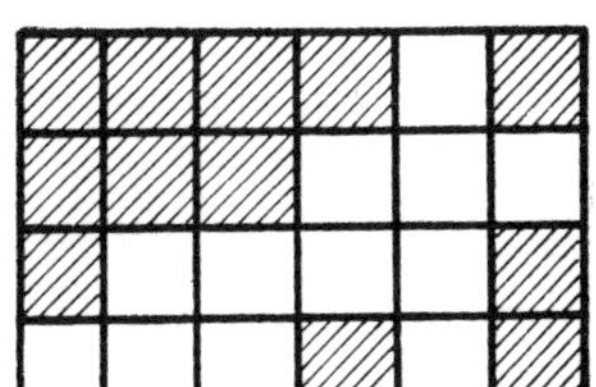

FIG. 6.

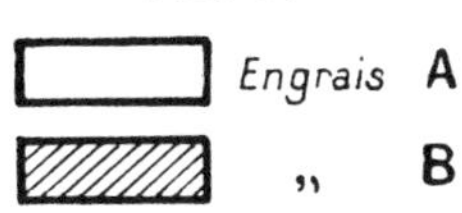

La figure 5 paraît déjà plus satisfaisante : l'alternance systématique des engrais *A* et *B* semble bien assurer la comparabilité des 2 groupes. A moins que par malchance un chercheur ait procédé une année précédente à une expérimentation avec le même schéma, et conféré au terrain une hétérogénéité selon ce quadrillage, coïncidence qui n'est pas impensable dans un centre de recherches où la place est toujours limitée... Sans doute cette hypothèse paraît-elle assez particulière et peu convaincante. Elle illustre cependant ce fait général qu'une répartition systématique risque toujours d'interférer avec un facteur systématique connu ou inconnu, et nous montrerons plus loin sur une série d'exemples médicaux comment la constitution de groupes de sujets par divers procédés systématiques peut conduire à des groupes, non pas comparables comme il semble au premier abord, mais au contraire systématiquement différents.

Le souci de rigueur exige donc un procédé excluant tout système : la solution la plus indiquée est le recours au hasard, c'est ce qui est fait à la figure 6, où les parcelles recevant un des engrais ont été déterminées par tirage au sort, par exemple à pile ou face; le verdict de la pièce de monnaie étant indiscutablement indépendant de tous les facteurs systématiques, connus ou inconnus, de l'expérience, on assure ainsi au mieux la comparabilité, et si une différence significative apparaît dans les rendements, on peut penser qu'elle est bien due à la différence des engrais.

Deuxième exemple

Revenons aux accouchements avec et sans médecin, en utilisant cette fois des groupes. Supposons qu'on ait relevé, dans une certaine ville, pour les naissances d'un intervalle de temps donné, les résultats suivants (tableau 5) :

TABLEAU 5

Nature de l'accouchement	Sans médecin	Avec médecin
Nombre de cas.	50	50
Nombre de complications	6	2
soit en %.	12 %	4 %

On voit certes que les complications sont plus fréquentes en l'absence de médecin — du moins sur les 2 groupes particuliers qui ont été recensés. Mais ce que nous cherchons à savoir, c'est si, d'une manière générale, la probabilité de complications est la même ou non dans les 2 catégories d'accouchements. Or il est évident que nous n'avons pu mesurer exactement ces 2 probabilités, mais seulement une valeur approchée : chacun sait qu'en lançant une pièce un certain nombre de fois on n'observe pas exactement 50 % de pile; plus généralement, lorsqu'on extrait une série de boules d'une urne contenant une certaine proportion de boules noires, on ne retrouve pas exactement la composition de l'urne, mais une composition qui s'en écarte plus ou moins selon « les hasards de l'échantillonnage ».

Le problème qui se pose ici est donc de savoir si la probabilité de complications avec et sans médecin est la même, la différence observée s'expliquant par les hasards de l'échantillonnage, ou si au contraire cette différence est trop grande pour être imputable aux seules fluctuations du hasard : c'est dans ce cas seulement que la différence sera dite *significative*, et qu'on pourra la prendre en considération. Dans le cas présent, le calcul (dont le principe est exposé plus loin) montre qu'à tenir pour valables des différences de cet ordre on aurait 14 chances sur 100 de se tromper. Ce risque d'erreur est trop grand pour qu'on puisse l'encourir : la différence n'est pas significative, et l'enquête ne permet pas de conclure.

Imaginons maintenant une autre éventualité : on a examiné 500 accouchements dans chaque série, et observé respectivement 60 et 20 complications; le calcul montre qu'il y aurait cette fois un risque infiniment faible à tenir la différence pour valable : moins de 1 pour 100 000. La différence serait alors très significative; on conclurait sans hésiter que les complications sont plus rares en présence du médecin. Mais ce résultat poserait un problème d'interprétation : du fait que la différence est réelle, peut-on pour autant conclure que la présence du médecin en est la *cause?*

Pour convaincre du contraire, il suffit de rappeler que l'enquête a été réellement faite, par une personne quelque peu novice en statistique, et qu'elle a apporté des résultats opposés à ceux de notre exemple : les complications ont été beaucoup plus fréquentes en présence de l'accoucheur! C'est seulement devant ce résultat inquiétant que notre chercheur comprit son sens évident : on appelait surtout le médecin quand l'affaire se présentait mal...

En bref, les groupes « avec médecin » et « sans médecin » sont constitués de cas inégalement graves; et le rôle du médecin ne peut aucunement être connu par leur comparaison.

Comment pourrait-on remédier à cet état de choses, et constituer des groupes comparables? Deux voies peuvent être envisagées :

— la première, de type *expérimental*, est analogue à celle qui a été adoptée dans l'exemple agronomique : on décidera, pour un accouchement sur deux, par alternance ou mieux par tirage au sort, d'appeler le médecin. Ce serait, au point de vue scientifique, la méthode la plus correcte, mais on ne voit guère dans ce problème particulier qu'elle soit recommandable... ;

— la seconde est basée sur la seule *observation* des faits, tels qu'ils se sont déroulés par le choix spontané des mères : on essaiera alors, parmi les accouchements « avec » et « sans » médecin, de constituer après coup des séries de cas comparables, en se basant sur l'évolution de la grossesse, l'âge des mères, etc... Cette méthode est difficile, et en outre peu sûre, car enfin pourquoi, dans deux séries de cas soi-disant comparables, a-t-on appelé le médecin dans la première, et pas dans la seconde? N'est-ce pas qu'il y avait en réalité certaines différences d'ordre médical, social, psychologique, ou autre, qui auront échappé?

En définitive, le problème posé ne peut guère être traité de façon satisfaisante. Mais il illustre la démarche statistique. Si dans certains cas, pour des raisons éthiques ou autres, la méthode rigoureuse n'est pas possible, il reste utile de savoir en quoi et dans quelle mesure des méthodes moins rigoureuses sont critiquables.

Solution générale

Les deux exemples précédents montrent comment doit être effectuée la comparaison de 2 groupes pour un caractère donné (comparaison de pourcentages pour un caractère qualitatif à 2 classes, comparaison de moyennes pour un caractère quantitatif) :

— dans un premier temps on examine si la différence est imputable aux fluctuations du hasard, ou au contraire significative : c'est le jugement de signification ou *test de signification*;

— dans un deuxième temps, seulement si la différence est significative, on cherche à l'*interpréter*. Un cas fréquent et particulièrement intéressant est celui où on vise à l'*interprétation causale*. Celle-ci n'est possible en toute rigueur que si les 2 groupes sont, à part le caractère étudié, strictement comparables. S'il s'agit de groupes constitués spontanément, ce qui est le cas dans une enquête d'*observation*, il est à présumer que la clause de comparabilité n'est pas vérifiée; on peut certes essayer de constituer *a posteriori*, à l'intérieur des groupes, des séries comparables, mais cette méthode est délicate et peu sûre; au contraire, dans le cas d'une *expérimentation*, le chercheur a la possibilité de constituer les groupes *a priori*, et il pourra assurer leur comparabilité en utilisant le *tirage au sort* (encore appelé *randomisation*, du mot anglais *random*).

Cependant la comparaison de 2 groupes n'est qu'un cas particulier de l'étude de *la liaison entre 2 caractères* : c'est ainsi que les deux exemples présentés revenaient à examiner la liaison entre le mode d'accouchement et son déroulement, ou entre la nature de l'engrais et le rendement de la culture. La liaison entre 2 caractères peut être envisagée sur un plan plus général que la comparaison de 2 groupes : on peut par exemple rechercher s'il existe une liaison entre la couleur des yeux et la couleur des cheveux, entre la dose d'un toxique et le temps de survie, etc... La démarche scientifique reste la même : imaginons qu'on observe un temps de survie plus court pour les animaux ayant reçu des doses élevées, on devra d'abord se demander si cette tendance est imputable au hasard ou, au contraire, significative. Dans ce cas seulement on cherchera à l'interpréter; l'interprétation causale ne sera possible que si la dose a été répartie entre les animaux en dehors de tout facteur systématique, c'est-à-dire par une expérience comportant un tirage au sort.

Ainsi le rôle du statisticien est double : il doit d'abord *organiser l'expérience ou l'enquête*, ensuite *analyser et interpréter les résultats*. Si cette deuxième tâche est bien connue, la première est trop souvent ignorée. Cependant l'interprétation des résultats est absolument conditionnée par l'organisation de l'expérience ou de l'enquête, et on s'expose à recueillir des données inutilisables si le statisticien n'a pas été consulté suffisamment tôt.

E. — L'ERREUR EN STATISTIQUE

C'est une bien vieille tradition que d'attribuer à la statistique des possibilités infinies d'erreur ou de mensonge. Il est exact que les fautes de raisonnement sont, dans ce domaine, monnaie courante, mais elles sont généralement le fait des ignorants ou des novices; elles ne peuvent se glisser qu'à des articulations précises du raisonnement, où le statisticien averti saura les éviter. Les généralités qui précèdent vont déjà nous permettre de classer facilement la plupart d'entre elles. Nous les passerons en revue en examinant successivement les deux tâches du statisticien : l'analyse et l'interprétation des données, l'organisation de l'expérience.

L'erreur dans l'analyse et l'interprétation des données

L'analyse des données nécessite un jugement de signification. Cette étape ne prête guère à erreur, pourvu que le statisticien connaisse le maniement des tests. Encore faut-il que ces tests soient effectués. Que de publications mettent l'accent sur des relations dont on n'a aucunement vérifié le caractère significatif, et qui s'expliquent facilement par le hasard de l'échantillonnage! Il n'est absolument pas possible de conclure au seul vu des chiffres : une très petite différence peut être significative si elle porte sur des effectifs importants, tandis qu'une grande différence, évaluée sur des effectifs faibles, ne le sera pas. Seul le calcul exact permet un jugement valable, et les chercheurs qui se dispensent de cette formalité s'exposent à voir leurs conclusions contredites par la prochaine expérience d'un collègue ou d'eux-mêmes. En faut-il davantage pour expliquer nombre des contradictions rencontrées à chaque instant dans la littérature?

Quand le test conclut à une signification, il reste à l'interpréter. C'est dans ce domaine sans doute que les erreurs sont les plus fréquentes et les plus graves, la plus importante étant l'abus de l'interprétation causale.

Nous avons vu que l'interprétation causale nécessite la constitution de groupes comparables, c'est-à-dire en fait une organisation de type expérimental. Mais il arrive le plus souvent qu'en médecine l'expérience soit impossible, et qu'il faille se contenter des données de l'observation. L'interprétation causale est alors impossible en toute rigueur, elle ne peut être suggérée qu'après bien d'autres recoupements, dont on ne saurait se dispenser sans s'exposer à des mécomptes.

Un premier exemple de cette faute nous a été fourni par l'enquête sur les accouchements. Même erreur dans une enquête où on a recensé les cas d'otite traités par un médicament du type sulfonamide, et observé qu'ils présentaient un pourcentage de complications plus élevé que les autres. L'auteur concluait à la nocivité du médicament, alors que l'explication résidait dans une plus grande gravité des cas traités. Même faute encore dans une comparaison des cancers du sein traités chirurgicalement et radiologiquement, et qui conclut à l'avantage de la chirurgie, comme si les deux séries étaient comparables. Un cas extrême de cette erreur est celui où la chaîne causale est inversée : du fait que 70 p. 100 des gens meurent au lit, faut-il conclure : pour vivre vieux, vivons debout? Il n'est pas sans intérêt de préciser une fois encore, sur cet exemple caricatural, la faute méthodologique : nul doute que la mortalité soit plus forte chez les gens couchés que debout, mais les deux séries sont-elles comparables?

L'erreur est vite dépistée quand elle est si criante, surtout lorsque les résultats sont contraires à ceux qu'on espère, comme dans le cas des accouchements. Devant les groupes apparemment comparables, devant les résultats qui plaisent, le statisticien devra conserver son esprit critique.

Soit par exemple à étudier le rôle du tabac dans le cancer du poumon. On constate que ce cancer est plus fréquent, de façon très significative, chez les fumeurs. Peut-on en déduire que le tabac est *cause* du cancer du poumon? Il faut d'abord nous demander si les fumeurs et les non fumeurs constituent, à part l'usage du tabac, deux groupes comparables. C'est bien ce qui se passerait si le désir de fumer atteignait les sujets « au hasard » dans la population, mais rien ne permet d'énoncer cette hypothèse *a priori*; il est très possible au contraire que ce désir obéisse à certaines règles de motivation, et que les fumeurs diffèrent en moyenne des non fumeurs par un complexe de facteurs manifestes ou inapparents (peut-être le patrimoine héréditaire, les conditions de milieu et d'éducation, l'habitat, la profession, le psychisme...). Qui sait si ce n'est pas à un de ces facteurs qu'est due l'augmentation de fréquence du cancer du poumon? Il faut alors essayer de constituer après coup, matériellement d'après les dossiers ou par des corrections de calcul, des séries de fumeurs et de non fumeurs comparables par le niveau social, le milieu d'habitation, le psychisme, etc... Cette tâche a de fait été poussée le plus loin possible, mais elle reste complexe, délicate, sujette à caution, et il a fallu bien d'autres arguments pour établir la forte présomption d'une relation causale.

Examinons de même une enquête sur des femmes atteintes de rubéole pendant les premières semaines de la grossesse. On observe chez les enfants une proportion élevée de malformations cardiaques, alors que pour les mères « témoins » n'ayant pas eu la rubéole, cette éventualité est très rare. On aura aussitôt tendance à affirmer : la rubéole est *cause* de la malformation, parce que cette conclusion est vraisemblable. Mais elle ne résulte aucunement de l'interprétation statistique de l'enquête. Nous devons d'abord nous demander si les mères rubéoleuses et non rubéoleuses sont strictement comparables, la rubéole a-t-elle vraiment frappé « au hasard », est-il certain qu'elle n'a pas choisi? Car on expliquerait aussi bien les résultats constatés en admettant que la prédisposition à contracter la rubéole et la tendance à engendrer des enfants malformés soient associées chez les mêmes mères pour une raison génétique, ou de milieu; on pourrait même à la limite renverser la chaîne causale et imaginer que les mères porteuses d'un fœtus malformé contractent plus facilement la rubéole. Que ces diverses hypothèses soient absurdes ou fausses n'enlève rien au fait qu'elles sont, en l'absence d'autres renseignements, aussi valables que l'hypothèse « rubéole cause de la cardiopathie », et si on choisit cette dernière ce ne peut être que pour des raisons entièrement extérieures à l'enquête, et qu'on devra préciser.

Examinons enfin une enquête réalisée récemment pour étudier le rôle de l'exercice physique dans l'étiologie de l'infarctus du myocarde. On a comparé des conducteurs et des receveurs d'autobus; l'intérêt étant que le conducteur et le receveur, sur un même autobus, paraissent soumis à des conditions de vie comparables, à l'exception de la position « assis » pour les premiers, « debout » pour les seconds. On a pu observer un plus grand nombre d'infarctus chez les conducteurs, et conclure ainsi aux inconvénients de la position « assis ». Il est clair que cette conclusion n'est pas fondée. Sans même parler du fait que les métiers des conducteurs et des receveurs diffèrent par bien d'autres aspects systématiques que la position « assis » et « debout », on doit d'abord se demander si les deux groupes sont initialement comparables, comme ce serait le cas si la fonction de conducteur ou de receveur avait été distribuée au hasard, ou si ce n'est pas le contraire qui a lieu, le mode de recrutement des conducteurs étant basé sur un certain nombre de critères susceptibles de sélectionner des individus d'un type particulier.

Ce dernier exemple donne l'impression d'une organisation expérimentale, mais ce n'est là qu'une illusion puisque l'affectation au poste de conducteur ou de receveur n'a pu être décidée par les auteurs de l'enquête de façon à constituer des groupes comparables.

Les erreurs d'interprétation sont d'autant plus graves qu'elles font suite à une organisation plus méthodique de l'enquête, et à un test de signification plus élaboré, s'abritant ainsi derrière une apparence de garantie statistique.

L'erreur dans l'organisation de l'expérience

Si, convaincu par ce qui précède, le chercheur voulant assurer l'interprétation causale a le désir — et la possibilité — d'entreprendre une expérience, il lui reste à éviter un faux pas important : le facteur étudié doit être réparti *strictement au hasard* entre les groupes, et non à l'aide de systèmes qui ne sauraient remplacer le hasard.

On pourrait penser, par exemple, à un système chronologique : deux traitements à comparer seraient affectés à des malades d'années différentes (disons le nouveau traitement aux malades futurs, les malades des années précédentes constituant le groupe témoin) ou variés selon le mois de l'année, ou le jour de la semaine. Ce procédé doit être proscrit. D'une année à l'autre la maladie peut changer, et bien plus encore le recrutement des malades dans un hôpital. C'est un fait bien connu que l'amélioration de l'équipement radiothérapique dans un centre anticancéreux augmente la proportion des cas justiciables de la radiothérapie, tandis que l'arrivée d'un chirurgien réputé augmente la proportion des cas opérables. Le seul fait qu'on commence un nouveau traitement peut amener des cas d'un type nouveau. Il existe aussi des différences entre les mois de l'année. On a ainsi observé, dans une enquête sur les cancers génitaux de la femme, que les patientes interrogées en été avaient moins d'enfants que les autres, différence qui s'explique fort bien en admettant que les mères de famille nombreuse repoussent plus facilement, pendant les vacances, la date de leur entrée à l'hôpital. Enfin les jours de la semaine ont aussi leur physionomie; le lundi amène une surcharge de maladies symptomatiques; le mercredi, pour les enfants, ne ressemble pas aux autres jours, etc...

Peut-on utiliser un moyen alphabétique? Pas davantage. Une enquête récente, portant sur un test psychologique, a montré un comportement différent entre deux groupes de sujets, les uns ayant un nom commençant par les lettres de la première partie de l'alphabet, les autres par celles de l'autre partie. L'explication était qu'un groupe ethnique particulier, davantage représenté dans la première partie de l'alphabet, réagissait en moyenne d'une façon différente.

Des mécomptes du même genre se produisent avec l'expérimentation animale : si, pour évaluer l'effet d'un antibiotique, on constitue le lot « traitement » avec les souris attrapées en premier, et le lot « témoin » avec les autres, on aura là encore deux groupes non comparables; on peut en effet supposer, et l'expérience confirme, que les animaux attrapés au début et à la fin diffèrent non seulement par leur agilité, mais par leur vitalité en général, et sans doute par leur réaction aux agents microbiens.

Si, dans les exemples donnés, les différences introduites par le moyen utilisé sont explicables (surtout *a posteriori*) beaucoup d'autres moyens non passés en revue pourront sembler corrects *a priori*; ce serait une erreur de leur faire confiance; on ne saurait penser d'avance aux différences introduites d'une façon souvent cachée. Il faut ériger en règle absolue *qu'à tout système d'appel de l'individu peuvent répondre chez celui-ci des caractères systématiques visibles ou cachés, dont rien ne permet d'affirmer qu'ils ne sont pas liés au facteur à étudier*.

L'exclusion de tout *système* conduit, pour obtenir une répartition vraiment « au hasard » du facteur étudié, à n'appeler les individus que selon un ordre réellement tiré au sort : ce travail peut être facilité par des tables de « nombres au hasard », dont on trouvera un extrait en fin de ce livre (table 12) : par exemple les souris, dans l'ordre où on les a attrapées, iront dans les cages « témoin » ou « traitement » selon qu'on rencontre un chiffre pair ou impair dans une série de nombres successifs de la table (pris dans n'importe quel ordre : par ligne, par colonne, par carré, etc...).

Erreur sur la définition du problème

Nous préciserons ce type d'erreur sous forme d'une anecdote (*).

Deux pays A et B décidèrent un jour de comparer leur mortalité annuelle. Le nombre de morts s'avéra beaucoup plus grand dans le pays A. Disons tout

(*) L'idée en est empruntée à une conférence de Gini.

de suite que le nombre d'habitants était aussi plus élevé. Il était logique d'en tenir compte, en divisant le nombre des décès par le nombre des habitants. Ce rapport apparut plus élevé dans le pays *B*. Mais la population des 2 pays avait une structure d'âge très différente : le pays *B* comptait, en proportion, beaucoup plus de vieux, dont la mortalité était naturellement élevée. Il fallait bien prendre ce fait en considération. Après une correction d'âge, il s'avéra que la mortalité était plus forte pour le pays *A*. Les statisticiens du pays *A* firent alors remarquer que les conditions climatiques étaient beaucoup plus rudes dans leur pays; il était juste de faire une correction permettant de comparer les mortalités à conditions de climat égales. Cette fois la mortalité devint plus élevée pour *B*. Cependant les statisticiens du pays *B* firent remarquer que le nombre de médecins et d'hôpitaux, les conditions sanitaires en général, étaient bien moins favorables chez eux. En tenant compte de ce dernier facteur, on observa que la mortalité devenait pareille dans les deux pays. Ceux-ci décidèrent de s'en tenir là, et fêtèrent leur réconciliation en pendant ces menteurs de statisticiens.

En fait les résultats proclamés successivement étaient tous exacts; s'ils apparaissent contradictoires, s'ils semblent justifier l'opinion répandue qu'on fait parler les chiffres à la demande, c'est qu'il s'agissait là d'une succession de problèmes différents. A chacun d'entre eux, *à condition qu'il fût bien défini*, ne correspondait qu'une seule solution.

Il n'est pas exagéré de dire que de nombreuses contradictions proviennent de différences quant à la définition du problème, que bien des chercheurs s'attaquent à un problème autre que celui réellement posé, que la définition du problème est le stade le plus important, le plus délicat, et le plus méconnu.

L'organisation de l'expérience ou de l'enquête, l'analyse et l'interprétation des données, n'ont de sens que si le problème a été correctement défini, et c'est dès ce stade préliminaire qu'il faut consulter le statisticien.

CONCLUSION

Une recherche vise presque toujours à étudier l'association de 2 facteurs (ou davantage) : c'est ainsi qu'on cherche si l'existence de la maladie est liée à certains signes (diagnostic), si son apparition est liée à certaines conditions (étiologie), si son développement est lié à certains indices (pronostic) ou à certains traitements (thérapeutique).

Or l'association de 2 facteurs, dans les sciences de la vie, ne se présente pas comme une relation rigide : elle ne peut être vraie que « en moyenne », il est donc nécessaire de la définir d'une façon particulière; cette formulation du problème et la façon de le résoudre constituent la méthode statistique.

C'est dire que la recherche, dans les sciences de la vie, fait presque toujours appel, de près ou de loin, à la méthode statistique.

Sans doute avons-nous postulé, au départ de ce raisonnement, que tout caractère biologique est entaché de variabilité. Ce postulat n'est pas absolu; le nombre de bras, de reins, de cœurs par sujet, est — relativement — constant. Le mode de circulation du sang ne varie guère; une injection de 100 g de strychnine tue à coup sûr; la méningite tuberculeuse sans traitement est pratiquement fatale.

S'il s'agit d'étudier des faits aussi généraux, point n'est besoin d'utiliser la méthode statistique. C'est pourquoi la médecine, pendant des siècles, a pu progresser sans son aide. C'est pourquoi Claude Bernard, avec la tranquille assurance de qui découvre des lois universelles, pouvait la mépriser.

Mais les découvertes aussi générales deviennent de plus en plus exceptionnelles, et aucun chercheur — sauf s'il est assuré d'avoir du génie et, en outre, beaucoup de chance — ne peut plus ignorer la méthode statistique.

PREMIÈRE PARTIE

LIAISON ENTRE DEUX CARACTÈRES QUALITATIFS

Chapitre II

LES FLUCTUATIONS D'ÉCHANTILLONNAGE D'UN POURCENTAGE

Recours au schéma de l'urne

Lorsqu'on veut évaluer, dans un ensemble de sujets ou « population », la proportion de ceux qui présentent un caractère donné, on ne dispose le plus souvent, dans la réalité, que de groupes extraits de cette population. Même si ces groupes ont été extraits sans aucune sélection, de façon à être « représentatifs », la proportion qu'ils nous fournissent n'est pas la proportion exacte, elle s'en écarte plus ou moins selon le hasard de l'échantillonnage. Nous nous proposons d'étudier ces fluctuations.

S'agissant d'un caractère qualitatif à 2 classes, on peut symboliquement représenter la population par un ensemble de boules, les unes blanches, les autres noires, que nous appellerons « urne à 2 couleurs ».

La composition de l'urne est parfaitement définie par :

$p =$ proportion de boules noires

(d'où résulte la proportion $q = 1 - p$ de boules blanches).

On extrait de cette urne une série de n boules; c'est un *échantillon*, n est son *effectif*.

Le tirage des boules est effectué de manière à obtenir un échantillon représentatif : pour éviter toute sélection, c'est un tirage au sort; la probabilité d'être choisie est la même pour toutes les boules; en outre on suppose le nombre de boules de l'urne suffisamment grand pour que le tirage des diverses boules ne modifie pratiquement pas la composition de l'urne.

Un échantillon ainsi extrait présente une composition définie par la proportion observée de boules noires, soit p_o (l'indice o signifiant observé), la proportion de boules blanches étant $q_o = 1 - p_o$.

Le problème consiste à étudier la variabilité de p_o d'un tirage à l'autre.

Le pari

Le hasard de l'échantillonnage pouvant produire n'importe quelle composition, la proportion observée p_0 est susceptible de prendre des valeurs échelonnées de 0 à 1. Mais toutes les éventualités possibles ne sont pas également vraisemblables, et un très grand écart entre p_0 et p reste peu probable. Il est possible de calculer la probabilité pour que p_0 sorte d'une certaine marge entourant p; par exemple de l'intervalle 40 % — 60 % si $p = 50$ %. Ce calcul peut être fait pour tout intervalle que l'on voudra; les fluctuations d'échantillonnage sont parfaitement résumées par l'ensemble des probabilités correspondant aux différents intervalles.

Présentons le même problème sous une forme plus concrète : si nous parions que la proportion, sur un échantillon à tirer, sera comprise entre 40 % et 60 %, quel est le risque d'être contredit par l'expérience?

Il s'agit donc finalement d'étudier la correspondance entre un *intervalle de pari* et le *risque* qui lui est associé. La solution rigoureuse peut être obtenue dans tous les cas par le calcul des probabilités. Nous ne donnerons ici qu'une solution *approchée*, fournie directement par une table, et qui est tout à fait suffisante à condition qu'il s'agisse de *grands échantillons* (le mot « grand » sera précisé plus loin).

Nous ne considérerons d'autre part que les intervalles de pari symétriques, comme l'intervalle 40 % — 60 % pour $p = 50$ %.

Définitions préliminaires

L'intervalle de pari est défini par un *écart e* autour de p; ainsi l'intervalle 40 % — 60 % autour de 50 % est défini par l'écart $e = 10$ %, que nous écrivons, dans les calculs, $e = 0{,}10$.

La table ne donne la valeur du risque que si l'écart est exprimé avec une unité convenable, de valeur :

$$\sigma = \sqrt{\frac{pq}{n}}.$$

Une interprétation concrète de cette unité, appelée *écart-type*, et de son carré, appelé *variance*, sera donnée plus loin dans l'étude des caractères quantitatifs.

Dans l'exemple choisi, $p = q = 0{,}50$. Supposons qu'on tire $n = 100$ boules, l'écart-type vaut :

$$\sigma = \sqrt{\frac{0{,}50 \times 0{,}50}{100}} = 0{,}05.$$

L'écart e, exprimé en prenant pour unité l'écart-type σ, est appelé *écart-réduit*; nous le noterons ε.

$$\varepsilon = \frac{e}{\sigma}, \text{ soit ici } \frac{0{,}10}{0{,}05} = 2.$$

Table de l'écart-réduit

La table de l'écart-réduit (voir en fin de ce livre, table 1) donne pour tout écart réduit ε le risque α correspondant. La valeur actuelle $\varepsilon = 2$ ne figure pas dans la table, mais on trouve :

$$\text{pour } \varepsilon = 1{,}960 \qquad \alpha = 0{,}05$$
$$\text{pour } \varepsilon = 2{,}054 \qquad \alpha = 0{,}04$$

Sans chercher ici à interpoler, nous adopterons la valeur la plus proche $\alpha = 0{,}05$ ou 5 %.

En résumé, si nous parions que la proportion de boules noires, sur un échantillon de 100 boules extrait d'une urne où $p = 50\ \%$, sera comprise entre 40 % et 60 %, nous avons 5 chances sur 100 de nous tromper.

Ou encore, en termes de fluctuations d'échantillonnage : la probabilité pour que p_o sorte de l'intervalle 40 % — 60 % est $\alpha = 5$ chances sur 100.

Conditions d'utilisation de la table

La table de l'écart-réduit ne donne une approximation convenable que pour les *grands échantillons.*

Il serait logique d'appeler grands échantillons ceux dont l'effectif dépasse un certain nombre de boules. Il se trouve qu'une telle définition ne peut convenir ici : le calcul montre que pour une urne contenant 50 % de boules noires, l'approximation de la table est correcte à partir d'un échantillon de 10 boules, tandis que la même approximation ne sera obtenue, pour une urne contenant 1 % de boules noires, que si l'effectif dépasse 500 boules.

Ainsi la définition d'un « grand échantillon » dépend de p, et les conditions d'utilisation de la table font intervenir à la fois n et p. On peut cependant — mais ce n'est là qu'une approximation — énoncer des clauses basées seulement sur la valeur des produits np et nq; on n'utilisera la table que si :

$$np \text{ et } nq \geqslant 5.$$

Dans notre exemple, $np = 100 \times 0{,}50 = 50$; on a également $nq = 50$. La table peut parfaitement être utilisée.

On notera la signification concrète de np et nq : ce sont les nombres de boules noires et blanches qu'aurait l'échantillon s'il avait la même composition que l'urne; on les appelle les *effectifs théoriques* ou *effectifs calculés.*

Ainsi la table ne peut être utilisée que si, pour l'échantillon ayant même composition que l'urne, les effectifs pour les 2 couleurs sont suffisamment grands.

Exemple

L'urne est définie par $p = 20\ \%$. On tire 50 boules, et on parie que le pourcentage observé sera compris entre 10 % et 30 %. Quel est le risque d'erreur?

On vérifie d'abord que les effectifs théoriques $np = 50 \times 0{,}20 = 10$ et $nq = 50 \times 0{,}80 = 40$ permettent d'utiliser la table de l'écart-réduit. On calcule alors :

— l'écart $e = 0{,}10$

— l'écart-type $\sigma = \sqrt{\dfrac{0{,}20 \times 0{,}80}{50}} = 0{,}057$

— l'écart-réduit $\varepsilon = \dfrac{0{,}10}{0{,}057} = 1{,}75.$

La table fournit pour $\varepsilon = 1{,}751$ le risque $\alpha = 0{,}08$. On a donc 8 chances sur 100 de se tromper.

Traitons maintenant un problème dans l'autre sens : calcul de l'intervalle pour un risque d'erreur donné, par exemple 50 chances sur 100. La table donne pour $\alpha = 0{,}50$ l'écart-réduit $\varepsilon = 0{,}674$.

D'où $e = \varepsilon\sigma = 0{,}674 \times 0{,}057 = 0{,}04$.

L'écart vaut 4 %, et l'intervalle de pari est 16 % — 24 %.

Puissance et risque d'un pari

Dans les mêmes conditions que ci-dessus ($p = 20\ \%$, $n = 50$), comparons les intervalles de pari pour 2 risques que nous appellerons risque du « timide » ($\alpha = 1$ chance sur 1 000) et de « l'audacieux » ($\alpha = 50$ chances sur 100).

Pour $\alpha = 0{,}001$ $\quad \varepsilon = 3{,}29$ $\quad e = \varepsilon\sigma = 3{,}29 \times 0{,}057 = 0{,}19$

Pour $\alpha = 0{,}50$ $\quad \varepsilon = 0{,}67$ $\quad e = \varepsilon\sigma = 0{,}67 \times 0{,}057 = 0{,}04$

Les intervalles sont donc 1 % — 39 % pour le timide et 16 % — 24 % pour l'audacieux; ils expriment sous forme chiffrée un fait bien évident : plus on désire un risque d'erreur faible, plus on est obligé de parier sur un intervalle étendu; il y a antagonisme entre le risque et la « puissance » d'un pari.

Le pari à 5 %

Pour $\alpha = 0{,}05$ on lit sur la table $\varepsilon = 1{,}960$. On a donc pratiquement $\varepsilon = 2$, et $e = 2\sigma$.

Cette correspondance traduit un pari intéressant : le risque de se tromper est faible (5 chances sur 100); c'est en outre un « chiffre rond »; enfin l'écart correspondant est également un « chiffre rond », facile à calculer : 2 écarts-types.

C'est pourquoi le risque 5 % sera très fréquemment utilisé dans la suite.

En termes de fluctuations d'échantillonnage, on retiendra qu'*il y a seulement 5 chances sur 100 pour que le pourcentage observé sur l'échantillon s'écarte du pourcentage dans l'urne de plus de 2 écarts-types.*

Loi des grands nombres

Avec une urne ($p = 50\ \%$), on se propose d'évaluer le risque d'erreur pour l'intervalle 40 % — 60 % :

a) lorsqu'on tire 100 boules.

$$\text{On a alors } \sigma = \sqrt{\frac{0{,}50 \times 0{,}50}{100}} = 0{,}05$$

$$\text{Pour } e = 0{,}10 \quad \varepsilon = \frac{0{,}10}{0{,}05} = 2 \text{ d'où } \alpha \doteq 0{,}05$$

b) lorsqu'on tire 400 boules.

$$\text{On a alors } \sigma = \sqrt{\frac{0{,}50 \times 0{,}50}{400}} = 0{,}025$$

$$\text{Pour } e = 0{,}10 \quad \varepsilon = \frac{0{,}10}{0{,}025} = 4 \text{ d'où } \alpha < 0{,}0001$$

Ainsi, un même écart (10 %) a beaucoup moins de chances d'être dépassé pour $n = 400$ que pour $n = 100$.

Ce résultat est évidemment général : quand n augmente, l'écart-type $\sigma = \sqrt{\dfrac{pq}{n}}$ diminue, l'écart-réduit $\dfrac{e}{\sigma}$ augmente, et par suite, d'après la table, α diminue.

Donc, *un écart donné entre la composition de l'échantillon et celle de l'urne a d'autant moins de chances d'être dépassé que la taille de l'échantillon est plus grande.*

Utilisation des nombres au lieu des pourcentages

Prenons par exemple $p = 20\ \%$, $n = 50$, $\alpha = 5\ \%$. Le calcul indique que l'intervalle de pari correspondant est 8 % — 32 %. Si on veut formuler le pari en nombre de boules noires qu'aura l'échantillon, il suffit de traduire ces pourcentages en nombres :

— pour 8 % le nombre de boules noires est : $0{,}08 \times 50 = 4$

— pour 32 % le nombre de boules noires est : $0{,}32 \times 50 = 16$

On parie donc, au risque 5 %, que le nombre de boules noires sera compris entre 4 et 16.

Le calcul précédent ne donne les nombres qu'indirectement, à partir des pourcentages. Il est possible, lorsqu'on s'intéresse surtout aux nombres, de les calculer directement. Il suffit d'opérer comme pour les pourcentages, mais en prenant un écart-type n fois plus grand, soit :

$$\sigma' = \sqrt{\frac{pq}{n}} \times n = \sqrt{npq}$$

Vérifions-le dans l'exemple ci-dessus :

— on détermine d'abord le centre de l'intervalle de pari; c'est le nombre de boules noires d'un échantillon de 50 boules, pour la proportion $p = 20\ \%$, soit $50 \times 0{,}20 = 10$;

— on calcule ensuite l'écart-type $\sigma' = \sqrt{npq} = \sqrt{50 \times 0{,}20 \times 0{,}80} = 2{,}83$;

— on détermine enfin, d'après la table 1, l'écart-réduit pour le risque $\alpha = 0{,}05$. C'est $\varepsilon = 1{,}96$ d'où on déduit $e = \varepsilon\sigma' = 1{,}96 \times 2{,}83 \# 6$.

— L'intervalle de pari, centré autour de 10, avec pour écart 6, va donc de 4 à 16, ce qui redonne bien les limites trouvées par la méthode indirecte.

Chapitre III

COMPARAISON D'UN POURCENTAGE OBSERVÉ A UN POURCENTAGE THÉORIQUE. PRINCIPE DES TESTS (GRANDS ÉCHANTILLONS)

Position du problème

Une variété de souris présente des cancers spontanés avec un taux constant parfaitement connu, soit $p = 20\,\%$. On se demande si une substance donnée modifie ce taux, *dans un sens ou dans l'autre*(*); à cet effet on procède à une expérience sur, par exemple, 100 souris; il s'agira, au vu du pourcentage observé p_0 d'animaux cancéreux, de dire si la substance est active(*).

On ne voit pas très bien, au premier abord, comment il sera possible de répondre.

En effet, supposons d'abord que la substance soit sans effet; la situation sera la même qu'en l'absence de cette substance; si chaque souris a 20 chances sur 100 de devenir cancéreuse, on peut la représenter symboliquement par une boule extraite d'une urne contenant 20 % de boules noires; le pourcentage de souris cancéreuses sur 100 sujets obéira aux mêmes fluctuations, d'une expérience à l'autre, que le pourcentage de boules noires dans des échantillons de 100 boules; il sera le plus souvent voisin de 20 %, mais on pourra très bien observer, de temps à autre, des valeurs très différentes, pouvant aller théoriquement jusqu'à 0 % ou 100 %. Ainsi, même si le pourcentage observé p_0 diffère beaucoup de 20 %, il est possible que la substance soit sans effet.

Supposons inversement que la substance soit active; la probabilité de cancer pour chaque souris est p', différente de 20 %; le pourcentage de souris cancéreuses sur 100 sujets variera, d'une expérience à l'autre, comme le pourcentage de boules noires sur des échantillons de 100 boules extraites d'une urne où le pourcentage de boules noires est p'; on pourra très bien, une fois par hasard, observer le pourcentage 20 %. Ainsi, même si on observe 20 % de souris cancéreuses, il reste possible que la substance soit active.

Il est donc impossible de répondre avec certitude à la question posée.

Refuser de répondre équivaudrait cependant à renoncer à tous les problèmes de ce genre, caractérisés par une variabilité de comportement des sujets, c'est-à-dire à la généralité des problèmes biologiques.

(*) On se pose ici une question d'ordre théorique (activité d'une substance) et non pratique (efficacité d'un traitement).

Force est donc de répondre avec un certain risque d'erreur. C'est bien la politique que chacun adoptera inconsciemment, en déclarant la substance active si l'écart entre p_0 et 20 % est « grand ». A l'appréciation empirique d'un écart grand, la méthode statistique substitue l'évaluation du risque d'erreur, de façon à ne conclure qu'avec un risque connu et accepté.

Le test de signification

Supposons la substance inactive. C'est « l'hypothèse nulle », ou hypothèse à tester.

Dans ce cas les fluctuations d'échantillonnage font osciller p_o autour de 20 % et on peut les limiter à un intervalle autour de 20 % avec un risque d'erreur donné; nous savons par exemple qu'au risque 5 % correspond l'écart 1,96 $\sigma \neq 2\,\sigma$; on a ici

$$\sigma = \sqrt{\frac{0,2 \times 0,8}{100}} = 0,04.$$

Ainsi p_o n'a que 5 chances sur 100 de sortir de l'intervalle 12 % — 28 %. Nous adopterons alors la politique suivante :

— si le pourcentage observé p_o tombe *à l'intérieur* de l'intervalle 12 % — 28 %, nous admettrons que l'écart entre p_o et 20 % peut résulter des seules fluctuations d'échantillonnage, et que l'activité de la substance n'est pas prouvée;

— par contre si p_o est *en dehors* de l'intervalle, nous n'admettrons plus que l'écart à 20 % résulte des fluctuations d'échantillonnage; nous dirons qu'il est *significatif*, et la substance sera considérée comme active.

Ainsi un écart $| p_o - p |$ est significatif s'il égale ou dépasse

$$1,96\,\sigma = 1,96\sqrt{\frac{pq}{n}},$$

ou encore si la valeur absolue de l'écart-réduit

$$\frac{| p_o - p |}{\sqrt{\frac{pq}{n}}}$$

dépasse 1,96 (pratiquement 2).

Les deux risques

Le test de signification comporte 2 risques :

a) S'il se trouve que la substance est inactive, p_0 oscille autour de 20 % mais il peut arriver que les fluctuations d'échantillonnage l'amènent en dehors de l'intervalle; comme dans cette éventualité nous déclarons la substance active, nous commettons une erreur; ce risque d'erreur est parfaitement connu : c'est ici 5 %.

b) Il est également possible que la substance soit active; dans ce cas p_0 oscille autour d'une valeur p' différente de 20 %, mais il peut arriver que les fluctuations d'échantillonnage amènent p_0 dans l'intervalle 12 % — 28 %; comme dans cette éventualité nous déclarons l'activité de la substance non prouvée, nous écartons à tort un produit actif; c'est un « manque de puissance » du test; la valeur de ce risque n'est pas connue, puisque p' est inconnu.

Ainsi le test comporte 2 risques :

— un *risque de première espèce* α, ou *risque d'erreur*, qui consiste à déclarer active une substance qui ne l'est pas;

— un *risque de deuxième espèce* β, ou *défaut de puissance*, qui consiste à écarter une substance en réalité active.

Ce sont encore, plus généralement, les risques de rejeter l'hypothèse nulle alors qu'elle est exacte, ou de ne pas la rejeter alors qu'elle est fausse.

Antagonisme des 2 risques

En choisissant l'intervalle 12 % — 28 %, nous avons consenti le risque d'erreur $\alpha = 5$ %. Pourquoi ne pas choisir un risque plus faible? Autant vaut se tromper le moins souvent possible...

Décidons alors d'adopter le risque $\alpha = 1$ pour 10 000. L'écart correspondant est $3{,}89\,\sigma$ # 16 %. Nous ne déclarerons donc la substance active que si p_0 sort de l'intervalle 4 % — 36 %, au lieu de 12 % — 28 %. La conséquence immédiate de cet agrandissement de l'intervalle est que seules des activités plus importantes seront décelées.

Il y a ainsi antagonisme entre les 2 risques : si on veut avoir moins de chances de déclarer active une substance qui ne l'est pas, on a davantage de chances de laisser passer une substance active. Bien que le risque de deuxième espèce ne puisse être évalué, on sait qu'il sera d'autant plus grand que le risque de première espèce aura été choisi plus petit.

Cet antagonisme est intuitif. A la limite, on pourrait choisir l'intervalle 0 % — 100 % : on ne se tromperait jamais, mais on ne conclurait jamais.

Seuil de signification

La connaissance de l'antagonisme des 2 risques permet de comprendre pourquoi on ne peut diminuer indéfiniment α; elle n'apporte pas de réponse à la question : à partir de *quelle* valeur de α doit-on considérer l'écart comme significatif ?

Force est bien d'admettre un certain arbitraire. Les statisticiens ont pris l'habitude de déclarer une différence *significative* quand le risque d'erreur est inférieur à 5 %. On peut naturellement adopter un risque plus faible, si on consent à conclure moins souvent.

La règle est donc celle que nous avons appliquée ci-dessus : l'écart est significatif si

$$\frac{|p_0 - p|}{\sqrt{\frac{pq}{n}}}$$

dépasse 1,96 (pratiquement 2).

Degré de signification

On peut préciser davantage le degré de signification.

Imaginons que, dans l'expérience précédente, on ait observé 34 souris cancéreuses. Quelle doit être notre conclusion?

Le pourcentage $p_0 = 34\,\%$ sortant de l'intervalle 12 % — 28 %, l'écart à 20 % est significatif, et nous considérons le produit comme actif.

Cependant une telle conclusion est énoncée dès que p_0 est supérieur, de si peu que ce soit, à 28 %. Il faut tenir compte du fait que 34 % est nettement plus élevé que 28 % et donner une réponse plus assurée.

Supposons qu'on ait choisi comme seuil $\alpha = 1\,\%$. L'écart correspondant serait de $2{,}6\,\sigma = 10\,\%$, ce qui conduit à l'intervalle 10 % — 30 %. Le pourcentage observé 34 % sortant encore de cet intervalle, l'écart est significatif, non seulement à 5 %, mais aussi à 1 %. On pourrait continuer dans cette voie, jusqu'au moment où la limite supérieure de l'intervalle atteint 34 %; le risque correspondant peut être évalué d'emblée : l'écart vaut $0{,}34 - 0{,}20 = 0{,}14$ et l'écart réduit $\frac{0{,}14}{0{,}04} = 3{,}5$. Le risque correspondant, d'après la table, est un peu inférieur à 1 pour mille.

On peut donc dire que l'écart entre le pourcentage observé et le pourcentage théorique est *significatif à 1 pour mille.*

Cette phrase signifie que, *si la substance était inactive, les seules fluctuations de l'échantillonnage n'auraient que 1 chance sur 1 000 de conduire à une différence égale ou supérieure à celle qu'on observe.*

La possibilité de préciser ainsi le *degré de signification* diminue dans une large mesure la part d'arbitraire qui s'attache à la limite 5 %.

Règle générale

Les calculs qui précèdent, et notamment le dernier, qui a été basé sur le calcul de l'écart-réduit $\frac{0{,}34 - 0{,}20}{0{,}04}$ montrent que le test peut être ainsi résumé :

La comparaison entre un pourcentage p_0 observé sur n cas et un pourcentage théorique p est basée sur l'écart-réduit

$$\varepsilon = \frac{p_0 - p}{\sqrt{\frac{pq}{n}}}$$

— Si $|\varepsilon| < 1{,}96$ (pratiquement 2), la différence n'est pas significative (à 5 %).

— Si $|\varepsilon| \geqslant 1{,}96$ (pratiquement 2), la différence est significative, et le risque correspondant à ε, lu dans la table de l'écart-réduit (table 1) fixe le degré de signification.

N. B. — Le test n'est valable que pour de grands échantillons (voir conditions d'application).

Influence de la dimension de l'échantillon

Imaginons 3 chercheurs, effectuant chacun une expérience du type précédent, et obtenant :

— le 1er, avec 100 souris, 14 cancers

— le 2e, avec 200 souris, 28 cancers

— le 3e, avec 10 000 souris, 1 400 cancers

Le test de signification donne :

— pour le 1er,

$$\sigma = \sqrt{\frac{0{,}2 \times 0{,}8}{100}} = 0{,}04 \qquad \varepsilon = \frac{0{,}20 - 0{,}14}{0{,}04} = 1{,}5$$

— pour le 2e,

$$\sigma = \sqrt{\frac{0{,}2 \times 0{,}8}{200}} = 0{,}028 \qquad \varepsilon = \frac{0{,}20 - 0{,}14}{0{,}028} = 2{,}1$$

— pour le 3e,

$$\sigma = \sqrt{\frac{0{,}2 \times 0{,}8}{10\,000}} = 0{,}004 \qquad \varepsilon = \frac{0{,}20 - 0{,}14}{0{,}004} = 15$$

La différence n'est pas significative dans le premier cas (écart-réduit inférieur à 2); elle est significative de justesse dans le second cas, et hautement significative dans le troisième. Le premier expérimentateur écartera donc le produit examiné; le troisième le déclarera au contraire certainement actif; le deuxième déclarera qu'il est probablement actif, sous réserve de confirmation.

Ainsi leurs attitudes seront très différentes, *alors qu'elles sont toutes trois basées sur le même pourcentage observé* $p_0 = 14\,\%$.

Cette apparente contradiction n'est pas surprenante : la loi des grands nombres indique bien qu'un même écart (0,20 — 0,14) est d'autant moins probable, dans les fluctuations d'échantillonnage, que l'échantillon est plus grand. Elle conduit à quelques observations essentielles :

a) La première est que *la donnée d'un pourcentage, si on ne précise pas sur quel nombre de cas il porte, est un renseignement pratiquement inutilisable.*

b) Examinons d'autre part la situation de celui qui déciderait empiriquement que la substance est active, « quand l'écart observé est grand ». L'écart (0,20—0,14) est-il petit ou grand? En fait il est petit pour un lot de 100 souris, et très grand pour un lot de 10 000. L'intérêt du test de signification est de *substituer à la notion d'un écart grand, qui dépend de la dimension de l'échantillon, la notion d'une probabilité faible, qui n'en dépend pas.*

c) Déterminons maintenant les intervalles de signification à 5 % pour les 3 chercheurs; ces intervalles $20\,\% \pm 2\,\sigma$ sont respectivement 12 % — 28 %, 14 % — 26 %, et 19,2 % — 20,8 %. Il est clair que le premier chercheur a beaucoup plus de chances de laisser passer une substance active que le troisième, qui sera en mesure de déceler même des substances très faiblement actives. *Ainsi, pour un même risque d'erreur (ici 5 %), le test est d'autant plus puissant que le nombre de cas est plus élevé.*

d) On notera la dissymétrie des réponses selon que le pourcentage tombe à l'extérieur de l'intervalle, ou au contraire à l'intérieur; dans le premier cas on conclut à une différence, avec le risque d'erreur consenti, dans le second cas on ne peut conclure « il n'y a pas de différence » avec un risque contrôlé, le risque β étant inconnu : on n'adopte pas l'hypothèse nulle, on se contente de ne pas l'écarter. Dans ce cas d'ailleurs, on peut toujours se demander si une différence n'apparaîtrait pas avec un test plus puissant, c'est-à-dire avec un nombre de cas plus élevé.

La puissance d'un test peut être comparée à celle d'une loupe : si on perçoit un signe, on peut affirmer son existence; si on ne le perçoit pas, on ne peut affirmer qu'il n'existe pas, peut-être serait-il perceptible avec une loupe plus puissante.

Conditions d'application

Les formules données supposent qu'on puisse utiliser la table de l'écart-réduit, c'est-à-dire qu'il s'agisse de *grands échantillons*, avec le sens donné à cette expression; il faut donc, en première approximation, que :

$$np \quad \text{et} \quad nq \geqslant 5.$$

Ces conditions s'entendent naturellement pour la valeur de p qui définit l'urne, c'est-à-dire pour le *pourcentage théorique* (et non pour le pourcentage observé p_0).

Dans notre exemple, $p = 20\,\%$, $q = 80\,\%$, $n = 100$. Donc $np = 20$, $nq = 80$. Les conditions sont très largement vérifiées.

Rappelons que np et nq représentent les effectifs « calculés » ou « théoriques », c'est-à-dire ceux de l'échantillon qui a la même composition que l'urne.

Le cas des petits échantillons sera examiné au chapitre IX.

Exemple

Dans une population qui comporte autant de garçons que de filles, une maladie a frappé 8 filles et 2 garçons. Cette maladie frappe-t-elle davantage les filles?

Il s'agit de savoir si l'hypothèse $p = 0{,}50$ est admissible au vu du pourcentage observé $p_0 = \frac{8}{10} = 0{,}80$ (en raisonnant sur les filles; le résultat serait le même avec les garçons).

Les effectifs *théoriques* sont $np = nq = 10 \times 0{,}50 = 5$. Le test est donc applicable de justesse (bien que l'effectif *observé* de garçons soit seulement 2).

On a :

$$\sigma = \sqrt{\frac{0{,}50 \times 0{,}50}{10}} = 0{,}158 \qquad \varepsilon = \frac{0{,}80 - 0{,}50}{0{,}158} = 1{,}90$$

L'écart-réduit est inférieur à 2, et même à la limite plus exacte 1,96 qui correspond, dans la table 1 au risque 5 %. La différence n'est donc pas significative.

Calcul avec les nombres au lieu des pourcentages

On peut utiliser les effectifs au lieu des pourcentages à condition de prendre comme écart-type $\sigma' = \sqrt{npq}$.

On a ainsi, dans l'exemple précédent (pour les filles) :

effectif théorique $np = 10 \times 0{,}50 = 5$

effectif observé : 8

écart : $e = 8 - 5 = 3$

écart-type : $\sigma' = \sqrt{10 \times 0{,}50 \times 0{,}50} = 1{,}58$

écart-réduit : $\varepsilon = \frac{3}{1{,}58} = 1{,}90.$

On retrouve bien le même écart-réduit et la même conclusion que ci-dessus.

Autre exemple

On a examiné 53 680 familles de 8 enfants, soit au total 429 440 enfants, et dénombré 221 023 garçons. La proportion de garçons est-elle compatible avec l'hypothèse d'un sex-ratio égal à 1 ?

Nombre « théorique » de garçons $\left(\text{pour } p = \frac{1}{2}\right)$: $\frac{429\,440}{2} = 214\,720$

Nombre observé : 221 023.

$$\text{Écart réduit :}\quad \varepsilon = \frac{221\,023 - 214\,720}{\sqrt{429\,440 \times 0{,}5 \times 0{,}5}} \# 19$$

La probabilité correspondant à cet écart-réduit est quasi nulle.

La différence est donc hautement significative, et on ne saurait admettre l'hypothèse $p = 0{,}50$.

On notera que le pourcentage observé

$$p_o = \frac{221\,023}{429\,440} = 0{,}515$$

est extrêmement voisin de 0,50, mais pour un échantillon aussi important que celui-ci une différence minime est très significative.

On ne peut manquer d'être frappé par le contraste avec l'exemple précédent, où le pourcentage 0,80 ne différait pas significativement de 0,50. Ce contraste confirme bien le manque de puissance des tests basés sur de petits échantillons. Il montre aussi combien il est dangereux de conclure à une signification sans faire le calcul exact.

Retour sur le risque d'erreur

Le risque de première espèce α, qui est un des éléments essentiels du test, interviendra constamment dans les chapitres suivants. Bien qu'il ait été défini d'une manière rigoureuse, l'expérience prouve qu'il donne lieu le plus souvent à des interprétations erronées. Il est vivement conseillé au lecteur de se reporter pour plus de détails, à l'annexe II (p. 283).

Chapitre IV

LES SONDAGES. PRÉCISION D'UN POURCENTAGE (GRANDS ÉCHANTILLONS)

A. — LES SONDAGES

Position du problème

Nous désirons connaître, dans une population, le pourcentage p de sujets qui présentent un certain caractère. L'examen de tous les sujets donnerait la valeur exacte de p, mais cette méthode peut être difficile ou impossible à réaliser.

On peut alors se contenter de tirer au sort un échantillon de la population, et du pourcentage observé sur cet échantillon, soit p_o (o = observé), induire des renseignements sur la population ; renseignements affectés certes d'une marge d'erreur, mais connue et consentie en contrepartie d'un travail matériel considérablement facilité.

Le problème peut aussi bien être formulé avec un schéma d'urne : d'une urne à 2 couleurs, où le pourcentage p de boules noires est inconnu, on extrait par tirage au sort un échantillon ; celui-ci présente la proportion p_o. Quel intervalle peut-on assigner à p ?

Solution

Ayant extrait n boules, on a observé un pourcentage p_o de noires. Soient p_i, p_s les limites inférieure et supérieure de l'intervalle cherché. Si p est la valeur, inconnue, du pourcentage, on admettra, avec le risque d'erreur 5 %, que le pourcentage observé p_o est dans l'intervalle de pari à 5 % autour de p, intervalle qui va de $p - 1{,}96\sqrt{\frac{pq}{n}}$ à $p + 1{,}96\sqrt{\frac{pq}{n}}$. La plus petite valeur acceptable pour p est alors celle (fig. ci-dessous) pour laquelle p_o est la limite droite de cet intervalle puisque, si p était inférieur à cette limite, p_o sortirait de l'intervalle de pari. Cette plus petite valeur acceptable de p est donc la limite inférieure p_i cherchée, elle doit vérifier :

$$p_o - p_i = 1{,}96\sqrt{\frac{p_i q_i}{n}}$$

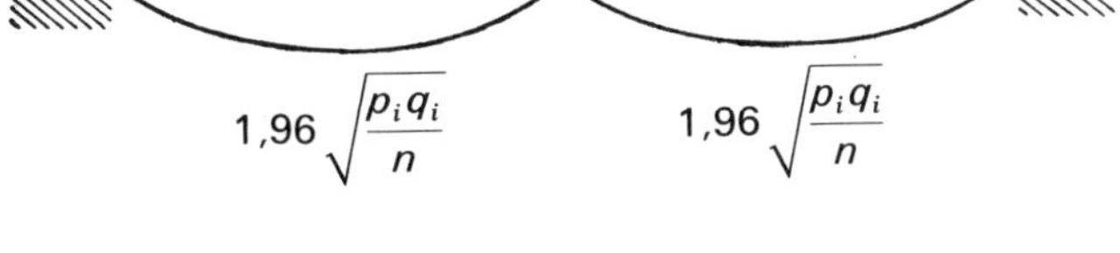

C'est là, en élevant au carré et en remplaçant q_i par $(1 - p_i)$, une équation du second degré qui permettrait d'obtenir p_i. Cependant on peut, en première approximation, procéder plus simplement; si l'échantillon est « grand » (ce point sera précisé dans les conditions d'application), p_i ne doit pas être éloigné de p_o et on peut remplacer $\sqrt{\frac{p_i q_i}{n}}$ par $\sqrt{\frac{p_o q_o}{n}}$. (*)

L'équation ci-dessus devient alors :

$$p_o - p_i = 1{,}96 \sqrt{\frac{p_o q_o}{n}}$$

et donne la valeur cherchée :

$$p_i = p_o - 1{,}96 \sqrt{\frac{p_o q_o}{n}}.$$

Raisonnant de même, on prendra pour limite supérieure p_s la valeur de p telle que p_o soit la limite gauche de l'intervalle de pari autour de p_s, ce qui conduira, en remplaçant $p_s q_s$ par $p_o q_o$ dans $\sqrt{\frac{p_s q_s}{n}}$ à :

$$p_s = p_o + 1{,}96 \sqrt{\frac{p_o q_o}{n}}$$

L'intervalle cherché va ainsi de $p_o - 1{,}96 \sqrt{\frac{p_o q_o}{n}}$ à $p_o + 1{,}96 \sqrt{\frac{p_o q_o}{n}}$.

Exemple

En extrayant 100 boules, on a observé 25 noires, soit $p_o = 25\,\%$. On a $\sqrt{\frac{0{,}25 \times 0{,}75}{100}} = 0{,}043$ et l'intervalle va de $0{,}25 - 1{,}96 \times 0{,}043 = 17\,\%$ à $0{,}25 + 1{,}96 \times 0{,}043 = 33\,\%$.

L'intervalle déterminé ci-dessus est appelé *intervalle de confiance*, et non plus, comme dans les chapitres précédents, intervalle de pari : l'intervalle de pari portait sur une valeur p_o *future* d'un échantillon *aléatoire* (c'est-à-dire pouvant avoir une composition variable au gré du hasard); l'intervalle de confiance porte sur une valeur p, inconnue certes, mais *actuelle* et *parfaitement déterminée.* Il est tel qu'on peut y situer le pourcentage inconnu « avec confiance », le risque d'erreur étant connu : 5 % dans le cas présent.

Il faut entendre par là qu'en déterminant l'intervalle de confiance avec la formule proposée, on risque, dans une série de sondages, de se tromper en moyenne 5 fois sur 100. Ce résultat — qui n'est pas une conséquence évidente du fait que nous avons adopté le risque 5 % pour le pari au début de notre raisonnement — peut être démontré. L'intervalle de confiance au risque 5 %, du fait qu'il a 95 chances sur 100 de contenir le pourcentage p, est appelé *intervalle de confiance à 95 %*.

(*) Cette façon de faire est d'autant plus acceptable que l'expression $\sqrt{pq/n}$ ne varie pas beaucoup avec p : quand p augmente un peu, q diminue un peu, et pq ne varie guère.

Ainsi :

> **L'observation d'un pourcentage p_o sur un échantillon de n cas permet d'assigner au pourcentage inconnu p l'intervalle de confiance à 95 % :**
>
> $$p_o \pm 1{,}96 \sqrt{\frac{p_o q_o}{n}} \quad \left(\text{pratiquement } p_o \pm 2 \sqrt{\frac{p_o q_o}{n}}\right)$$

On peut naturellement choisir un risque autre que 5 %, par exemple 1 %. Le même raisonnement conduit à remplacer le nombre 1,96 (écart-réduit correspondant au risque 5 %) par l'écart-réduit correspondant au risque 1 %, soit 2,576.

L'intervalle de confiance à 99 % est donc

$$p_o \pm 2{,}576 \sqrt{\frac{p_o q_o}{n}}$$

ou, dans notre exemple numérique : $0{,}25 \pm 2{,}576 \times 0{,}043$ soit 14 % à 36 %.

D'une manière générale, pour le risque α, l'intervalle de confiance à $(1 - \alpha)$ est

$$p_o \pm \varepsilon \sqrt{\frac{p_o q_o}{n}},$$

ε étant l'écart-réduit correspondant au risque α dans la table de l'écart-réduit.

On notera que l'*intervalle croît quand le risque diminue*. C'est là un résultat bien évident : en déclarant p compris dans un certain intervalle, on prend un risque d'autant plus faible que l'intervalle est plus grand; mais en même temps l'intérêt du renseignement diminue. Ainsi rencontre-t-on, une fois encore, un antagonisme déjà signalé à propos du pari, puis du test.

Conditions d'application

Rappelons d'abord que, dans tout tirage au sort examiné jusqu'ici, nous avons admis (pour que la composition de l'urne reste pratiquement inchangée par le retrait des boules successives de l'échantillon) que le nombre de boules de l'urne était très grand par rapport à celui de l'échantillon. Les formules proposées ici ne peuvent être utilisées que si cette clause est vérifiée.

Cependant deux autres réserves doivent encore être mentionnées :

a) La méthode précédente suppose d'abord qu'on puisse utiliser la table de l'écart-réduit, donc que les effectifs théoriques np et nq égalent ou dépassent 5.

Si par exemple on tire $n = 100$ boules, et qu'on observe 10 noires, soit $p_o = 10\,\%$, l'application de la formule, pour le risque 5 %, donnerait

$$p = 0{,}10 \pm 1{,}96 \sqrt{\frac{0{,}10 \times 0{,}90}{100}},$$

soit 4 % à 16 %. On aurait alors :

— pour la limite inférieure 4 %, $np = 4$, $nq = 96$

— pour la limite supérieure 16 %, $np = 16$, $nq = 84$.

Dans le cas de la limite inférieure, du fait que $np = 4$, la valeur ainsi obtenue par l'utilisation de la table 1 est douteuse.

b) En second lieu, la formule employée n'a été obtenue que grâce à une autre approximation, qui est le remplacement de

$$\sqrt{\frac{pq}{n}} \quad \text{par} \quad \sqrt{\frac{p_o q_o}{n}}.$$

L'hypothèse ainsi faite que p_o est voisin de p n'est justifiée que pour les grands échantillons.

En définitive, la formule

$$p_o \pm 1{,}96 \sqrt{\frac{p_o q_o}{n}}$$

n'est qu'une approximation, mauvaise — pour une double raison — dans le cas des petits échantillons. Ces échantillons seront étudiés à part au chapitre IX.

Tables de l'intervalle de confiance

Il existe des tables donnant l'intervalle de confiance en fonction du pourcentage observé. Nous en présentons un extrait dans les tables 2 (2A pour le risque 5 % et 2B pour le risque 1 %).

Ces tables résolvent partiellement le problème de l'intervalle de confiance pour les petits échantillons.

Elles permettent en outre de se rendre compte du degré d'approximation fourni par la formule

$$p_o \pm 1{,}96 \sqrt{\frac{p_o q_o}{n}}.$$

C'est ainsi que, dans l'exemple envisagé ci-dessus ($p_o = 10\,\%$, $n = 100$), où on avait trouvé 4 % — 16 %, l'intervalle plus exact fourni par la table est 5 % — 18 % (*).

(*) L'intervalle n'est pas symétrique autour de 10 %. C'est un point qui sera développé à propos des petits échantillons.

Précision du sondage

Pour un risque donné, 5 % par exemple, la précision du renseignement est déterminée par l'intervalle de confiance, elle est d'autant plus grande que l'intervalle est plus petit ; elle varie donc en raison inverse de $\sqrt{\frac{pq}{n}}$, d'où un premier résultat : *la précision du sondage est proportionnelle à* $\sqrt{n}$, *ce qui chiffre le rôle essentiel joué par la dimension de l'échantillon* : par exemple pour avoir une précision 10 fois meilleure, il faut 100 fois plus de sujets.

On notera par contre que *la taille de la population n'intervient pas dans la formule, elle est donc sans influence sur la précision du résultat* : c'est dire que, contrairement à l'opinion courante, il n'est pas nécessaire de prendre davantage de sujets dans l'échantillon pour une population plus grande.

Cette constatation ne s'applique toutefois qu'aux conditions de tirage envisagées ici, où la dimension de la population est grande vis-à-vis de celle de l'échantillon.

Nombre de sujets nécessaire

Dans les mêmes conditions que ci-dessus, si on veut obtenir dans le sondage une précision fixée à l'avance, c'est-à-dire un intervalle de confiance déterminé par $\pm\, i$, on doit avoir, pour un risque de 5 % par exemple :

$$i = 1{,}96\sqrt{\frac{pq}{n}} \;\#\; 2\sqrt{\frac{pq}{n}}$$

$$n = \frac{4pq}{i^2}$$

et plus généralement, pour un risque α :

$$n = \frac{\varepsilon^2 pq}{i^2}$$

ε étant l'écart-réduit correspondant au risque α dans la table de l'écart-réduit.

Ainsi il est possible de déterminer le nombre minimum de sujets nécessaire pour un sondage, à condition :

a) de fixer i et α (précision désirée, risque consenti),

b) de connaître p. Cette condition est plus gênante, puisque ce pourcentage est précisément l'inconnue du sondage. Mais il suffit d'en connaître une valeur *approximative*, au besoin par un sondage préalable sur un petit échantillon.

Exemple. On veut évaluer la fréquence d'une maladie dans une population. On sait que cette fréquence est de l'ordre de 10 %. La précision désirée est $i = \pm\, 2\,\%$ pour le risque 5 %.

$$n = \frac{4 \times 0{,}1 \times 0{,}9}{(0{,}02)^2} = 900.$$

On peut aussi obtenir n, de façon rapide mais approximative, en consultant la table de l'intervalle de confiance. Ainsi, pour $\alpha = 5\%$ (table 2A), dans la colonne 10 %, on voit que l'intervalle de confiance $10\% \pm 2\%$ est atteint aux environs de $n = 1\,000$.

Importance du tirage au sort

Imaginons qu'un chirurgien, désireux d'apprécier la qualité d'une technique nouvelle, écrive aux 1 000 malades ainsi opérés ; que 100 seulement répondent, 75 qu'ils sont en parfaite santé, 25 qu'ils se portent mal. Si on considérait les 100 réponses comme un échantillon de sondage, on estimerait le pourcentage d'échecs, d'après les calculs indiqués plus haut, à $25 \pm 8\%$.

En fait la valeur 25 % ne repose sur aucune base ; on ne sait rien en effet des 900 malades qui n'ont pas répondu; peut-être n'ont-ils pas répondu parce qu'ils sont mécontents de l'intervention — ou même parce qu'ils sont morts; dans ce cas la valeur exacte du taux d'échecs serait

$$\frac{925}{1\,000} = 92{,}5\,\%.$$

On peut d'ailleurs imaginer le contraire : ils n'auraient pas répondu par négligence, parce qu'ils vont tout à fait bien; s'il en est ainsi, le taux d'échecs serait

$$\frac{25}{1\,000} = 2{,}5\,\%.$$

Sans doute les deux hypothèses faites sont-elles extrêmes; les sujets qui n'ont pas répondu ne doivent pas être, ou tous en mauvaise santé, ou tous satisfaits, mais il est à craindre que, dans l'ensemble, ils diffèrent des sujets qui ont répondu, du fait même que leur réaction à la lettre envoyée a été différente. S'il en est ainsi, l'échantillon des réponses est le fait d'une *sélection*; il n'est pas *représentatif*; ont dit encore qu'il est *biaisé*. Ce défaut est extrêmement grave, car la valeur de p se trouve ainsi, indépendamment de la marge due aux fluctuations d'échantillonnage, affectée d'une erreur systématique inconnue, et qui peut être très grande (dans notre exemple, p veut varier de 2,5 à 92,5 %).

La conduite correcte est donc de tirer au sort 100 malades (dont on s'efforcera à tout prix de connaître l'état de santé) : le hasard en effet, par définition, désignera les malades sans aucune relation avec le succès ou l'échec de l'opération, et garantira un échantillon représentatif.

L'intérêt du tirage au sort est finalement double : il permet non seulement d'évaluer la marge d'incertitude autour de p pour un risque donné, mais il assure en outre une estimation correcte de p. Aussi *tout autre moyen que le tirage au sort doit-il être prohibé*, ou accepté avec beaucoup de réserve.

Il est essentiel de penser aux biais possibles aux différents moments du sondage :

a) d'abord au moment où on *détermine* les sujets qui formeront l'échantillon; il arrive souvent qu'on substitue au tirage au sort un moyen systématique qualifié, bien à tort, de « hasard » : les cancéreux observés à l'hôpital, les cas d'avortement repérés par la Préfecture de Police, ne sont pas des échantillons « au hasard » de cancéreux, ou de femmes qui avortent; de même des volontaires constituent souvent un échantillon très biaisé, etc...

b) ensuite au moment où on *recueille l'information auprès des sujets désignés* : même si on a désigné ces sujets par un tirage au sort correct, la représentativité peut être perdue par les sujets qui ne répondent pas, soit qu'ils ne veulent pas, soit qu'ils ne peuvent pas. La première éventualité traduit une réaction qui peut être liée au phénomène étudié; c'est ainsi que dans une enquête où on disposait d'un échantillon représentatif de femmes atteintes de rubéole pendant leur grossesse, on écrivit à toutes au moment de la naissance : les réponses indiquèrent un pourcentage de malformations très élevé; au contraire, dans le cas des non réponses, une visite à domicile montra que les nouveau-nés étaient toujours normaux; à ne tenir compte que des réponses, on aurait donc obtenu une proportion de malformations beaucoup trop élevée. Quant à l'impossibilité de répondre, elle traduit un événement (déménagement, maladie, décès) qu'on ne saurait ignorer. On citera à ce sujet une enquête anglaise sur des enfants, où l'échantillon avait été désigné par tirage au sort dans les registres de naissance; il s'agissait ensuite d'interroger les mères; 38 % de celles-ci ne purent être jointes par suite d'un changement d'adresse; on put vérifier que ces déménagements affectaient principalement les jeunes ménages, donc des premiers nés; à n'en pas tenir compte, on aurait donc conservé un échantillon de rang de naissance en moyenne trop élevé.

c) Enfin, lorsque l'échantillon doit être suivi pendant une certaine période, il faut s'assurer que la représentativité est *conservée au cours du temps*; les sujets qui « disparaissent » constituent une cause d'erreur possible; il faut aussi vérifier que le fait même de leur désignation ne modifie pas le comportement des sujets; on ne saurait, pour illustrer un tel biais, citer de meilleur exemple que celui d'une enquête sur le trafic ferroviaire d'après un échantillon au hasard de wagons, marqués à la peinture pour être reconnus : on obtint ainsi un trafic incroyablement trop élevé; la raison était que dans chaque gare les wagons peints avaient excité la méfiance, et étaient immédiatement dirigés sur la gare voisine...

La constitution et le maintien d'un échantillon parfaitement représentatif sont certes des tâches difficiles, sinon impossibles. Elles définissent un modèle dont il faut se rapprocher au maximum. Si on ne peut éviter les non réponses ou les disparitions, on peut au moins réduire leur nombre le plus possible; on peut également s'efforcer, par une nouvelle démarche, d'obtenir une réponse d'un certain nombre de sujets choisis au hasard parmi ceux qui n'ont pas répondu la première fois, de façon à voir si ces sujets diffèrent ou non des autres. Lorsque ces précautions sont irréalisables, il vaut mieux renoncer au sondage que de donner, avec une précision parfois extrême, les caractéristiques d'un échantillon qui ne représente rien.

B. — PRÉCISION D'UN POURCENTAGE

Dans un service d'hôpital ont été vus, au cours de l'année, 100 sujets atteints d'une maladie donnée, dont 25 sont décédés. Le pourcentage de morts a donc été, très exactement, 25 sur 100, ou 25 %; il ne comporte, dans cet énoncé, aucune marge de variation.

Cependant ce résultat ne présente qu'un intérêt en quelque sorte « anecdotique » ; nous savons très bien que, si nous avions eu la possibilité d'examiner 100 autres malades apparemment semblables aux précédents, le nombre de décès aurait pu différer de 25. En fait il doit exister, pour « les malades semblables à ceux qui ont été examinés », un certain taux de mortalité, une certaine *probabilité de décès*, soit p. C'est p qui a une valeur générale et qui nous intéresse, et qu'il faut s'efforcer de connaître, dans une certaine mesure, à partir du pourcentage observé.

Il est facile de répondre à cette question, car la définition même de p revient à dire que c'est le pourcentage de décès dans une population imaginaire dont l'échantillon observé n'est qu'un échantillon de sondage. La valeur p est donc comprise dans l'intervalle :

$$0{,}25 \pm 1{,}960 \sqrt{\frac{0{,}25 \times 0{,}75}{100}}, \text{ soit 17 à 33 \% pour le risque 5 \%}$$

$$0{,}25 \pm 2{,}576 \sqrt{\frac{0{,}25 \times 0{,}75}{100}}, \text{ soit 14 à 36 \%, pour le risque 1 \%}$$

$$0{,}25 \pm 3{,}290 \sqrt{\frac{0{,}25 \times 0{,}75}{100}}, \text{ soit 11 à 39 \%, pour le risque 1 ‰, etc...}$$

Tout ce qui a été dit, à propos des sondages, sur les conditions d'application et les facteurs de précision, est applicable ici.

La seule différence entre la pratique du sondage et le problème de la précision d'un pourcentage est que la population invoquée a une existence réelle dans le premier cas, tandis qu'elle est imaginaire dans le second.

Il importe d'ailleurs de bien comprendre la définition de cette population : ce n'est ni celle du pays, ni aucune autre ayant un sens concret : c'est la population imaginaire, comparable à l'échantillon observé, d'où celui-ci pourrait avoir été extrait par tirage au sort.

Même si les 100 malades invoqués plus haut représentaient, la maladie étant très rare, la totalité des cas apparus dans le monde, le pourcentage observé n'aurait encore qu'une valeur « anecdotique » et on devrait s'intéresser à la probabilité de décès pour cette maladie, dont nous n'avons qu'une estimation sur un échantillon fini.

Avec cette manière de poser le problème, la question de représentativité, si délicate dans le cas des sondages, ne se pose pas : la population imaginaire étant forgée à l'image de l'échantillon, celui-ci est par définition représentatif. Mais cet avantage n'est bien entendu qu'illusoire, car en contrepartie la population à laquelle s'applique la proportion estimée, parfaitement définie dans le sondage, reste ici bien imprécise.

C. — EXAMEN DE LA DÉMARCHE SUIVIE

Le précédent chapitre, puis celui-ci, nous ont conduits à passer par 4 stades successifs :

1) Dans l'étude des fluctuations d'échantillonnage, on dispose d'une urne *connue* et on fait des prévisions pour un échantillon *inconnu* à extraire.

2) Dans la comparaison d'un pourcentage observé à un pourcentage théorique, on dispose d'une urne *connue* et d'un échantillon *connu*; on examine s'il est plausible que l'échantillon provienne de l'urne.

3) Dans le sondage, on dispose d'une urne à composition *inconnue* et d'un échantillon *connu*, d'où l'on veut tirer des renseignements sur l'urne.

4) Pour la précision d'un pourcentage, on ne dispose que d'un échantillon *connu*; non seulement l'urne a une composition *inconnue*, mais en outre elle n'a pas d'existence réelle.

Le premier stade ressortit au domaine du calcul des probabilités, il fait appel au raisonnement déductif.

Les trois autres stades appartiennent au domaine de la méthode statistique; ils font appel (du moins le troisième et le quatrième) au raisonnement inductif; du deuxième au quatrième l'échantillon est connu, mais on voit disparaître progressivement tout ce qui touche à la spécification de l'urne, démarche qui correspond bien aux problèmes concrets, dans lesquels nous ne disposons, en règle générale, que d'échantillons.

CHAPITRE V

COMPARAISON DE DEUX POURCENTAGES OBSERVÉS (GRANDS ÉCHANTILLONS)

A. — LES FLUCTUATIONS D'ÉCHANTILLONNAGE DE LA DIFFÉRENCE DE DEUX POURCENTAGES

Position du problème

D'une urne à deux couleurs, définie par la proportion p de boules noires (d'où résulte la proportion $q = 1 - p$ de boules blanches), on extrait par tirage au sort, dans les conditions définies au chapitre II, deux échantillons, l'un de n_A boules, l'autre de n_B boules, présentant des pourcentages p_A et p_B de boules noires; nous nous intéressons aux valeurs que peut prendre la différence $d = p_A - p_B$.

Le hasard de l'échantillonnage peut amener des différences échelonnées depuis -1 jusqu'à $+1$. Mais toutes les éventualités possibles ne sont pas également vraisemblables. Si chacun des échantillons reproduisait la composition de l'urne ($p_A = p$, $p_B = p$), la différence d serait nulle; nous prévoyons que d restera proche de cette valeur « théorique » 0. Dans ces conditions nous nous intéresserons plus particulièrement à l'écart $d - 0$: cette expression de la différence d, pour rappeler qu'il s'agit d'un écart à 0, sera appelée *écart.*

Les fluctuations d'échantillonnage de la différence seront connues si on connaît la probabilité pour que l'écart sorte d'un intervalle ($- e$, $+ e$), ou encore le risque d'erreur du pari correspondant à cet intervalle.

Solution approchée

La probabilité que la différence d sorte de l'intervalle ($- e$, $+ e$) est donnée par la table de l'écart-réduit (table 1), avec une approximation suffisante s'il s'agit de grands échantillons, à condition d'exprimer e avec une unité convenable, de valeur :

$$\sigma_d = \sqrt{\frac{pq}{n_A} + \frac{pq}{n_B}}.$$

Cette unité est appelée *écart-type de la différence* entre les deux pourcentages. Son carré est la *variance* de cette différence. On notera que cette variance

$$\sigma_d{}^2 = \frac{pq}{n_A} + \frac{pq}{n_B}$$

n'est autre que la somme des variances correspondant à chacun des tirages.

L'écart e, exprimé en prenant comme unité σ_d, est l'*écart-réduit* ε. On a donc :

$$\varepsilon = \frac{e}{\sigma_d}.$$

Exemple

L'urne contient $p = 20\,\%$ de boules noires. On tire deux échantillons de $n_A = 100$, $n_B = 400$ boules.

On a :

$$\sigma_d = \sqrt{\frac{0{,}2 \times 0{,}8}{100} + \frac{0{,}2 \times 0{,}8}{400}} = 0{,}045.$$

Parions que la différence $d = p_A - p_B$ restera comprise entre — 10 % et + 10 %. On a :

$$e = 0{,}10 \qquad \varepsilon = \frac{e}{\sigma_d} = \frac{0{,}10}{0{,}045} = 2{,}22.$$

La table 1 indique que le risque correspondant est $\alpha \# 3$ chances sur 100.

Inversement, donnons-nous *a priori* le risque consenti, par exemple $\alpha = 5\,\%$ et cherchons l'intervalle correspondant. Pour $\alpha = 5\,\%$, la table donne l'écart-réduit $\varepsilon = 1{,}96$; d'où l'écart $e = 1{,}96 \times 0{,}045 = 0{,}09$. On peut donc parier, avec 5 chances sur 100 d'erreur, que la différence $(p_A - p_B)$ restera comprise entre — 9 % et + 9 %, ou encore qu'on aura $| p_A - p_B | < 9\%$.

Ce dernier exemple correspond, avec l'approximation $1{,}96 = 2$, à la règle déjà citée du double de l'écart-type, que nous exprimerons, en termes de fluctuation d'échantillonnage, comme suit : *il y a seulement 5 chances sur 100 pour que la différence s'écarte de 0 de plus de deux fois l'écart-type de la différence.*

Par ailleurs, la comparaison des deux paris précédents permet de vérifier une fois de plus le fait évident que l'intervalle de pari doit être augmenté si on veut diminuer le risque d'erreur.

Conditions d'utilisation de la table

La table ne donne une approximation convenable que si chacun des deux échantillons est grand, avec le sens donné à ce mot. Il faut donc que n_Ap, n_Aq, n_Bp, n_Bq, égalent ou dépassent 5 (ces conditions n'étant elles-mêmes que des clauses approximatives.)

B. — COMPARAISON DE DEUX POURCENTAGES OBSERVÉS

Test préliminaire

On dispose :

— d'une part d'une urne connue ($p = 20\,\%$ de boules noires),

— d'autre part de deux échantillons, l'un de $n_A = 100$ boules avec $p_A = 15\,\%$, l'autre de $n_B = 400$ boules avec $p_B = 25\,\%$.

On demande, au vu de la différence ($p_A - p_B$), s'il est raisonnable de penser que ces échantillons-ci proviennent par tirage au sort de cette urne-là (*).

Supposons qu'il en soit ainsi; d'après l'exemple numérique qui vient d'être traité, la différence $|p_A - p_B|$ n'a que 5 chances sur 100 de dépasser 9 %. Si elle dépasse ce seuil, nous rejetterons l'hypothèse que les deux échantillons proviennent de l'urne : c'est ce que nous ferons en particulier dans le cas présent, puisque $|p_A - p_B|$ vaut 10 %.

Tout ce qui a été dit à propos des tests d'hypothèse pour un échantillon s'applique ici :

1) Le test est caractérisé par une *erreur*, qui consiste à rejeter l'hypothèse alors qu'elle est exacte. Le risque de commettre cette erreur est appelé risque de première espèce (il vaut ici 5 %).

2) Le test est également affecté d'un risque de deuxième espèce, ou manque de puissance, qui consiste à ne pas rejeter l'hypothèse alors qu'elle est fausse.

3) On peut choisir à volonté le risque de première espèce (5 chances sur 100, 1 chance sur 1 000, etc...). Le risque de deuxième espèce prend alors une valeur inconnue, mais dont on sait qu'elle est d'autant plus grande que le risque de première espèce aura été choisi plus petit. Ceci limite la possibilité de réduire l'erreur.

On a l'habitude, à défaut d'autres spécifications liées à la nature du problème, de choisir un risque de première espèce $\alpha = 5\,\%$.

Dans ces conditions, on rejette l'hypothèse dès que la différence $|p_A - p_B|$ égale ou dépasse 1,96 fois l'écart-type $\sigma_d = \sqrt{\dfrac{pq}{n_A} + \dfrac{pq}{n_B}}$ ou encore, en termes d'écart-réduit, dès que

$$\frac{|p_A - p_B|}{\sqrt{\dfrac{pq}{n_A} + \dfrac{pq}{n_B}}} \geqslant 1{,}96 \text{ (pratiquement 2).}$$

Comparaison de deux pourcentages

Soit deux échantillons, ayant respectivement $n_A = 100$ boules dont 20 noires ($p_A = 20\,\%$), $n_B = 400$ boules dont 128 noires ($p_B = 32\,\%$). Peut-on accepter l'hypothèse que les deux échantillons proviennent d'une même urne?

(*) Ce test ne présente pas d'intérêt en lui-même, il n'est qu'un intermédiaire utile pour l'exposé du test suivant.

La différence avec le problème précédent est qu'il s'agissait alors de décider si deux échantillons provenaient d'une même urne *de composition connue.*

On peut ramener le problème actuel au précédent : si les deux échantillons actuels proviennent d'une même urne, la proportion p de boules noires dans celle-ci peut être estimée en tenant compte de l'ensemble des deux échantillons : on a extrait de l'urne (100 + 400) boules, dont (20 + 128) noires, d'où l'estimation

$$p = \frac{148}{500} = 29{,}6\,\%.$$

(C'est l'estimation la plus précise possible.)

Il s'agit donc finalement de savoir si les deux échantillons proviennent d'une même urne, où la proportion de boules noires serait en première approximation $p = 29{,}6\,\%$, problème dont la solution vient d'être exposée.

La valeur absolue de l'écart-réduit

$$|\varepsilon| = \frac{|\,0{,}20 - 0{,}32\,|}{\sqrt{\dfrac{0{,}296 \times 0{,}704}{100} + \dfrac{0{,}296 \times 0{,}704}{400}}} = 2{,}35$$

étant supérieure à 1,96, on rejettera l'hypothèse que les deux échantillons proviennent d'une même urne. On dit encore que les proportions observées p_A et p_B diffèrent *significativement* (au seuil conventionnel $\alpha = 5\,\%$).

Cependant l'écart-réduit étant nettement supérieur à 1,96, on peut être plus affirmatif dans l'énoncé de la signification ; celle-ci serait acquise pour un risque plus faible que 5 %, et qu'on peut préciser : c'est le risque correspondant à l'écart-réduit 2,35, c'est-à-dire (d'après la table 1) $\alpha \# 0{,}02$. On dira donc que la différence $(p_A - p_B)$ est significative à 2 %.

En règle générale :

la comparaison entre deux pourcentages p_A et p_B observés sur n_A et n_B cas respectivement, est basée sur l'écart-réduit :

$$\varepsilon = \frac{p_A - p_B}{\sqrt{\dfrac{pq}{n_A} + \dfrac{pq}{n_B}}}$$

où p et q désignent les proportions évaluées sur l'ensemble des deux échantillons.

— Si $|\varepsilon| < 1{,}96$ (pratiquement 2), la différence n'est pas significative (à 5 %).

— Si $|\varepsilon| \geqslant 1{,}96$ (pratiquement 2), la différence est significative, et le risque correspondant à ε, lu dans la table de l'écart-réduit, fixe le degré de signification.

N. B. — **Cette formule n'est utilisable que pour de grands échantillons, avec le sens donné plus haut à cette expression.**

Exemple 1

Dans une enquête sur l'étiologie du cancer broncho-pulmonaire, on a interrogé des sujets atteints de ce cancer et des témoins non cancéreux sur leur consommation de tabac et trouvé :

— sur 300 cancéreux, 3 non fumeurs, soit $p_A = 1\ \%$,
— sur 300 témoins, 30 non fumeurs, soit $p_B = 10\ \%$.

La différence entre ces deux pourcentages est-elle significative?

Il s'agit de savoir si « les sujets atteints de cancer broncho-pulmonaire » et « les témoins », dont nous avons sous les yeux deux échantillons, sont caractérisés par une même proportion de non fumeurs; ou encore, en terme d'urnes, si les deux échantillons proviennent de deux urnes de même composition ou, ce qui est pareil, d'une même urne; c'est bien le problème qui vient d'être traité.

On estime d'abord la proportion de non fumeurs commune aux deux catégories, dans l'hypothèse où elle serait la même, par :

$$p = \frac{3 + 30}{300 + 300} = 5{,}5\ \%.$$

On teste ensuite l'hypothèse que les deux échantillons proviennent de catégories ayant une même proportion de non fumeurs $p = 5{,}5\ \%$ par l'écart-réduit :

$$|\varepsilon| = \frac{|0{,}01 - 0{,}10|}{\sqrt{\dfrac{0{,}055 \times 0{,}945}{300} + \dfrac{0{,}055 \times 0{,}945}{300}}} \# 5.$$

La différence entre les deux pourcentages est donc significative à près de 1 pour 1 million. Rappelons, une fois encore, le sens de cette conclusion : si la proportion de non fumeurs était la même chez les sujets atteints de cancer des bronches et chez les témoins, on n'aurait que 1 chance sur 1 million, du fait des fluctuations d'échantillonnage, d'aboutir à une différence égale ou supérieure à celle qui est observée.

Il est permis de conclure ici, sans hésitation, que la différence observée est réelle. Peut-on pour autant dire que le tabac est « cause » du cancer broncho-pulmonaire? Ce problème a été suffisamment discuté pour qu'il soit inutile d'y revenir : une enquête d'observation ne saurait jamais, en elle-même, comporter les éléments d'une interprétation causale.

On notera enfin que les conditions d'utilisation de l'écart-réduit étaient bien vérifiées, puisque :

$$n_A p = n_B p = 300 \times \frac{5{,}5}{100} = 16{,}5$$

$$n_A q = n_B q = 300 \times \frac{94{,}5}{100} = 283{,}5$$

On devait d'autant plus examiner ce point, qu'un des effectifs observés est très faible (3 non fumeurs chez les cancéreux); mais les effectifs « calculés », les seuls qui comptent, sont suffisants.

Exemple 2

Dans la même enquête, on avait noté la situation de famille des sujets; on a constitué deux classes : d'une part les célibataires, veufs ou divorcés, d'autre part les mariés, et observé :

chez les 300 cancéreux, 215 mariés, soit $p_A = 72\,\%$,
chez les 300 témoins, 174 mariés, soit $p_B = 58\,\%$.

Cette différence est-elle significative?

On forme d'abord

$$p = \frac{215 + 174}{300 + 300} = 65\,\%, \text{ d'où } q = 35\,\%.$$

Les effectifs $n_A p$, $n_B p$, $n_A q$, $n_B q$ étant largement suffisants, on calcule l'écart-réduit :

$$|\,\varepsilon\,| = \frac{0{,}72 - 0{,}58}{\sqrt{\dfrac{0{,}65 \times 0{,}35}{300} + \dfrac{0{,}65 \times 0{,}35}{300}}} = 3{,}6.$$

La différence est donc significative à 1 pour mille.

Le sens de cette différence s'explique facilement : dans le cas d'une maladie grave, comme le cancer, les sujets viennent à l'hôpital quelle que soit leur situation de famille; par contre, dans le cas des témoins atteints de maladies bénignes, les sujets viennent plus facilement à l'hôpital s'ils n'ont personne à domicile pour les prendre en charge; ce groupe est donc surchargé de célibataires, veufs ou divorcés.

Cette observation montre la difficulté du choix des témoins dans les enquêtes. Dans l'exemple actuel, on doit examiner si la situation de famille intervient dans l'usage du tabac; si oui, il faut en tenir compte en comparant cancéreux et témoins à situation de famille égale; cependant, même avec ces corrections, le résultat susciterait quelques réserves.

Exemple 3

Dans un groupe de 200 malades, on a constitué par tirage au sort une série *traitée* (soumise au nouveau traitement) et une série *témoin* (soumise au traitement classique), et observé :

chez les traités (102 sujets), 20 décès, soit $p_A = 19{,}6\,\%$,
chez les témoins (98 sujets), 29 décès, soit $p_B = 29{,}6\,\%$.

On a :

$$p = \frac{20 + 29}{200} = 24{,}5\ \%.$$

Les effectifs calculés étant suffisants, on forme l'écart-réduit :

$$|\varepsilon| = \frac{|\,0{,}196 - 0{,}296\,|}{\sqrt{\dfrac{0{,}245 \times 0{,}755}{102} + \dfrac{0{,}245 \times 0{,}755}{98}}} = 1{,}64.$$

Ainsi la différence n'est pas significative, bien qu'elle puisse paraître importante (30 % contre 20 %).

Notons que si on avait observé les mêmes proportions sur des effectifs 10 fois plus importants, l'écart-réduit serait cette fois $1{,}64\sqrt{10} = 5{,}19$; la différence serait très significative.

Dans cette éventualité, on pourrait dire que le gain est bien *dû au traitement*; en effet les deux séries, obtenues par tirage au sort, ne diffèrent par aucun facteur systématique autre que le traitement.

Influence de la dimension des échantillons

Dans l'exemple précédent, la même différence (29,6 % — 19,6 %), non significative sur des séries de 98 et 102 sujets respectivement, est très significative si elle a été observée sur des effectifs 10 fois plus élevés.

On peut donc répéter ici ce qui a été dit au chapitre III :

— Les données de pourcentages, si on ne précise pas sur quel nombre de cas elles portent, sont des renseignements pratiquement inutilisables.

— L'intérêt du test de signification est de substituer à la notion d'un écart grand, qui dépend de la dimension de l'échantillon, la notion d'une probabilité faible, qui n'en dépend pas.

— Enfin le test est d'autant plus puissant qu'il porte sur des effectifs plus importants; ceci ne veut pas dire qu'on doive toujours recourir à des effectifs considérables, car si la différence envisagée est importante, sa signification peut apparaître sur des effectifs réduits : c'est ainsi que l'essai thérapeutique effectué par le British Medical Research Council en 1946, pour éprouver l'effet de la streptomycine sur la tuberculose pulmonaire, portait seulement sur 107 malades, dont 55 traités et 52 témoins; on observa 4 et 14 décès respectivement; l'écart-réduit était donc :

$$|\varepsilon| = \frac{0{,}269 - 0{,}073}{\sqrt{\dfrac{0{,}17 \times 0{,}83}{55} + \dfrac{0{,}17 \times 0{,}83}{52}}} = 2{,}70$$

significatif à moins de 1 %.

Examen de l'intervalle de confiance des deux pourcentages

Une extrapolation des méthodes utilisées, en physique par exemple, pour les intervalles de précision, pourrait conduire à déclarer la différence de deux pourcentages significative lorsque les intervalles de confiance des deux pourcentages ne se recouvrent pas, non significative dans le cas contraire. Cette façon de faire ne reposerait ici sur aucune base mathématique, et conduirait souvent à des conclusions fausses. On verra facilement par exemple que pour deux échantillons de 100 sujets, avec $p_A = 45\,\%$, $p_B = 60\,\%$, l'écart-réduit est $\varepsilon = 2{,}1$ indiquant une différence significative, alors que les intervalles de confiance à 5 % sont 35 % — 55 % et 50 % — 70 %, qui se recouvrent.

Cas des séries appariées

Un essai destiné à comparer deux traitements *A* et *B* a porté sur 100 malades, qui ont été leurs propres témoins, tous recevant successivement les deux traitements dans un ordre tiré au sort pour chacun d'eux. Le résultat de chaque traitement a été noté par + ou —, de sorte qu'on a finalement 100 couples de réponses; on peut les présenter simplement, en donnant l'effectif des 4 couples de réponses possibles.

Résultat avec *A*	Résultat avec *B*	Nombre de malades
—	—	35
—	+	5
+	—	15
+	+	45
Total		100

Pour comparer les deux traitements, on pourrait penser à comparer les pourcentages de succès, soit :

$$\text{pour } A,\ p_A = \frac{15 + 45}{100} = 60\,\%,$$

$$\text{pour } B,\ p_B = \frac{5 + 45}{100} = 50\,\%.$$

On formerait alors l'écart-réduit :

$$\varepsilon = \frac{0{,}60 - 0{,}50}{\sqrt{\dfrac{0{,}55 \times 0{,}45}{100} + \dfrac{0{,}55 \times 0{,}45}{100}}} = 1{,}42$$

et on conclurait à une différence non significative.

Cette méthode serait correcte si l'essai avait porté, comme dans les problèmes étudiés précédemment, sur deux séries *indépendantes*, de 100 malades chacune, traitées, la première avec A, la deuxième avec B, et ayant donné 60 et 50 succès respectivement.

Mais il n'en est pas de même ici ; les traitements ont été comparés chaque fois sur le *même* malade, et il faut en tenir compte dans le test statistique.

On montre qu'il faut laisser de côté les paires de réponses concordantes, c'est-à-dire les 35 réponses $--$ et les 45 réponses $++$, qui n'apportent rien à la question de savoir quel est le meilleur traitement; considérant alors les paires de réponses divergentes, au nombre de 20, on examine si les effectifs observés de $-+$ et de $+-$, soit 5 et 15, sont compatibles avec l'hypothèse d'équivalence des deux traitements; on a donc à comparer le pourcentage observé $\frac{5}{20}\left(\text{ou } \frac{15}{20}\right)$ à $\frac{1}{2}$; ou encore, en raisonnant sur les nombres, l'effectif observé 5 (ou 15) à l'effectif théorique 10; dans cette dernière formulation, l'écart-réduit est :

$$|\varepsilon| = \frac{|5 - 10|}{\sqrt{20 \times \frac{1}{2} \times \frac{1}{2}}} = 2{,}24.$$

La supériorité de A sur B est donc significative au risque $\alpha = 3\ \%$, contrairement au résultat obtenu à tort par la première méthode.

La notion de séries appariées, examinée ici dans le cas particulier où les deux jugements portent sur le même sujet, s'étend plus généralement au cas où les sujets des deux séries se correspondent par un élément commun : par exemple souris de même portée, de même âge, de même poids, etc.

La méthode à utiliser pour comparer les pourcentages de réponses positives dans les deux séries reste la même : si a et b désignent les nombres de paires à réponses différentes, soit $-+$ et $+-$, elle conduit à comparer :

$$\frac{a}{a+b} \text{ à } \frac{1}{2}, \text{ ou } a \text{ à } \frac{a+b}{2},$$

par l'écart-réduit.

$$|\varepsilon| = \frac{\left|a - \frac{a+b}{2}\right|}{\sqrt{(a+b)\frac{1}{2} \cdot \frac{1}{2}}} = \frac{|a-b|}{\sqrt{a+b}}.$$

En résumé :

Pour comparer les pourcentages de réponses positives de deux séries appariées, on compte les nombres *a* et *b* des paires — + et + —, et on examine si *a* diffère significativement de *b* en formant l'écart-réduit :

$$\varepsilon = \frac{a - b}{\sqrt{a + b}}.$$

Si $|\varepsilon| < 1{,}96$ (pratiquement 2), les pourcentages ne diffèrent pas significativement (à 5 %).

Si $|\varepsilon| \geqslant 1{,}96$ (pratiquement 2), les pourcentages diffèrent significativement et le risque correspondant à ε, lu dans la table de l'écart-réduit, fixe le degré de signification.

N.B. — La méthode n'est applicable que si $\frac{a + b}{2} \geqslant 5$, c'est-à-dire si le nombre des paires considérées égale ou dépasse 10.

La suppression des paires — — et + +, qui a apporté au test un supplément de puissance, peut paraître étonnante. Selon en effet que ces paires sont très nombreuses, ou au contraire peu nombreuses, on doit penser que les séries sont peu différentes, ou au contraire très différentes. Comment se fait-il que cette donnée n'intervienne pas dans le test? Supposons par exemple qu'on ait traité 20 malades (au lieu de 100) et qu'on ait obtenu :

aucune paire de réponses concordantes,

5 paires —+ et 15 paires +— (comme dans le premier problème).

Le test porterait sur les mêmes chiffres que ci-dessus, et conduirait à la même conclusion (signification à 3 %), alors que les traitements paraissent davantage différents.

C'est qu'en fait la notion de « différence » entre deux séries appariées recouvre deux questions distinctes qui sont, dans notre exemple :

1) la probabilité de succès est-elle différente entre les deux traitements? c'est ce problème qui vient d'être résolu, sans faire intervenir les paires de réponses concordantes ;

2) y a-t-il une relation, pour un malade, entre le succès par le traitement *A* et le succès par le traitement *B*? Pour le voir, on compare le pourcentage de succès avec *B*, selon qu'on a échec ou succès avec *A* :

— Dans le premier exemple, le pourcentage de succès avec *B* est $\frac{5}{40} = 12{,}5\ \%$ quand *A* échoue, et $\frac{45}{60} = 75\ \%$ quand *A* réussit. Cette différence — que le calcul montre très significative — prouve qu'un malade donnant une réponse positive avec *A* a de fortes chances de donner une réponse positive avec *B*.

— Dans le deuxième exemple (20 malades donnant uniquement des paires de réponses différentes, 5 —+ et 15 +—), le pourcentage observé de succès avec *B* est 100 % si *A* échoue, et 0 % si *A* réussit. Cette fois, contrairement à l'exemple précédent, un malade donnant une réponse positive avec *A* a de très fortes chances de ne pas en donner avec *B* : c'est pour cette raison qu'on avait le sentiment d'une différence entre *A* et *B* plus grande dans le deuxième exemple que dans le premier.

En définitive :

— Dans le premier exemple, les malades ont tendance à répondre de la même manière aux deux traitements, avec un certain avantage pour *A*, qui peut être considéré comme le meilleur.

— Dans le deuxième exemple, les malades ont tendance à répondre de façon opposée aux deux traitements. Bien que *A* donne davantage de succès, il ne serait pas raisonnable de le considérer comme meilleur pour tous les malades : il est meilleur pour les uns, qui sont les plus nombreux, et moins bon pour les autres.

L'observation précédente n'est pas particulière à l'exemple choisi. Soit à comparer deux examinateurs après double correction d'un lot de copies; on ne recherchera pas seulement si l'un est plus sévère que l'autre (différence entre le pourcentage de bonnes notes) mais également si les copies jugées bonnes par l'un sont plus souvent jugées bonnes par l'autre, etc. D'une manière générale, *il est toujours recommandé, devant deux séries appariées, de tester, non seulement la différence entre les pourcentages de réponses positives, mais aussi le degré de concordance des réponses.*

Le deuxième renseignement est d'autant plus intéressant qu'il indique dans quelle mesure on a eu raison d'utiliser l'appariement pour obtenir le premier renseignement. Si en effet on préfère comparer deux traitements sur les *mêmes* malades, deux examinateurs sur les *mêmes* copies, c'est bien parce qu'on suppose implicitement une certaine concordance entre les résultats des deux traitements pour un même malade, ou entre les notes données à une même copie. Il est indiqué d'examiner dans quelle mesure cette hypothèse est vérifiée.

CHAPITRE VI

COMPARAISON D'UNE RÉPARTITION OBSERVÉE A UNE RÉPARTITION THÉORIQUE. LE TEST DE χ^2

Les chapitres précédents portaient sur des caractères qualitatifs à deux classes (mort ou vie, échec ou succès...). Nous allons considérer plus généralement, dans les chapitres suivants, les caractères qualitatifs à k classes. Les méthodes qui seront indiquées nous ramèneront, lorsque $k = 2$, à celles qui ont déjà été étudiées.

Le pari. Définition du χ^2

Soit une urne, contenant k catégories de boules de couleur différente, en proportions $p_1, p_2, ..., p_k$. Comme $(p_1 + p_2 + ... + p_k) = 1$, la composition de l'urne est parfaitement définie par $(k - 1)$ de ces proportions ; $(k - 1)$ est le nombre de *degrés de liberté* (noté en abrégé d.d.l.).

On extrait par tirage au sort, dans les conditions définies au chapitre II, un échantillon de n boules. Si la composition de cet échantillon était la même que celle de l'urne, il contiendrait $np_1, np_2, ..., np_k$ boules des k couleurs : ce sont les effectifs « calculés », qui seront notés $c_1, c_2, ..., c_k$. On observe en réalité des effectifs $o_1, o_2, ..., o_k$, différant plus ou moins des effectifs calculés. Il existe ainsi un « écart » entre la composition de l'échantillon et celle de l'urne. On se propose de préciser les fluctuations d'échantillonnage de cet écart ; en d'autres termes, si on parie que l'écart sera inférieur à une valeur donnée, on court un certain risque d'erreur qu'il s'agit d'évaluer.

Il est d'abord nécessaire de chiffrer « l'écart ». Cette opération était facile dans le cas de deux couleurs, l'écart entre les compositions de l'urne et de l'échantillon pouvant être représenté par la différence des pourcentages pour une des couleurs; dans le cas présent, il y a un écart pour chaque couleur; par exemple, au tableau 6, on a 4 écarts, de valeurs $+ 10, 0, - 12, + 2$; il s'agit de créer un indice exprimant l'ensemble de ces écarts.

TABLEAU 6. — Résultat d'un tirage de 200 boules dans une urne à 4 couleurs.

Couleur	Rouge	Vert	Blanc	Noir	Total
Proportion dans l'urne	30 %	20 %	40 %	10 %	100 %
Effectif calculé c_i ...	60	40	80	20	200
Effectif observé o_i ...	70	40	68	22	200
Écart $(o_i - c_i)$	+ 10	0	— 12	+ 2	0

On ne saurait utiliser comme indice, ni la somme (ou la moyenne) des écarts, qui est évidemment nulle, ni la somme de leurs valeurs absolues, qui ne se prête pas commodément à des calculs de probabilité; la somme des carrés des écarts évite les inconvénients ci-dessus; c'est cependant un indice encore imparfait, car il donne le même poids à tous les écarts, qu'ils se rapportent à de petits ou à de grands effectifs calculés.

En fait, pour qu'un indice convienne, l'essentiel est que ses fluctuations d'échantillonnage, dans l'hypothèse nulle, puissent être connues et exprimées d'une manière simple. Ces considérations ont conduit à adopter l'indice suivant, dû à Pearson :

$$\chi^2 = \frac{(o_1 - c_1)^2}{c_1} + \frac{(o_2 - c_2)^2}{c_2} + ... + \frac{(o_k - c_k)^2}{c_k} = \sum \frac{(o_i - c_i)^2}{c_i}$$

Dans l'exemple choisi,

$$\chi^2 = \frac{10^2}{60} + \frac{0^2}{40} + \frac{(-12)^2}{80} + \frac{2^2}{20} = 3,67.$$

Tables du χ^2.

L'avantage principal de cet indice est que sa loi de probabilité se présente sous une forme particulièrement accessible, *car elle ne dépend pas de la composition de l'urne, mais seulement du nombre des couleurs*; en fait, l'entrée de la table est, non le nombre k des couleurs, mais le nombre de degrés de liberté, soit ici $(k - 1)$. La table est présentée en fin de ce livre (table 3); pour 4 couleurs (ligne d.d.l. = 3), on voit que χ^2 a :

90 chances sur 100 d'égaler ou de dépasser 0,584

50 chances sur 100 d'égaler ou de dépasser 2,366 etc...

Si nous consentons un risque d'erreur de 5 % par exemple, nous parions que χ^2 sera inférieur à 7,815.

Conditions d'utilisation de la table

Notons d'abord que le χ^2 s'applique aux *effectifs* des diverses catégories, et jamais aux pourcentages.

La table ne peut être utilisée que si tous les effectifs *calculés* sont suffisamment grands : il faut qu'ils atteignent ou dépassent 5.

Si par exemple, dans l'urne définie ci-dessus, on extrait $n = 20$ boules, les effectifs calculés sont 6, 4, 8 et 2; le deuxième et le quatrième sont trop faibles, on ne peut utiliser la table de χ^2. Il reste toutefois possible, si on consent à grouper les boules vertes et noires en une catégorie unique, de faire des paris sur la composition de l'échantillon en fonction des trois catégories restantes « rouge », « blanc » et « vert ou noir »; on utilisera alors la table de χ^2 pour d.d.l. = 2, et on pariera par exemple, avec 5 chances sur 100 d'erreur, que χ^2 ne dépassera pas 5,991.

Comparaison d'une répartition observée à une répartition théorique

On a croisé deux races de plantes, différant par deux caractères *A* et *B*. La première génération est homogène, la deuxième génération fait apparaître 4 types de plantes, dont le phénotype est noté *AB*, *Ab*, *aB*, *ab*. Si les caractères se transmettent selon les lois de Mendel, les proportions théoriques des 4 phénotypes sont 9/16, 3/16, 3/16 et 1/16.

Le tableau 7 indique les résultats observés dans une expérience portant sur 160 plantes; il s'agit, au vu de ces résultats, de dire si les lois de Mendel paraissent applicables.

TABLEAU 7

Phénotype	AB	Ab	aB	ab	Total
Proportion théorique........	9/16	3/16	3/16	1/16	1
Effectif calculé	90	30	30	10	160
Effectif observé.............	100	18	24	18	160

En termes d'urne, on se demande s'il est plausible que l'échantillon (100, 18, 24, 18) provienne d'une urne à 4 couleurs de composition (9/16, 3/16, 3/16, 1/16).

Si l'échantillon provient de l'urne, nous pouvons admettre, avec le risque d'erreur $\alpha = 5\,\%$, que χ^2 doit rester inférieur à la limite correspondante fixée par la table pour d.d.l. = 3, soit 7,815.

Or on a ici :

$$\chi^2 = \frac{10^2}{90} + \frac{(-12)^2}{30} + \frac{(-6)^2}{30} + \frac{8^2}{10} = 13{,}51$$

Nous déclarons donc que l'échantillon ne provient pas de l'urne, c'est-à-dire que les caractères étudiés ne vérifient pas les lois de Mendel.

Toutes les considérations développées sur les tests, aux chapitres III et V, notamment sur les risques de première et de deuxième espèces, peuvent être répétées ici.

On dit que la répartition observée diffère significativement de la répartition théorique. On précisera le degré de signification en cherchant dans la table de χ^2 la probabilité correspondant à 13,51 : celle-ci est comprise entre 0,01 et 0,001. Ainsi la différence est significative à moins de 1 %, ce qui veut dire que si les lois de Mendel étaient applicables aux caractères étudiés, on aurait moins de 1 chance sur 100 d'obtenir un écart égal ou supérieur à celui qui a été observé. En résumé :

Pour comparer la répartition observée à la répartition théorique d'un caractère qualitatif à k classes, on forme $\chi^2 = \sum \frac{(o_i - c_i)^2}{c_i}$, et on cherche la probabilité correspondante α dans la table de χ^2 pour le nombre de degrés de liberté d.d.l. = k — 1.

Si $\alpha > 5$ %, la différence n'est pas significative.

Si $\alpha \leqslant 5$ %, la différence est significative et α mesure son degré de signification.

N.B. — La méthode n'est valable que si tous les effectifs calculés égalent ou dépassent 5

Influence de la dimension de l'échantillon

Si une expérience, portant sur 2 fois moins de plantes, soit 80, avait donné des effectifs observés 2 fois moindres, soit 50, 9, 12 et 9 — c'est-à-dire *les mêmes proportions* — on aurait

$$\chi^2 = \frac{5^2}{45} + \frac{(-6)^2}{15} + \frac{(-3)^2}{15} + \frac{4^2}{5} = 6{,}75$$

valeur 2 fois plus faible, et inférieure cette fois au seuil 7,815; la différence ne serait pas significative.

On peut donc répéter ici tout ce qui a été dit au chapitre III sur l'influence de la dimension de l'échantillon.

Comparaison d'un pourcentage observé à un pourcentage théorique

Une race de souris présente des tumeurs spontanées avec un taux parfaitement connu, soit $p = 20\ \%$. Dans une expérience portant sur 100 souris, soumises à un certain traitement, on observe 34 cancers, soit $p_o = 34\ \%$. On demande si la différence entre p_o et p est significative.

Le tableau 8 indique les effectifs de la série observée et de la série théorique. On a

$$\chi^2 = \frac{(14)^2}{20} + \frac{(-14)^2}{80} = 12{,}25$$

En consultant la table de χ^2 à la ligne d.d.l. = 1, on voit que la différence est significative à moins de 1 ‰.

TABLEAU 8

Résultat	Cancer	Pas de cancer	Total
Proportion théorique	20 %	80 %	100 %
Effectif calculé	20	80	100
Effectif observé	34	66	100

Ce problème avait déjà été traité chap. III, p. 40; la solution avait alors été basée sur l'écart réduit

$$\varepsilon = \frac{0{,}34 - 0{,}20}{\sqrt{\dfrac{0{,}20 \times 0{,}80}{100}}} = 3{,}50$$

En consultant la table 1, on avait également conclu que la différence était significative à moins de 1 pour 1 000.

Ces deux méthodes sont absolument superposables. En effet :

a) La valeur trouvée pour le χ^2 — soit 12,25 — est ici le carré de la valeur 3,5 trouvée pour l'écart-réduit. On peut démontrer qu'il en est ainsi d'une manière générale.

Soient o_1 et o_2 les effectifs observés ($o_1 + o_2 = n$); les effectifs calculés sont np et nq ; on a : $\chi^2 = \dfrac{(o_1 - np)^2}{np} + \dfrac{(o_2 - nq)^2}{nq}$.

En remplaçant o_2 par $(n - o_1)$, l'expression $(o_2 - nq)$ devient :

$$n - o_1 - nq = n(1 - q) - o_1 = np - o_1; \text{ d'où}$$

$$\chi^2 = \frac{(o_1 - np)^2}{np} + \frac{(o_1 - np)^2}{nq} \quad \text{ou encore} \quad \frac{(o_1 - np)^2}{n}\left(\frac{1}{p} + \frac{1}{q}\right);$$

la quantité entre parenthèses vaut $\dfrac{q + p}{pq} = \dfrac{1}{pq}$.

de sorte que le χ^2 s'écrit finalement $\dfrac{(o_1 - np)^2}{npq}$.

qui est bien le carré de l'écart-réduit lorsqu'on raisonne sur les effectifs au lieu des pourcentages.

b) La valeur lue dans la table de χ^2, dans la ligne d.d.l. $= 1$, pour le risque 1 pour 1 000 — soit 10,827 — n'est autre que le carré de l'écart-réduit 3,29053 lu dans la table de l'écart-réduit pour le même risque; il en est de même pour chaque risque, et on vérifiera par exemple que pour $\alpha = 5\ \%$, la valeur de χ^2, soit 3,841 est bien le carré de 1,960.

Ainsi dispose-t-on finalement, avec l'écart-réduit et le χ^2, de deux tests parfaitement équivalents quant au résultat, mais différant par le procédé de calcul. Lequel convient-il d'utiliser?

On a pu constater que le χ^2 est d'un calcul plus aisé. La méthode a en outre l'avantage de faire calculer les effectifs théoriques np et nq, qu'il est utile de connaître, même lorsqu'on utilise l'écart-réduit, pour vérifier qu'ils égalent ou dépassent 5. La méthode du χ^2 est donc préférable, et *c'est elle qu'il faudra toujours utiliser.* (L'écart-réduit n'a été introduit dans ce livre que pour des raisons didactiques, à seule fin d'exposer la notion de test sur cet indice plus concret que n'est le χ^2.)

Le seul inconvénient est que la table de χ^2 est moins détaillée que la table de l'écart-réduit; on y remédiera facilement, en cas de nécessité, en calculant finalement l'écart-réduit par la racine carrée de χ^2.

Supposons ainsi que dans l'exemple envisagé on ait observé 40 cancers, on aurait

$$\chi^2 = \frac{(20)^2}{20} + \frac{(-20)^2}{80} = 25$$

La table de χ^2 pour d.d.l. $= 1$ s'arrête à 10,827 pour $\alpha = 0{,}001$; ainsi on sait déjà que la différence est significative à moins de 1 pour 1 000; mais on peut faire mieux en se souvenant que l'écart-réduit est la racine de χ^2, soit ici 5; la table 1 indique alors que le degré de signification est $\alpha < 0{,}000\,001$.

Naturellement le calcul de $\sqrt{\chi^2}$ et le recours à la table de l'écart-réduit ne sont possibles que dans le cas particulier qui vient d'être étudié du caractère qualitatif à deux classes, c'est-à-dire lorsque d.d.l. $= 1$.

Autre exemple

Reprenons l'exemple traité au chapitre III : une maladie a frappé 8 filles et 2 garçons; on demande si la proportion diffère significativement de $\frac{1}{2}$.

$$\text{On a } \chi^2 = \frac{3^2}{5} + \frac{(-3)^2}{5} = 3{,}6.$$

Cette valeur étant inférieure à la limite 3,841 donnée par la table pour d.d.l. = 1, la différence n'est pas significative. C'est bien le résultat qui avait été trouvé, en se basant sur l'écart-réduit 1,9 (qui est bien la racine carrée de 3,6).

Exemple des séries appariées

On a montré au chapitre V que la comparaison de deux séries appariées revient à comparer une certaine proportion observée à $\frac{1}{2}$; on peut donc utiliser le χ^2 à 1 d.d.l. Si a et b désignent les nombres de paires $-+$ et $+-$, on doit comparer ces effectifs observés aux effectifs théoriques pour l'hypothèse $p = \frac{1}{2}$, soit $\frac{a+b}{2}$ et $\frac{a+b}{2}$.

On a donc :

$$\chi^2 = \frac{\left(a - \frac{a+b}{2}\right)^2}{\frac{a+b}{2}} + \frac{\left(b - \frac{a+b}{2}\right)^2}{\frac{a+b}{2}} = \frac{(a-b)^2}{a+b}.$$

On retrouve bien le carré de l'écart-réduit calculé page 63.

Chapitre VII

LE TEST DE χ^2 ET LA COMPARAISON DE PLUSIEURS RÉPARTITIONS OBSERVÉES

PROBLÈME GÉNÉRAL DE LA LIAISON ENTRE DEUX CARACTÈRES QUALITATIFS

A. — ÉTUDE PRÉALABLE : LES FLUCTUATIONS D'ÉCHANTILLONNAGE D'UNE SOMME DE χ^2

Reprenons l'urne à 4 couleurs, et extrayons 2 échantillons par les méthodes habituelles de tirage au sort; on obtient ainsi deux χ^2, soit χ_1^2 et χ_2^2, ayant chacun 3 degrés de liberté. On montre que la somme $(\chi_1^2 + \chi_2^2)$ suit la loi de probabilité de χ^2 avec $3 + 3 = 6$ degrés de liberté, c'est-à-dire qu'elle a par exemple (voir table du χ^2, ligne d.d.l. = 6) :

5 chances sur 100 de dépasser 12,592

1 chance sur 100 de dépasser 16,812, etc...

D'une manière générale, lorsqu'on extrait plusieurs échantillons d'une urne à k couleurs, on montre que *la somme des χ^2 suit la loi du χ^2 pour la somme des degrés de liberté.*

Cette propriété — qui a de nombreuses applications en statistique — nous offre dès maintenant le moyen de répondre à la question suivante : peut-on juger, par un test unique, si un ensemble d'échantillons peut raisonnablement provenir d'une même urne, de composition connue? Il suffit en effet de former la somme des χ^2 et de voir si elle dépasse la valeur indiquée par la table, pour la somme des degrés de liberté et le risque consenti. C'est ce test qui va être utilisé, avec quelques modifications, pour la comparaison de plusieurs répartitions observées.

B. — COMPARAISON DE PLUSIEURS RÉPARTITIONS OBSERVÉES

Soit deux échantillons, comprenant des boules de trois couleurs, selon la répartition ci-dessous :

	Bleu	Blanc	Rouge	Total
Premier échantillon	10	40	50	100
Deuxième échantillon	75	105	220	400
Total	85	145	270	500

Peut-on juger si ces deux échantillons ont été prélevés dans une même urne?

a) Remarquons d'abord que la composition d'une telle urne commune n'est pas connue; on peut l'estimer « au mieux » en tenant compte des deux échantillons, par les proportions ci-dessous :

Bleu	Blanc	Rouge	Total
$p_1 = \frac{85}{500}$	$p_2 = \frac{145}{500}$	$p_3 = \frac{270}{500}$	100 %

Au problème posé, nous substituerons momentanément le suivant : peut-on juger si les deux échantillons ont été prélevés dans la même urne, définie par la composition théorique p_1, p_2, p_3?

b) Si les deux échantillons proviennent de cette même urne, leur composition ne doit alors pas beaucoup s'écarter de celle de l'urne, et on peut assigner, avec un risque connu, des limites à la somme des deux χ^2, qui peut être adoptée pour juger l'ensemble des deux écarts.

Pour le premier échantillon, les effectifs calculés sont :

bleus : $\frac{85}{500} \times 100 = 17$ blanc : $\frac{145}{500} \times 100 = 29$ rouge : $\frac{270}{500} \times 100 = 54$

D'où le χ^2 correspondant :

$$\chi_1^2 = \frac{(10 - 17)^2}{17} + \frac{(40 - 29)^2}{29} + \frac{(50 - 54)^2}{54} = 7{,}35$$

On a de même, pour le deuxième échantillon, les effectifs calculés :

bleu : $\frac{85}{500} \times 400 = 68$ blanc : $\frac{145}{500} \times 400 = 116$ rouge : $\frac{270}{500} \times 400 = 216$

et

$$\chi_2^2 = \frac{(75 - 68)^2}{68} + \frac{(105 - 116)^2}{116} + \frac{(220 - 216)^2}{216} = 1{,}84$$

Finalement la somme des χ^2 vaut $\chi_1^2 + \chi_2^2 = 7{,}35 + 1{,}84 = 9{,}19$.

c) Pour savoir si cette valeur est acceptable, on doit regarder dans la table de χ^2 avec un nombre de degrés de liberté qui, si on se réfère à l'étude préalable (*A*), devrait être $2 + 2 = 4$. Cependant le problème actuel diffère de l'étude préalable : les proportions p_1, p_2, p_3, ne sont pas ici *définies a priori* comme on l'avait supposé momentanément, elles ont été calculées *à partir des données observées*; cette façon de faire tend à diminuer l'écart entre effectifs calculés et observés, donc à conduire à un χ^2 trop faible. On montre que ce défaut doit être compensé en entrant dans la table de χ^2 avec un nombre de degrés de liberté plus petit qui, si l et c sont les nombres de lignes et de colonnes du tableau des données initiales, est :

$$\text{d.d.l.} = (l - 1)(c - 1)$$

soit ici, pour 2 échantillons ($l = 2$) et 3 couleurs ($c = 3$) d.d.l. = 2.

Dans notre exemple, la valeur lue sur la table, ligne d.d.l. = 2, pour le risque $\alpha = 5\ \%$, est $\chi^2 = 5{,}991$. C'est dire que, si notre hypothèse de la même urne était vraie, on pourrait admettre, avec le risque $\alpha = 5$ chances sur 100, que la somme des χ^2 ne devrait pas dépasser 5,991. Ayant trouvé la valeur 9,19 nous rejetons cette hypothèse.

Nous dirons que les deux répartitions observées diffèrent significativement.

Il en serait encore de même si nous avions adopté un seuil un peu inférieur à 5 %; on voit sur la table de χ^2, pour d.d.l. = 2, que le risque correspondant à 9,19 est compris entre 2 % et 1 %. L'hypothèse peut donc encore être rejetée quand on adopte le risque 2 %; les deux répartitions observées diffèrent significativement au risque $\alpha = 2\ \%$.

d) Récapitulons, sous une forme générale, la démarche suivie.

Les données initiales étaient groupées dans un tableau de l lignes et c colonnes, qu'on appelle *tableau de contingence*.

Nous avons été amenés à calculer, pour toutes les cases de ce tableau, des *effectifs théoriques*. Les calculs faits pour la première ligne, tels que

$$\frac{85}{500} \times 100, \qquad \frac{145}{500} \times 100, \qquad \text{etc...}$$

ainsi que pour la seconde ligne, font apparaître un résultat simple : l'effectif calculé d'une case est le produit du total de sa ligne par le total de sa colonne, divisé par le total général.

Nous avons ensuite ajouté les expressions $\frac{(o - c)^2}{c}$, d'abord dans la première ligne (χ_1^2), puis dans la seconde (χ_2^2), et ajouté ces deux totaux. En fait, l'individualité de ces deux χ^2, si elle a servi pour l'exposé du test, devient une notion inutile à conserver : il suffit de dire que nous avons ajouté les expressions $\frac{(o - c)^2}{c}$ de toutes les cases du tableau, et formé ainsi :

$$\chi^2 = \sum \frac{(o - c)^2}{c} \text{ pour l'ensemble des cases,}$$

le terme χ^2 utilisé ici étant justifié puisque cette expression suit la loi de fluctuation d'échantillonnage du χ^2.

Enfin nous avons cherché la probabilité correspondant à ce χ^2 dans la table du χ^2 pour d.d.l. $= (l - 1)(c - 1)$.

Le nombre de degrés de liberté est le nombre minimum de cases du tableau dont il faut connaître l'effectif pour déterminer l'ensemble du tableau, lorsque les totaux de lignes et de colonnes sont donnés. Dans l'exemple précédent, si on connaît les effectifs de 2 cases, telles que les deux premières cases de la première ligne, on peut en déduire celle de la troisième par différence avec le total de la première ligne; on remplira ensuite les cases de la deuxième ligne par différence avec les totaux de colonne. On peut voir facilement que le minimum de données nécessaires est d'une manière générale $(l - 1)(c - 1)$.

Exemple

On se propose de comparer les réactions produites par 2 vaccins B.C.G. désignés par A et B. Un groupe de 348 enfants a été divisé par tirage au sort en 2 séries qui ont été vaccinées, l'une par A, l'autre par B. La réaction a été lue ensuite par une personne ignorant le vaccin utilisé. Les résultats figurent au tableau 9.

Le problème revient à savoir si les répartitions observées avec A et B diffèrent significativement. En termes d'urnes, on se demande si on peut raisonnablement considérer qu'il s'agit de deux échantillons provenant d'une même urne à 4 couleurs. La solution est donc fournie par le test précédent.

TABLEAU 9

(Les nombres entre parenthèses représentent les effectifs théoriques)

Vaccin	Réaction légère	Réaction moyenne	Ulcération	Abcès	Total
A	12 (20,9)	156 (148,0)	8 (7,1)	1 (1,0)	177
B	29 (20,1)	135 (143,0)	6 (6,9)	1 (1,0)	171
Total ..	41	291	14	2	348

Les effectifs calculés ont été déterminés par la formule générale : total de la ligne multiplié par total de la colonne et divisé par le total général. Ceux de la première ligne sont :

$$\frac{177 \times 41}{348}, \quad \frac{177 \times 291}{348}, \quad \text{etc...}$$

Ces effectifs figurent au tableau 9 dans les parenthèses; on notera qu'ils ne sont pas nécessairement entiers. D'après la formule même qui les détermine, on vérifie qu'ils ont pour somme, dans chaque colonne, le total de la colonne, et dans chaque ligne le total de la ligne. Ceci peut être utilisé pour simplifier le calcul, ou mieux comme vérification.

On voit que les effectifs *calculés* sont, dans la colonne « abcès », inférieurs à 5, ce qui interdit l'usage du test de χ^2. On peut toutefois remédier à cet état de choses en opérant le groupement logique des classes « ulcérations » et « abcès ». On vérifiera facilement que, dans la classe ainsi formée « ulcération ou abcès », les effectifs théoriques, calculés d'après la formule générale, ne sont autres que la somme des effectifs théoriques des classes « ulcération » et « abcès », c'est-à-dire :

— pour le vaccin *A* : $7{,}1 + 1{,}0 = 8{,}1$

— pour le vaccin *B* : $6{,}9 + 1{,}0 = 7{,}9$

La valeur de χ^2 est finalement :

$$\chi^2 = \frac{(8{,}9)^2}{20{,}9} + \frac{(8)^2}{148} + \frac{(0{,}9)^2}{8{,}1} + \frac{(8{,}9)^2}{20{,}1} + \frac{(8)^2}{143} + \frac{(0{,}9)^2}{7{,}9} = 8{,}81$$

Le tableau de contingence, après le groupement effectué des 2 dernières classes, comporte 2 lignes et 3 colonnes, le nombre de degrés de liberté est donc d.d.l. = (2 — 1) (3 — 1) = 2. La valeur de χ^2 lue dans la table pour d.d.l. = 2 et α = 5 % est 5,991. Le χ^2 trouvé dépassant le seuil, les deux séries *A* et *B* diffèrent significativement. Le degré de signification est fixé par le risque correspondant à 8,81 : il est compris entre 2 % et 1 %.

On peut préciser le sens de la différence observée : la série *A* comporte, par rapport aux effectifs calculés, trop peu de réactions légères, trop de réactions moyennes ou fortes; l'inverse a lieu naturellement pour la série *B*. La réaction est donc plus forte pour l'échantillon *A* que pour l'échantillon *B*.

Comme les échantillons sont comparables, tant par leur constitution (obtenue par tirage au sort) que par la lecture de la réaction (effectuée par une personne ignorant le vaccin reçu par l'enfant), la différence observée est bien due à la différence des vaccins. Le vaccin *A* entraîne donc une réaction plus forte que le vaccin *B*.

Le test d'indépendance

Le tableau 10 indique le résultat de l'examen de 124 sujets, classés d'après la couleur de leurs yeux et la couleur de leurs cheveux. On demande s'il existe une liaison entre ces deux caractères.

TABLEAU 10

Couleur des yeux \ Couleur des cheveux	Blonds	Bruns	Noirs	Roux	Total
Bleus	25	9	3	7	44
Gris ou verts	13	17	10	7	47
Marrons	7	13	8	5	33
Total	45	39	21	19	124

Considérons les trois échantillons de sujets « yeux bleus », « yeux gris ou verts », et « yeux marrons ». Il s'agit de savoir s'ils proviennent de catégories où la répartition des couleurs de cheveux est la même. Posé en ces termes, le problème est le même que ci-dessus, avec trois échantillons au lieu de deux. Selon la méthode générale :

— on calcule d'abord les effectifs théoriques; celui qui correspond aux cheveux noirs et aux yeux marrons par exemple étant $\frac{33 \times 21}{124}$;

— on calcule ensuite l'expression $\frac{(o - c)^2}{c}$ dans chaque case, et on additionne ces douze expressions, ce qui donne ici $\chi^2 = 15{,}0$;

— on examine ensuite la table de χ^2 pour d.d.l. $= (3 - 1)(4 - 1) = 6$. On voit que la valeur trouvée 15,0 correspond pratiquement au risque 2 %. Les trois répartitions observées diffèrent donc entre elles significativement, au risque $\alpha = 2\ \%$;

— il faut maintenant remarquer que nous aurions pu aborder le problème posé par l'autre voie, en nous demandant si les 4 échantillons, fixés par la couleur des cheveux, peuvent raisonnablement provenir de catégories ayant la même répartition pour la couleur des yeux. Quelle serait la réponse à cette question? On aperçoit immédiatement que le test effectué ci-dessus est parfaitement symétrique par rapport aux deux caractères étudiés : ceux-ci jouent le même rôle dans les formules des effectifs théoriques, dans l'addition des termes $\frac{(o - c)^2}{c}$ de toutes les cases, dans l'expression $(l - 1)(c - 1)$ du nombre de degrés de liberté. Ainsi la réponse aurait été la même, c'est-à-dire qu'il est équivalent de rechercher si la couleur des cheveux est indépendante de la couleur des yeux, ou l'inverse; le test effectué est un *test d'indépendance entre deux caractères jouant un rôle symétrique.*

L'exemple donné plus haut pour les deux vaccins B.C.G. ne présente pas le même caractère de symétrie : on peut se demander si la réaction dépend du vaccin, tandis que la question inverse n'a guère de sens. Il s'agit bien encore d'un test d'indépendance, mais concevable dans un seul sens. On dit parfois également que c'est un test d'*homogénéité*, puisqu'on examine si l'ensemble des réponses constitue une population unique, ou au contraire deux populations différentes, selon qu'on a utilisé le vaccin A ou le vaccin B. Nous préférons utiliser l'expression test d'indépendance, qui recouvre ainsi tous les problèmes examinés dans ce chapitre, visant à savoir s'il existe entre deux caractères qualitatifs une liaison, définie dans un seul sens ou dans les deux.

Les considérations précédentes peuvent alors être ainsi résumées :

Pour éprouver l'indépendance de deux variables qualitatives, à partir du tableau de contingence à l lignes et c colonnes, on détermine d'abord pour chaque case l'effectif calculé dans l'hypothèse d'indépendance, qui est le produit du total de sa ligne par le total de sa colonne, divisé par le total général. On forme ensuite

$$\chi^2 = \sum \frac{(o - c)^2}{c}$$

pour l'ensemble des cases, et on cherche le risque correspondant donné par la table pour le nombre de degrés de liberté

$$\text{d.d.l.} = (l - 1)(c - 1).$$

Si ce risque est supérieur à 5 %, la liaison n'est pas significative (à 5 %); s'il est inférieur ou égal à 5 %, la liaison est significative, et le risque mesure son degré de signification.

N. B. — **La méthode n'est valable que si tous les effectifs calculés égalent ou dépassent 5.**

On notera qu'un χ^2 très élevé permet de rejeter avec une grande sécurité l'hypothèse d'indépendance, mais ne prouve pas que la liaison soit très forte, car lorsqu'il existe une liaison la valeur de χ^2 augmente avec l'effectif de l'échantillon. Le χ^2 ne mesure pas l'intensité de la liaison, intensité qu'il est d'ailleurs difficile de définir.

Autre exemple

Le tableau 11 donne le classement de 200 naissances en fonction de la parité et du poids du nouveau-né. On demande s'il existe une relation entre ces 2 variables.

TABLEAU 11

Poids	Primipares	Multipares	Total
< 3 kg	26 (21,85)	20 (24,15)	46
Entre 3 et 4 kg	61 (58,90)	63 (65,10)	124
> 4 kg	8 (14,25)	22 (15,75)	30
Total	95	105	200

On a :

$$\chi^2 = \frac{(4{,}15)^2}{21{,}85} + \frac{(4{,}15)^2}{24{,}15} + \frac{(2{,}10)^2}{58{,}90} + \frac{(2{,}10)^2}{65{,}10} + \frac{(6{,}25)^2}{14{,}25} + \frac{(6{,}25)^2}{15{,}75} = 6{,}86.$$

Cette valeur dépasse le seuil donné par la table pour d.d.l. = 2 et $\alpha = 5\,\%$, qui est 5,991. La différence est donc significative (avec un risque compris entre 5 % et 2 %); son sens est le suivant : le poids est plus élevé pour les multipares.

C. — UN CAS PARTICULIER IMPORTANT : LE TABLEAU 2 × 2 (COMPARAISON DE DEUX POURCENTAGES)

Exemple

Le tableau 12 donne le classement des 200 naissances précédentes avec seulement 2 classes pour le poids : les légers (< 3 kg) et les lourds (⩾ 3 kg).

On trouve :

$$\chi^2 = \frac{(4{,}15)^2}{21{,}85} + \frac{(4{,}15)^2}{24{,}15} + \frac{(4{,}15)^2}{73{,}15} + \frac{(4{,}15)^2}{80{,}85} = 1{,}95.$$

Cette valeur est très inférieure au seuil donné par la table pour d.d.l. = 1 et $\alpha = 5\,\%$, qui est 3,84. La relation entre poids et parité n'est donc pas significative.

TABLEAU 12

Poids	Primipares	Multipares	Total
< 3 kg.	26 (21,85)	20 (24,15)	46
⩾ 3 kg.	69 (73,15)	85 (80,85)	154
Total	95	105	200

Le résultat ainsi trouvé semble contredire celui de l'exemple précédent; en réalité il ne fait qu'illustrer l'aspect provisoire d'une absence de signification, qui peut être due, soit au petit nombre de sujets comme nous l'avons plusieurs fois indiqué, soit d'une manière générale à un défaut de puissance du test; en nous contentant ici de classer les poids en 2 catégories, nous perdons une grande quantité d'information, et rendons le test peu puissant; ainsi nous échappe une relation, qui apparaît au contraire dès qu'on classe les poids d'une manière un peu plus fine.

Comparaison de deux pourcentages

Le problème précédent n'est autre que la comparaison de 2 pourcentages. Il s'agit en effet de savoir s'il existe une différence significative entre les pourcentages de nouveau-nés «lourds» chez les primipares et les multipares, soit :

$$p_A = \frac{69}{95} = 72{,}63\ \% \qquad \text{et} \qquad p_B = \frac{85}{105} = 80{,}95\ \%.$$

On peut donc utiliser la méthode indiquée au chapitre V : on évalue d'abord le pourcentage de « lourds » dans l'hypothèse où il serait le même chez les primipares et les multipares, par

$$p = \frac{154}{200} = 77\ \%, \quad \text{d'où } q = 23\ \%.$$

On forme ensuite l'écart-réduit :

$$|\,\varepsilon\,| = \frac{|\,0{,}7263 - 0{,}8095\,|}{\sqrt{\dfrac{0{,}77 \times 0{,}23}{95} + \dfrac{0{,}77 \times 0{,}23}{105}}} = 1{,}40.$$

L'écart-réduit étant inférieur à 1,96 la différence n'est pas significative.

Les deux méthodes conduisent ici au même résultat : en effet on compare dans un cas l'écart-réduit 1,40 à 1,96 et dans l'autre un χ^2 de 1,95 (qui est le carré de 1,40) à 3,84 (qui est le carré de 1,96). Il en est ainsi d'une manière générale, car :

a) on montre que le χ^2 correspondant à un tableau 2×2 est égal au carré de la différence réduite entre les pourcentages des 2 colonnes (ou des 2 lignes);

b) les valeurs données par la table du χ^2 par d.d.l. $= 1$ sont, comme nous l'avons indiqué au chapitre précédent, les carrés des valeurs figurant dans la table de l'écart-réduit pour les mêmes risques.

Ainsi dispose-t-on finalement, pour comparer deux pourcentages, de deux méthodes parfaitement équivalentes quant au résultat, mais différant par le procédé de calcul. Laquelle convient-il d'utiliser?

Il est clair que le calcul du χ^2 est beaucoup plus aisé. Si on examine en effet le tableau 12, on remarque une facilité particulière au tableau 2×2 : c'est qu'une fois calculé le premier effectif théorique par la méthode générale $\left(\text{soit par exemple dans la première case } \dfrac{46 \times 95}{200} = 21{,}85\right)$, les autres s'en déduisent immédiatement puisque la somme des effectifs théoriques d'une ligne ou d'une colonne égale le total observé de la ligne ou de la colonne : ce sont donc $(46 - 21{,}85 = 24{,}15)$, $(95 - 21{,}85 = 73{,}15)$ et $(154 - 73{,}15 = 80{,}85)$. Le calcul du χ^2 est ensuite simplifié par le fait que les 4 différences $(o - c)$ ont la même valeur absolue.

Enfin la méthode du χ^2 a l'avantage de faire calculer les effectifs théoriques des 4 cases, qu'il est utile de connaître, même si on utilise l'écart-réduit, pour vérifier qu'ils égalent ou dépassent 5.

La méthode du χ^2 présente en contrepartie deux inconvénients mineurs : le premier est son aspect moins concret, on ne voit pas apparaître les 2 pourcentages qu'il s'agit de comparer; on remédiera à cet inconvénient en les faisant de toute manière figurer dans la présentation des résultats; le second est que la table de χ^2 est moins détaillée que la table de l'écart-réduit; on y remédiera facilement si nécessaire, en se souvenant que, *dans ce cas particulier où d.d.l. = 1*, la racine carrée de χ^2 est un écart-réduit : dans notre exemple, avec $\chi^2 = 1{,}95$ on peut seulement dire, d'après la table de χ^2, que le risque est compris entre 0,10 et 0,20, mais il suffit de calculer $\sqrt{\chi^2} = 1{,}40$ pour pouvoir, d'après la table de l'écart-réduit, préciser que $\alpha = 0{,}16$. En définitive *c'est la méthode du* χ^2 *qu'il faudra toujours utiliser*. (Ici encore, comme dans la comparaison d'un pourcentage observé à un pourcentage théorique, l'écart-réduit n'a été introduit que pour des raisons didactiques).

En résumé :

La comparaison de deux pourcentages peut être effectuée par le test du χ^2 à partir du tableau de contingence 2 × 2. On calcule d'abord un des effectifs théoriques par la méthode habituelle (total de ligne multiplié par total de colonne, divisé par total général), les 3 autres s'en déduisent par différence à partir des totaux de lignes et de colonnes. On forme ensuite

$$\chi^2 = \sum \frac{(o - c)^2}{c}$$

pour l'ensemble des 4 cases.

Si $\chi^2 < 3{,}84$ (pratiquement 4), la différence n'est pas significative (à 5 %).

Si $\chi^2 \geqslant 3{,}84$ (pratiquement 4), la différence est significative et le degré de signification est fixé par le risque lu dans la table de χ^2 pour 1 degré de liberté ; pour plus de précision, on peut chercher dans la table de l'écart-réduit le risque correspondant à l'écart-réduit $\sqrt{\chi^2}$.

N.B. — **La méthode n'est valable que si les effectifs calculés égalent ou dépassent 5**

Comparaison de pourcentages sur de très grands échantillons

Le calcul du χ^2 est alors plus simple.

a) *Échantillons de même effectif.* Supposons qu'on ait rencontré en France 20 cas d'une maladie donnée en 1960, et 30 cas en 1961. Les résultats sont consignés au tableau 13, où N est l'effectif de la population totale du pays(*). On a :

$$\chi^2 = \frac{(5)^2}{25} + \frac{(5)^2}{25} + \frac{(5)^2}{N - 25} + \frac{(5)^2}{N - 25}.$$

(*) Même la population totale d'un pays doit être considérée comme un échantillon parmi les réalisations possibles pour une probabilité donnée. Une telle façon de voir les choses a déjà été exposée à propos de la précision d'un pourcentage (p. 52).

Les 2 derniers termes étant négligeables, il reste

$$\chi^2 = \frac{(5)^2 \times 2}{25} = 2.$$

La différence n'est donc pas significative.

D'une manière générale, si n_A et n_B désignent les nombres de cas rencontrés, *à condition que ceux-ci soient faibles par rapport à N*, la formule est :

$$\chi^2 = \frac{\left(n_A - \frac{n_A + n_B}{2}\right)^2}{\frac{n_A + n_B}{2}} + \frac{\left(n_B - \frac{n_A + n_B}{2}\right)^2}{\frac{n_A + n_B}{2}} = \frac{(n_A - n_B)^2}{n_A + n_B}$$

Non seulement la formule est simple, mais en outre elle ne fait pas intervenir N, dont la connaissance n'est donc pas nécessaire.

TABLEAU 13

(Les quantités entre parenthèses représentent les effectifs calculés)

	Année 1960		Année 1961		
Malades	20	(25)	30	(25)	50
Non malades .	$N - 20$	$(N - 25)$	$N - 30$	$(N - 25)$	$2N - 50$
Total	N		N		$2N$

b) Échantillons d'effectif différent. Dans les mêmes conditions que précédemment, si les effectifs des populations sont N_A et $N_B = kN_A$, on verra facilement que

$$\chi^2 = \frac{(n_B - kn_A)^2}{k(n_A + n_B)}$$

Comparaison de plusieurs pourcentages

La comparaison entre eux d'un ensemble de K pourcentages, pour $K > 2$, ne peut plus être abordée par la méthode de l'écart-réduit. On utilisera la méthode du χ^2; ce problème ne constitue que le cas particulier du test d'indépendance où une des variables a 2 classes. On le verra résolu deux fois dans l'exemple de la page 88.

D. — NOTION DE STRATÉGIE

Exemple 1

Dans une enquête sur l'étiologie du cancer du col utérin, on a interrogé 4 catégories de femmes, hospitalisées :

1) pour cancer du col utérin,

2) pour un cancer ne portant pas sur la sphère génitale (témoins cancéreuses),

3) pour une maladie autre que le cancer (témoins malades),

4) pour accident de la circulation ou du travail (témoins non malades).

Le tableau 14 indique le classement obtenu, selon que les femmes ont eu ou non 1 enfant au moins.

TABLEAU 14

	1 Cancer du col utérin	2 Témoins cancéreuses	3 Témoins malades	4 Témoins non malades
Femmes n'ayant pas eu d'enfant.	29	44	64	61
Femmes ayant eu au moins 1 enfant	140	125	105	108
Total	169	169	169	169

L'analyse des données a été effectuée en donnant à la catégorie « témoins cancéreuses » un rôle particulier parmi les catégories témoins : les hôpitaux recrutent en effet leur clientèle d'une façon différente, au point de vue milieu social, habitat rural ou citadin, etc... selon qu'il s'agit d'une maladie grave comme le cancer, ou d'une affection plus bénigne, comme celle des autres témoins. On a procédé comme suit :

1) On a d'abord comparé entre elles les catégories témoins non cancéreuses 3 et 4. L'étude de ce tableau 2×2 donne $\chi^2 = 0{,}1$ avec d.d.l. $= 1$, valeur nettement inférieure au seuil 3,84. Les 2 catégories sont donc strictement comparables; on constitue alors un groupe unique « témoins non cancéreuses » en réunissant les catégories 3 et 4.

2) On a comparé ensuite la catégorie 1 (cancer du col) et la catégorie témoin constituée ci-dessus. L'étude de ce tableau 2×2 donne $\chi^2 \# 20$ avec d.d.l. $= 1$, la liaison est donc hautement significative, avec le sens suivant : la proportion de femmes ayant eu 1 enfant au moins est plus élevée chez les femmes atteintes de cancer du col (83 % contre 63 %).

3) On doit se demander si ce résultat caractérise les cancers du col, ou s'il ne s'expliquerait pas par un mode de recrutement hospitalier distinguant le cancer des autres affections; on a alors comparé la catégorie 2 à la catégorie témoin $(3 + 4)$, et trouvé une différence significative à 5 %, la proportion de femmes ayant eu 1 enfant au moins étant plus élevée chez les femmes atteintes de cancer (74 % contre 63 %).

4) La comparaison entre eux des 2 groupes cancéreux 1 et 2 a enfin montré qu'ils présentent une différence significative, la proportion de femmes ayant eu 1 enfant au moins étant plus élevée pour le groupe des cancers du col utérin.

Ces diverses comparaisons conduisent à l'interprétation suivante : les cancéreuses en général sont, plus souvent que les non cancéreuses, des femmes ayant eu 1 enfant au moins, ceci s'expliquant vraisemblablement par un facteur d'échantillonnage (les femmes chargées de famille ayant moins tendance que les autres à venir à l'hôpital quand il s'agit d'une affection bénigne, tandis que ce facteur ne jouerait pas dans le cas du cancer); cependant, parmi les cancéreuses, le groupe « cancer du col » se distingue par une proportion plus élevée de femmes ayant eu 1 enfant au moins. Cette différence significative doit alors être discutée, pour voir si elle est due à un mode spécifique d'échantillonnage dans le cas du cancer du col, ou si elle est réelle.

Il n'est pas question ici de poursuivre plus loin la recherche d'une interprétation, nécessairement malaisée du fait que le caractère étiologique étudié influence le mode d'échantillonnage. Nous avons seulement voulu donner l'exemple d'un problème où le tableau de contingence ne conduit pas à un χ^2 unique et global, comme lors de l'étude de la liaison entre couleur des cheveux et couleur des yeux, mais à des χ^2 successifs en fonction d'une véritable « stratégie ». Nous allons donner un autre exemple d'une telle démarche, qui sera discutée ensuite sur un plan général (chap. VIII).

Exemple 2

On se propose de comparer 6 échantillons, provenant de laboratoires différents L_1, L_2, ..., L_6, d'un produit susceptible d'entraîner une certaine réaction chez la souris.

Le tableau 15 donne, pour chaque échantillon, le nombre de souris ayant réagi ou non, ainsi que le nombre de celles qui sont mortes au cours de l'expérience, supposée de longue durée; il indique enfin les résultats correspondant à un groupe témoin, où les souris n'ont pas été traitées.

TABLEAU 15

	L_1	L_2	L_3	L_4	L_5	L_6	Groupe témoin
Réaction	40	35	43	28	44	42	0
Pas de réaction	39	47	34	55	32	39	80
Décès	21	18	23	17	24	19	20
Total	100	100	100	100	100	100	100

On doit d'abord se demander si les décès sont liés au produit ou, au contraire, accidentels. A cet effet on examine en premier lieu si la proportion des décès ne diffère pas significativement selon le laboratoire d'origine, par l'étude du tableau de contingence à 6 colonnes (L_1 à L_6) et 2 lignes (survie ou décès). Le χ^2 obtenu, avec 5 degrés de liberté, montre qu'il n'y a pas de différence significative. Il est alors possible de comparer les proportions de décès dans le groupe témoin d'une part, d'autre part dans le groupe formé par l'ensemble des souris traitées; on a ainsi un tableau à 4 cases, et le calcul du χ^2 avec 1 d.d.l. montre que la différence n'est pas significative. Nous pouvons donc considérer les décès comme accidentels, et n'en pas tenir compte dans la suite.

Nous procédons alors à la comparaison des 6 laboratoires à partir d'un tableau déduit du premier en supprimant la ligne « décès » et la colonne « témoins ». Le calcul donne $\chi^2 = 13{,}21$ avec d.d.l. $= 5$, valeur un peu supérieure au seuil $\chi^2 = 11{,}07$ correspondant au risque 5 %. Les 6 échantillons diffèrent donc significativement dans leur ensemble. Il y a un « facteur laboratoire ».

Notons qu'on aurait pu traiter le problème par des procédés apparemment plus simples, mais incorrects. Classons d'abord les laboratoires dans l'ordre des pourcentages de réaction (calculés comme ci-dessus sur le nombre de souris survivantes) :

L_4	L_2	L_1	L_6	L_3	L_5
34 %	43 %	51 %	52 %	56 %	58 %

Une première solution consisterait à comparer les laboratoires deux à deux dans l'ordre de ce classement; on trouverait qu'aucune des différences n'est significative, ce qui pourrait faire croire qu'il n'y a pas de « facteur laboratoire ». En réalité, bien que chacune des séries diffère peu de la précédente, l'*ensemble* est hétérogène.

Une deuxième solution consisterait à comparer les extrêmes L_4 et L_5. On trouverait une différence très significative; mais ceci ne prouve rien : il est clair que si on extrait de nombreux échantillons d'une *même* urne à 2 couleurs, les deux échantillons qui présentent le pourcentage le plus faible et le pourcentage le plus fort peuvent être très différents, bien que l'ensemble des échantillons soit homogène.

Il faut donc effectuer un test global permettant de voir si, dans l'ensemble, les 6 pourcentages diffèrent significativement.

En réalité la solution proposée pour les 2 exemples précédents n'est pas tout à fait rigoureuse : quand une stratégie comporte *plusieurs* tests où la signification est admise au risque d'erreur 5 %, le risque d'erreur total est supérieur à 5 %. Si on consent un risque total de 5 %, il faut donc adopter pour les diverses étapes des seuils plus faibles, qu'il peut être difficile d'évaluer.

Cette objection n'a d'importance réelle que si les tests effectués sont nombreux et conduisent à des risques voisins de 5 %.

Chapitre VIII

COMMENT ABORDER LE PROBLÈME DE LA LIAISON ENTRE DEUX CARACTÈRES QUALITATIFS

Tous les problèmes étudiés au chapitre VII visent à éprouver la liaison statistique entre 2 caractères, dont l'un figure dans les colonnes et l'autre dans les lignes d'un tableau de contingence. Tous sont traités par une même méthode mathématique, basée sur le calcul du χ^2. Ils diffèrent cependant les uns des autres par l'aspect sous lequel ils se présentent; ce polymorphisme recouvre en fait des différences profondes, que nous ferons apparaître en examinant, pour chacun de ces problèmes, 3 questions.

1. *Les deux caractères sont-ils réellement qualitatifs?*

C'est le cas par exemple pour les deux caractères « couleur des yeux » et « couleur des cheveux ». La méthode du χ^2 est alors parfaitement adéquate.

Mais il arrive qu'un au moins des deux caractères soit quantitatif : c'est le cas du poids à la naissance. C'est pourquoi il a été possible de préciser le sens de la liaison (poids plus élevé pour les multipares), notion qui ne pouvait être abordée dans l'exemple précédent.

Cependant le traitement de ce problème nous a obligés à classer les poids en 3 catégories (légers, moyens, lourds), donc à consentir une importante *perte d'information*, puisque ces poids étaient connus en fait avec beaucoup plus de précision.

A cet inconvénient de la méthode s'en ajoute un autre, qui est l'*arbitraire* du nombre des classes et de leurs limites. L'objection est d'autant plus grave que le résultat du test peut très bien varier avec le classement adopté : c'est ainsi que nous avons observé, avec 3 classes, une signification très nette, qui n'apparaissait pas avec 2 classes; par ailleurs, même en ne conservant que 2 classes, on verrait facilement, à partir des données du tableau 11, que la différence devient significative en plaçant la limite de séparation à 4 kg. Ce résultat n'est pas étonnant : les multipares se distinguent en fait par la proportion plus importante de poids très élevés; cette différence est bien mise en évidence quand on individualise la classe des enfants dépassant 4 kg, mais disparaît quand on la réunit à la classe beaucoup plus importante de ceux qui pèsent entre 3 et 4 kg.

Certes il peut arriver, pour certains caractères mesurables, qu'on dispose d'un classement objectif *a priori* tel que hypo — normal — hyper, avec des limites relativement bien connues, la valeur exacte de la variable à l'intérieur de chaque classe ayant en outre peu de signification; on ne craint alors ni la perte d'information ni l'arbitraire du classement : c'est que le caractère, malgré son apparence quantitative, est en fait qualitatif. Mais ces cas sont rares.

La conclusion est qu'il faut examiner avec attention les deux caractères envisagés : s'ils sont réellement qualitatifs, le test du χ^2 est le plus indiqué; si l'un au moins des deux est réellement quantitatif, on ne peut le transformer en qualitatif sans de sérieux inconvénients, et on devra préférer au χ^2 des tests adaptés aux caractères quantitatifs, qui seront exposés plus loin : c'est ainsi que dans le cas des primipares et des multipares on comparera les poids moyens de ces deux groupes; ce qui évite la perte d'information et l'arbitraire de toute division en classes.

2. *Les caractères sont-ils aléatoires ou contrôlés?*

Un caractère est dit *contrôlé* si sa détermination nous appartient (ainsi l'éventualité vaccin *A* ou vaccin *B* dans notre exemple); dans le cas contraire il est *aléatoire* (par exemple la couleur des yeux).

Les 2 caractères envisagés ne pouvant être simultanément contrôlés, il reste 2 combinaisons possibles, selon qu'un des caractères est contrôlé et l'autre aléatoire, ou qu'ils sont tous deux aléatoires. Appliquons ce mode de classement aux exemples étudiés (le caractère contrôlé est souligné) :

1 caractère contrôlé, 1 caractère aléatoire.	Pas de caractère contrôlé (2 caractères aléatoires)
type du vaccin — réaction du sujet.	couleur des yeux — couleur des cheveux
origine laboratoire — réaction d'une souris.	parité — poids à la naissance.
	Situation de famille — cancer du col utérin.

Les problèmes à 1 caractère contrôlé sont de type *expérimental*, et si on prend soin pour ce caractère d'utiliser une répartition au hasard, l'interprétation causale est possible.

Lorsque les 2 caractères sont aléatoires, il s'agit uniquement d'*observation*; la connaissance de la liaison statistique est certes intéressante, mais cette liaison doit être discutée, et ne saurait, sans d'autres arguments, être interprétée dans un sens causal.

3. *Choix de la stratégie*

Dans les divers exemples présentés, notre analyse n'a pas été conduite de la même manière. Dans certains cas, nous avons traité le problème en une seule fois par un test global; c'est ce qui a été fait notamment pour la couleur des cheveux et la couleur des yeux, et naturellement dans les tableaux à 4 cases. Mais dans la comparaison des 6 laboratoires, nous avons d'abord donné une importance particulière à la ligne « décès » et à la colonne « témoins », et dans une deuxième étape seulement nous avons eu un problème simple où les 6 colonnes et les 2 lignes restantes étaient traitées de façon semblable. Enfin, dans le cas du cancer de l'utérus, notre « stratégie » a été plus complexe encore; au lieu de procéder à un test global sur les 4 catégories de malades, nous avons comparé successivement les catégories par deux, méthode que nous avons cependant critiquée lorsqu'il s'agissait de comparer les 6 laboratoires.

Ainsi, selon le problème, nous avons adopté une « stratégie » différente. Cette façon de faire peut sembler d'autant plus troublante qu'il faut ajouter que la conclusion peut dépendre de la stratégie adoptée.

C'est que le test statistique est fait pour éprouver une hypothèse *déterminée*, explicitement formulée au départ, et que c'est celle-ci qui guide la stratégie. Si on a traité le problème de la couleur des cheveux et de la couleur des yeux par un test unique et global, c'est parce qu'il s'agissait uniquement de répondre à la question suivante : y a-t-il une liaison entre ces 2 variables? Si on a procédé, pour le cancer de l'utérus, à une série de comparaisons dans un ordre déterminé, c'est qu'on avait une idée *a priori* sur les facteurs de recrutement des diverses catégories; c'est en fonction de cette idée que l'enquête a été organisée, et c'est elle qui a fixé la stratégie dans l'analyse des données, antérieurement à toute connaissance des résultats.

Cette fixation préalable de la stratégie ne signifie aucunement que la démarche sera indépendante des données : il est clair que si, dans l'exemple des 6 laboratoires, la mortalité s'avérait liée au produit étudié, on aurait dû continuer l'analyse d'une autre manière, qui aurait tenu compte des décès; de même, dans le cas du cancer du col, l'apparition d'une différence significative entre les 2 groupes témoins non cancéreux aurait modifié (et peut-être rendu impossible) la suite de l'analyse : mais ces divers aiguillages de la stratégie en fonction des données auraient toujours eu lieu *selon une règle, tenant compte certes des diverses éventualités, mais fixée d'avance.*

Il importe de bien comprendre pourquoi l'analyse statistique ne peut qu'éprouver une hypothèse déterminée. Reprenons par exemple le cas des 6 laboratoires, et examinons les résultats : il semble qu'on aperçoive 2 groupes de laboratoires : un groupe à pourcentage faible (L_4 et L_2) et un groupe à pourcentage élevé (L_1, L_6, L_3, L_5). Le calcul paraît confirmer cette hypothèse, en montrant que chacun de ces deux groupes est homogène, et qu'il existe entre l'ensemble ($L_4 + L_2$) et l'ensemble ($L_1 + L_6 + L_3 + L_5$) une différence très significative ($\alpha \neq 1$ ‰). Mais quelle créance accorder à cette conclusion? Si l'examen des chiffres nous suggère cette idée, c'est que nous avons procédé mentalement à divers rapprochements, dont l'un a été retenu; ainsi *nous avons procédé, par un test statistique dans un cas et mentalement dans tous les autres, à un nombre grand — et inconnu — de comparaisons.* Dans ces conditions la valeur du risque n'est plus connue : de même que, dans une loterie avec 1 billet sur 1 000 gagnant, la probabilité de gagner est 1 pour 1 000 avec un billet, mais beaucoup plus grande avec un nombre important de billets, la probabilité d'obtenir une différence significative à 1 ‰ dans le cas de l'hypothèse nulle est 1 pour 1 000 dans 1 comparaison, mais bien plus grande pour un nombre élevé de comparaisons. Dans notre exemple, le risque final n'est donc pas $\alpha \neq 1$ ‰, il est certainement plus grand, et on ne saurait le déterminer puisque le nombre des comparaisons effectuées mentalement est inconnu.

En définitive, *l'analyse statistique ne permet de tester des associations avec un risque connu que si on suit une stratégie établie préalablement au moment de l'organisation de l'expérience ou de l'enquête. Les tests effectués selon une stratégie inspirée* a posteriori *par les données ne peuvent que suggérer des associations, dont le risque est mal connu, et qui demandent à être confirmées.*

C'est dire, une fois encore, combien l'interprétation des résultats est commandée par l'organisation de l'expérience ou de l'enquête.

Il faut en toute rigueur préciser que, même dans une stratégie fixée *a priori*, un recours à des comparaisons multiples doit être pris en considération dans l'évaluation du risque. Mais du fait que le nombre et la nature des comparaisons sont connus, le calcul du risque est théoriquement possible. En fait, si le nombre des comparaisons est faible, et si leur signification est nette, cette complication peut être négligée.

CHAPITRE IX

LES PETITS ÉCHANTILLONS

Les chapitres précédents portaient sur de « grands » échantillons, avec le sens qui a été donné à cette expression. Le cas des petits échantillons demande généralement une solution mathématique plus compliquée. Nous ne l'aborderons que pour les caractères qualitatifs à 2 classes.

A. — SONDAGES. PRÉCISION D'UN POURCENTAGE

L'intervalle de confiance ou de précision d'un pourcentage p ne peut plus être calculé avec la table de l'écart-réduit.

Il convient de préciser que, si p_o est le pourcentage observé, les limites inférieure et supérieure p_i et p_s de l'intervalle, pour un risque donné, par exemple 5 %, sont ainsi définies : p_i est la limite inférieure plausible de p (si p était inférieur à p_i on aurait eu moins de 2,5 chances sur 100 d'obtenir un pourcentage égal ou supérieur à la valeur observée p_o), et p_s la limite supérieure plausible (si p était supérieur à p_s, on aurait eu moins de 2,5 chances sur 100 d'obtenir un pourcentage égal ou inférieur à la valeur observée p_o). Les limites ainsi définies par l'égalité des risques (2,5 chances sur 100 à chaque extrémité pour 5 % en tout) ne sont symétriques par rapport à p_o que dans le cas des grands échantillons, et encore en première approximation seulement; les petits échantillons conduisent par contre à une dissymétrie plus ou moins accusée.

Les valeurs de p_i et p_s peuvent être déterminées de façon exacte par le calcul des probabilités. Diverses tables donnent directement le résultat. Nous en présentons un extrait dans les tables 2*A* et 2*B*.

B. — COMPARAISON D'UN POURCENTAGE OBSERVÉ A UN POURCENTAGE THÉORIQUE

Exemple 1

Une variété de souris présente des tumeurs spontanées avec un taux bien connu $p = 20\,\%$. Sur 20 de ces souris, traitées d'une certaine manière, on observe 8 tumeurs, soit $p_o = 40\,\%$. On demande si p_o diffère significativement de p.

Supposons qu'on applique la méthode du χ^2. Le tableau 16 indique les effectifs théoriques et observés; la valeur qui en résulte, soit

$$\chi^2 = \frac{(4)^2}{4} + \frac{(4)^2}{16} = 5$$

dépasse le seuil pour d.d.l. = 1 et conduirait à considérer la différence comme significative. Mais il s'agit d'un petit échantillon (un des effectifs calculés vaut 4) et la méthode du χ^2 n'est pas applicable telle quelle.

TABLEAU 16

	Cancer	Pas de cancer	Total
Proportion théorique.	20 %	80 %	100 %
Effectif calculé	4	16	20
Effectif observé.	8	12	20

Solutions approchées

La solution exacte peut toujours être obtenue par le calcul des probabilités; nous nous bornerons ici à donner deux solutions approchées :

a) La première nous ramène au problème précédent : il suffit de voir si la valeur théorique $p = 20\ \%$ est ou non comprise dans l'intervalle de confiance du pourcentage observé $p_o = 40\ \%$. La table 2*A* indique que, pour $n = 20$ et $p_o = 40\ \%$, l'intervalle est 19 % — 64 %. La valeur 20 % étant comprise dans cet intervalle — de justesse — on conclut que la différence n'est pas significative.

b) La seconde solution consiste à utiliser un χ^2 rendu plus exact grâce à une correction due à Yates : on diminue la valeur absolue de chaque écart ($o - c$) de $\frac{1}{2}$. La formule du χ^2 corrigé, pour la comparaison d'effectifs théoriques et observés, est donc :

$$\chi_c^2 = \frac{\left(|\, o_1 - c_1 \,| - \frac{1}{2}\right)^2}{c_1} + \frac{\left(|\, o_2 - c_2 \,| - \frac{1}{2}\right)^2}{c_2}.$$

Lorsqu'on n'applique pas cette correction, le χ^2 est un peu trop grand, de sorte qu'on risque de conclure à tort à une signification. La correction est valable quelle que soit la dimension de l'échantillon, mais n'est appréciable en général que si celle-ci est faible. On a ici :

$$\chi_c^2 = \frac{\left(| 8 - 4 | - \frac{1}{2}\right)^2}{4} + \frac{\left(| 12 - 16 | - \frac{1}{2}\right)^2}{16} = \frac{(3{,}5)^2}{4} + \frac{(3{,}5)^2}{16} = 3{,}83.$$

Cette valeur étant inférieure — de bien peu — au seuil 3,84, on conclut à une différence non significative de justesse comme dans la première solution.

On notera que cette méthode — comme toutes celles qui sont présentées dans ce chapitre — n'est valable *que pour les caractères à 2 classes.*

Exemple 2 (séries appariées)

On sait que la comparaison de 2 séries appariées revient à comparer un certain pourcentage observé à $\frac{1}{2}$.

Soit à comparer le pourcentage de succès dans 2 séries appariées, où les nombres de paires — + et + — sont $a = 7$, $b = 1$. La méthode habituelle (voir chap. V et VI) consiste à comparer ces effectifs aux effectifs théoriques 4 et 4, soit par l'écart-réduit :

$$\varepsilon = \frac{a - b}{\sqrt{a + b}} = 2{,}12$$

soit par

$$\chi^2 = \frac{(a - b)^2}{a + b} = 4{,}5.$$

On conclurait alors que les 2 séries diffèrent significativement. Mais les effectifs théoriques (4 et 4) sont trop faibles pour que cette méthode soit valable.

On peut, soit consulter des tables détaillées de l'intervalle de confiance, soit former le χ^2 corrigé :

$$\chi_c^2 = \frac{\left(| 7 - 4 | - \frac{1}{2}\right)^2}{4} + \frac{\left(| 1 - 4 | - \frac{1}{2}\right)^2}{4} = 3{,}12$$

qui montre bien que la différence n'est pas significative.

On verra facilement que la formule utilisée se ramène à :

$$\chi_c^2 = \frac{(| a - b | - 1)^2}{a + b}$$

ou, pour l'écart-réduit,

$$\varepsilon = \frac{| a - b | - 1}{\sqrt{a + b}}$$

Conditions d'application

La méthode du χ^2 corrigé est recommandée quand un des effectifs théoriques est voisin de 5; elle n'est pas suffisante pour des valeurs très faibles, 1 ou 2 par exemple; on devra alors recourir aux tables.

Exemple : sur 10 cas, on observe 4 succès, soit $p_o = 40\ \%$. Ce pourcentage diffère-t-il de $p = 10\ \%$?

On a :

$$\chi_c^2 = \frac{\left(|4 - 1| - \frac{1}{2}\right)^2}{1} + \frac{\left(|6 - 9| - \frac{1}{2}\right)^2}{9} = 6{,}94.$$

On conclurait que la différence est significative à 1 %. Mais l'effectif théorique de succès est 1, trop faible pour que le test du χ^2, même corrigé, soit valable. Examinons alors les tables 2*A* et 2*B* : l'intervalle de confiance du pourcentage observé 40 %, pour 10 cas, est 12 % — 74 % au risque 5 %, et 8 % — 81 % au risque 1 %. Le pourcentage théorique 10 % est extérieur au premier intervalle, mais intérieur au second; la différence est donc significative à 5 %, mais pas à 1 %.

C. — COMPARAISON DE DEUX POURCENTAGES OBSERVÉS

Exemple 1

Le tableau 17 indique le résultat de deux traitements *A* et *B* administrés à des malades : il s'agit de savoir si les pourcentages observés de succès

$$p_A = \frac{4}{21} = 19\ \% \text{ et } p_B = \frac{1}{19} = 5\ \%$$

diffèrent significativement. Les nombres entre parenthèses indiquent les effectifs théoriques, calculés selon la formule classique. Le plus petit d'entre eux vaut 2,375; la méthode habituelle du χ^2 n'est donc pas applicable.

TABLEAU 17

	Traitement *A*		Traitement *B*		Total
Échecs	17	(18,375)	18	(16,625)	35
Succès	4	(2,625)	1	(2,375)	5
Total	21		19		40

On peut utiliser deux méthodes :

a) La première est celle du χ^2 amélioré par la correction de Yates, en diminuant la différence $|o - c|$ de $\frac{1}{2}$; celle-ci devient $1{,}375 - 0{,}5 = 0{,}875$ d'où :

$$\chi_c^2 = \frac{(0{,}875)^2}{18{,}375} + \frac{(0{,}875)^2}{16{,}625} + \frac{(0{,}875)^2}{2{,}625} + \frac{(0{,}875)^2}{2{,}375} = 0{,}70.$$

Cette valeur étant très inférieure à 3,84 on conclut que la différence n'est pas significative.

Cette méthode est la plus rapide; elle est suffisamment approchée quand les effectifs théoriques ne descendent pas trop au-dessous de 5. Avec les valeurs actuelles 2,375 et 2,625 le degré d'approximation pourrait être discuté. Mais de toute manière χ_c^2 est largement inférieur à 3,84 de sorte que l'absence de signification peut être énoncée avec sécurité.

On se souviendra que la méthode n'est valable que pour les caractères à 2 classes.

b) La deuxième méthode est exacte. On calcule, dans l'hypothèse d'équivalence des 2 traitements, la probabilité d'obtenir entre les 2 groupes une différence dans les succès égale ou supérieure à celle qu'on a observée. Si cette probabilité est trop faible, on rejette l'hypothèse d'équivalence : la différence est significative.

Les répartitions des 5 succès qui donnent un écart égal ou supérieur à l'écart actuel sont :

4 pour *A*, 1 pour *B* (écart égal à l'écart actuel)

5 pour *A*, 0 pour *B* (écart supérieur à l'écart actuel).

Elles correspondent aux deux configurations suivantes : 1 (qui est celle du tableau 17) et 2 :

1

17	18	35
4	1	5
21	19	40

2

16	19	35
5	0	5
21	19	40

On doit donc calculer la probabilité $(p_1 + p_2)$ d'obtenir l'une ou l'autre de ces configurations. Pour une configuration représentée par :

a	b	l_1
c	d	l_2
c_1	c_2	N

on montre que c'est $\dfrac{l_1!\ l_2!\ c_1!\ c_2!}{a!\ b!\ c!\ d!\ N!}$.

La quantité $n!$ appelée factorielle vaut $1 \times 2 \times 3 \times ... \times (n-1) \times n$; (par exemple $4! = 1 \times 2 \times 3 \times 4 = 24$); la quantité $0!$ vaut 1. On a donc :

$$p_1 = \frac{35!\,5!\,21!\,19!}{17!\,18!\,4!\,1!\,40!} = 0{,}173$$

$$p_2 = \frac{35!\,5!\,21!\,19!}{16!\,19!\,5!\,0!\,40!} = 0{,}031$$

et $p_1 + p_2 = 0{,}204$.

Ainsi, dans l'hypothèse d'équivalence des 2 traitements, le hasard pourrait, près de 20 fois sur 100, amener une différence $(p_A - p_B)$ égale ou supérieure à celle qu'on a observée.

En fait, la signification doit être examinée en comparant à 5 %, non la probabilité 20 %, mais le double de cette valeur : le calcul ci-dessus n'a en effet envisagé qu'un écart égal ou supérieur à l'écart observé *dans le sens* $p_A > p_B$, alors que l'hypothèse inverse était également probable.

En résumé :

On constitue, outre la configuration obtenue, celles qui correspondent à des écarts supérieurs entre les 2 séries. A cet effet on part du plus petit des effectifs inférieurs à la valeur calculée, et on le fait décroître unité par unité jusqu'à zéro en maintenant constants les totaux des lignes et des colonnes. On calcule la somme p des probabilités de ces configurations. Si $2p \leqslant 5\%$, la différence est significative et $2p$ fixe le degré de signification.

Exemple 2

On a cette fois 2 groupes de 5 malades. Les résultats figurent au tableau 18.

TABLEAU 18

	Traitement *A*		Traitement *B*		Total
Échecs	0	(2,5)	5	(2,5)	5
Succès	5	(2,5)	0	(2,5)	5
Total	5		5		10

Le plus faible des effectifs inférieurs à la valeur calculée est 0 (un des deux). La seule configuration à considérer est donc celle du tableau 18, dont la probabilité est :

$$p = \frac{5!\,5!\,5!\,5!}{0!\,5!\,0!\,5!\,10!} = \frac{5 \times 4 \times 3 \times 2}{10 \times 9 \times 8 \times 7 \times 6} = 0{,}00397$$

$$2p = 0{,}008$$

La différence est donc très significative (à moins de 1 %); le traitement *A* est le meilleur; il est remarquable que cette conclusion puisse être énoncée avec un si petit nombre de sujets.

On notera que le χ^2 corrigé $\chi_c^2 = \frac{4}{2,5} \times 4 = 6,4$ conduit à un degré de signification très voisin.

Règle générale

Il est finalement recommandé, pour comparer les pourcentages observés sur deux échantillons dont l'un au moins est petit, d'opérer comme suit :

a) on calcule d'abord le χ^2 habituel. S'il est au-dessous du seuil de signification (3,84 à 5 %), on peut s'arrêter là; la différence n'est pas significative.

b) Si par contre χ^2 égale ou dépasse ce seuil, on calcule le χ^2 corrigé. Si celui-ci est nettement au-dessus ou au-dessous du seuil, on peut conclure, la différence étant significative dans le premier cas, non significative dans le second.

c) Si par contre le χ^2 corrigé est voisin du seuil de signification, on devra utiliser la méthode exacte basée sur les différentes configurations.

D. — POSSIBILITÉS ET LIMITATIONS DES TESTS BASÉS SUR DE PETITS ÉCHANTILLONS

Le dernier exemple a permis de déceler une différence de traitement avec 2 groupes de 5 sujets : à lui seul il fait justice de cette opinion courante que la statistique exige de grands nombres. Une part importante de l'effort des statisticiens a été l'élaboration de tests permettant de tirer parti des petits échantillons. Il importe de connaître leurs possibilités et leurs limitations, qui résultent pour la plus grande part des considérations exposées au chapitre III (influence de la dimension de l'échantillon, p. 42, *c* et *d*).

Lorsque les tests conduisent à une conclusion significative, on ne peut opposer à cette signification la petitesse des échantillons : qu'une différence soit significative à 1 % sur 2 groupes de 5 sujets, ou sur 2 groupes de 500 sujets, le risque encouru est le même : c'est toujours 1 %.

Faut-il en déduire que les petits échantillons sont sans inconvénients? Non certes, et deux inconvénients au moins doivent être soulignés :

a) La remarque précédente suppose d'abord les échantillons représentatifs. Mais dans combien de cas sont-ils réellement obtenus par tirage au sort? Dans combien de cas la population origine est-elle réellement définie? Nous avons vu, à propos de la précision d'un pourcentage, qu'on partait souvent de l'échantillon pour définir, par un raisonnement inductif, la population imaginaire des sujets « semblables à ceux de l'échantillon ». Il est clair que ce concept a d'autant moins de sens que l'échantillon est plus réduit. Et s'il s'agit d'un sondage, plus l'échantillon est réduit, plus il risque de définir une population limitée (dans le temps, dans l'espace...) et c'est la portée de la conclusion qui en souffre.

b) Il faut surtout rappeler que pour un risque d'erreur donné le test est d'autant plus puissant que le nombre de cas est plus élevé. L'inconvénient majeur des tests basés sur de petits échantillons est donc leur faible puissance : ils ne peuvent déceler que de grandes différences.

En définitive, *à travailler sur de petits échantillons, on s'expose à ne déceler que des différences importantes. Mais celles qui sont décelées sont valables, sous réserve des conditions de représentativité.*

DEUXIÈME PARTIE

LIAISON ENTRE UN CARACTÈRE QUALITATIF ET UN CARACTÈRE QUANTITATIF

Chapitre X

LES FLUCTUATIONS D'ÉCHANTILLONNAGE D'UNE MOYENNE

Recours au schéma de l'urne

Lorsqu'on veut évaluer, dans un ensemble de sujets ou « population », la valeur moyenne d'un caractère quantitatif — la taille, le poids, le taux d'urée sanguine... — on ne dispose le plus souvent, dans la réalité, que d'échantillons extraits de cette population. Même lorsque ces échantillons sont représentatifs, par exemple si on les a obtenus par tirage au sort, la moyenne observée s'écarte plus ou moins de la moyenne vraie selon le hasard de l'échantillonnage. Ce sont ces fluctuations qu'il faut d'abord connaître.

On peut symboliquement représenter la population par un ensemble de boules, sur chacune desquelles est inscrit un nombre x. La moyenne des nombres x, pour l'ensemble des boules de l'urne, a une valeur μ. On extrait de l'urne par tirage au sort (selon les modalités décrites précédemment) un échantillon de n boules, présentant une moyenne m. On se propose de décrire les fluctuations de m autour de μ en évaluant, pour chaque intervalle centré sur μ, la probabilité pour que m sorte de cet intervalle, — correspondance que nous exprimerons encore, avec notre langage habituel, en termes d'intervalles de pari et de risques d'erreur associés.

De tels paris nécessitent naturellement une certaine information sur la composition de l'urne.

Définition de l'urne

Dans le cas des caractères qualitatifs à k classes, la composition de l'urne à k couleurs était parfaitement définie par k proportions de somme 1.

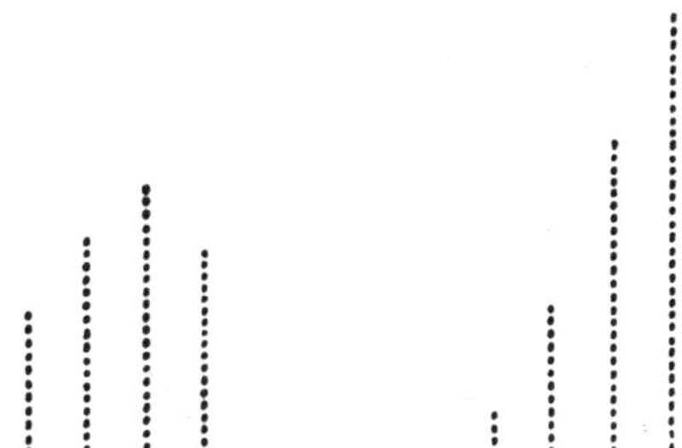

Fig. 7.
Loi de probabilité d'une variable discontinue.

On peut conserver ce mode de définition, dans le cas des caractères quantitatifs, si la variable x inscrite sur les boules ne prend qu'un petit nombre de valeurs (variable *discontinue*). Si par exemple il n'existe que des boules marquées d'un nombre entier compris entre — 2 et + 50, la composition de l'urne est parfaitement définie par les proportions de boules correspondant à ces 53 éventualités (soit 53 proportions de somme 1). Si on porte en abscisse les 53 valeurs de x, en ordonnée les proportions correspondantes (fig. 7), les 53 points dessinent la composition de l'urne, qu'on peut appeler la *loi de probabilité* de x dans l'urne : en effet si, pour la classe $x = 18$ par exemple, la proportion indiquée est $\frac{7}{100}$, il y a 7 chances sur 100 pour qu'en extrayant une boule nous observions $x = 18$.

On peut imaginer aussi des urnes où x prend un très grand nombre de valeurs — par exemple des milliers de valeurs entre — 2 et + 50. Le mode de représentation précédent ne peut plus alors être utilisé tel quel. Cependant si on divise l'intervalle (— 2, 50) en un certain nombre de « petits » intervalles, on pourra en première approximation substituer à la donnée de la probabilité exacte de chaque valeur de x celle d'appartenir à chaque petit intervalle, qu'on représentera par l'aire d'un rectangle ayant pour base le petit intervalle et une hauteur convenable. Si l'on a recours à un très grand nombre d'intervalles très petits, les bords supérieurs des rectangles dessineront approximativement une courbe (fig. 8).

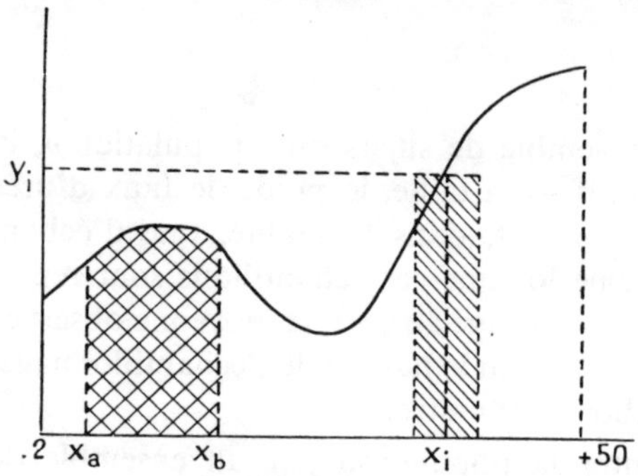

FIG. 8.
Loi de probabilité d'une variable continue.

Ce passage à la limite nous conduit en fait à envisager des urnes, avec un nombre infiniment grand de boules, où x est susceptible de prendre toutes les valeurs possibles d'un certain domaine (variable *continue*), et dont la composition est définie par une loi de probabilité $y(x)$ ayant la signification suivante :

soit x_i une valeur de la variable, y_i l'ordonnée correspondante sur la courbe (fig. 8), la probabilité de sortir x compris dans l'intervalle très petit dx autour de x_i est $y_i dx$, sa valeur est celle du rectangle hachuré. (L'ordonnée y_i ne représente pas la probabilité d'obtenir exactement la valeur x_i, qui est nulle, mais la « densité de probabilité » autour de x_i.)

La probabilité de sortir x compris entre 2 limites x_a et x_b est la somme de rectangles définis comme ci-dessus, c'est donc l'aire doublement hachurée.

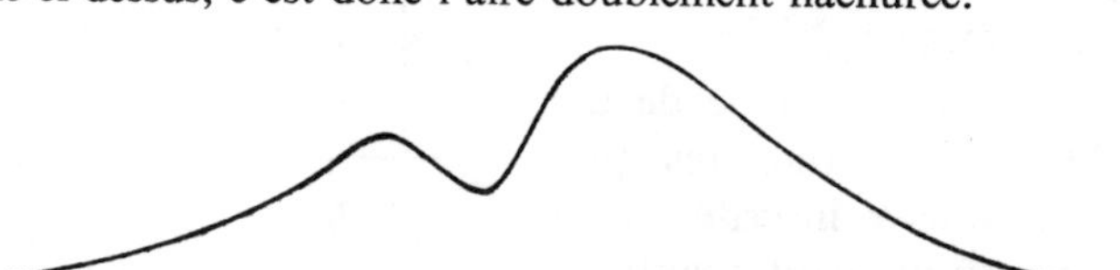

FIG. 9.
Loi de probabilité d'une variable continue non limitée.

La figure 9 donne un exemple de loi de probabilité pour une variable continue non limitée.

Un résumé en deux indices : la moyenne et la variance

Lorsqu'on tire des échantillons dans une urne, les fluctuations d'échantillonnage de la moyenne m ne peuvent être décrites que si on connaît la composition de l'urne, c'est-à-dire la loi de probabilité de la quantité x. Cependant, si les échantillons sont *grands* (le mot « grand » sera précisé plus loin), il suffit de connaître un « résumé » de la composition de l'urne en 2 indices, que nous définirons d'abord dans le cas où x est une variable discontinue.

— Le premier est la *moyenne* exacte μ pour toutes les boules de l'urne; si N est leur nombre,

$$\mu = \frac{\Sigma x}{N}$$

— Le deuxième est destiné à mesurer la *variabilité* des N quantités x autour de leur moyenne μ. Chaque boule, pour sa valeur x, présente un écart par rapport à la moyenne, soit $e = x - \mu$. Il s'agit de représenter par un indice l'ensemble des écarts e. On ne peut utiliser à cet effet, ni leur moyenne, qui est évidemment nulle, ni la moyenne de leurs valeurs absolues, qui n'est pas d'un maniement commode. On a adopté la *moyenne des carrés des écarts*. Cet indice s'appelle la *variance* et se note σ^2 :

$$\sigma^2 = \frac{\Sigma e^2}{N} = \frac{\Sigma(x - \mu)^2}{N}$$

La racine carrée de la variance est l'*écart-type* :

$$\sigma = \sqrt{\frac{\Sigma(x - \mu)^2}{N}}$$

Soit par exemple une urne particulièrement simple contenant 5 boules, marquées 7, 9, 9, 10 et 15. On aurait :

$$\mu = \frac{7 + 9 + 9 + 10 + 15}{5} = 10.$$

Les écarts e (différences par rapport à 10) valent : -3, -1, -1, 0, 5; d'où la variance :

$$\sigma^2 = \frac{(-3)^2 + (-1)^2 + (-1)^2 + (0)^2 + (5)^2}{5} = 7{,}2$$

et l'écart-type :

$$\sigma = \sqrt{7{,}2} = 2{,}7.$$

Si x représente des grammes, la variance est exprimée en grammes au carré; par contre l'écart-type est homogène avec x et représente des grammes.

Soit maintenant une urne présentant la composition suivante :

$x = 0$.............................. 500 boules
$x = 1$.............................. 300 boules
$x = 5$.............................. 200 boules

On a :

$$\mu = \frac{0 \times 500 + 1 \times 300 + 5 \times 200}{1\,000} = 1{,}3$$

$$\sigma^2 = \frac{(-1{,}3)^2 \times 500 + (-0{,}3)^2 \times 300 + (3{,}7)^2 \times 200}{1\,000} = 3{,}61$$

$$\sigma = 1{,}9$$

Si d'une manière générale l'urne contient n_1 boules marquées x_1, n_2 boules marquées x_2, etc... ($n_1 + n_2 + ... = N$), on a :

$$\mu = \frac{n_1x_1 + n_2x_2 + ...}{N}$$

ou symboliquement :

$$\mu = \frac{\Sigma n_i x_i}{N}$$

De même :

$$\sigma^2 = \frac{n_1(x_1 - \mu)^2 + n_2(x_2 - \mu)^2 + ...}{N}$$

ou symboliquement :

$$\sigma^2 = \frac{\Sigma n_i(x_i - \mu)^2}{N}$$

Ces formules expriment la moyenne et la variance dans le cas d'une variable *discontinue*. Elles peuvent être étendues, par passage à la limite, aux variables *continues*.

On notera que si

$$p_1 = \frac{n_1}{N},\ p_2 = \frac{n_2}{N}, \text{ etc...}$$

désignent les proportions des valeurs x_1, x_2, etc... dans l'urne, les formules ci-dessus s'écrivent encore :

$$\mu = \Sigma p_i x_i \text{ et } \sigma^2 = \Sigma p_i(x_i - \mu)^2.$$

Elles permettent de définir la moyenne et la variance dans le cas d'une variable *continue*, de loi de probabilité $y(x)$. Nous avons vu en effet qu'en divisant le domaine de variation de x (— 2 à 50 dans la figure 8) en une succession d'intervalles dx de centres x_1, x_2, etc... on est ramené au cas d'une variable discontinue prenant les valeurs x_1, x_2, etc..., la proportion de valeurs x_i étant $y(x_i)dx$. On a donc, pour la moyenne,

$$\mu = \Sigma y(x_i)\, dx \times x_i$$

qui à la limite, lorsque dx est très petit, donne par définition l'intégrale :

$$\mu = \int xy(x)\, dx$$

dans le domaine considéré. On a de même

$$\sigma^2 = \int (x - \mu)^2\, y(x)\, dx.$$

On conçoit que la moyenne et la variance donnent bien une image approchée de l'urne : le premier indice précise le niveau moyen de la quantité x, le deuxième précise dans quelle mesure les boules s'écartent, dans l'ensemble, de cette moyenne.

Urne des individus et urne des moyennes

Nous extrayons n boules d'une urne où la quantité x, discontinue ou continue, obéit à une certaine loi de probabilité; on obtient ainsi une certaine moyenne m. Recommençons un grand nombre de fois l'opération; on obtient une série de valeurs de m, la plupart proches de μ, quelques-unes plus éloignées, dessinant la loi de probabilité de m; on peut encore parler de « l'urne des moyennes », définie par cette loi de probabilité (et qu'on pourrait constituer en inscrivant ces diverses valeurs de m sur une série de boules).

On démontre que la composition de l'urne des moyennes m est liée à la composition de l'urne des individus x de la manière suivante :

1° *Moyenne.* La quantité m a la même valeur moyenne que la quantité x, c'est-à-dire qu'on a $\mu' = \mu$.

2° *La variance.* La variance de la moyenne m est liée à la variance de la quantité x par la relation $\sigma'^2 = \frac{\sigma^2}{n}$. Cette relation montre que la variabilité de m est inférieure à celle de x, et d'autant plus faible que l'échantillon est plus grand. C'est là un résultat intuitif : les variations individuelles se détruisent dans une moyenne et lui confèrent une relative stabilité; lorsque n est grand, m devient très voisin de μ et sa variabilité devient minime.

3° *Loi de probabilité.* La loi de probabilité de m dépend naturellement de la loi de probabilité de x. Cependant, *si n est grand*, la loi de probabilité de m est, en première approximation, une loi connue à l'avance, qui ne dépend plus de la loi de probabilité de x, mais seulement de μ, σ, et n; c'est-à-dire que, pour des échantillons de taille donnée n, la loi de probabilité de m ne dépend que des 2 indices μ et σ de l'urne des individus.

Cette loi de probabilité est représentée par une courbe en cloche axée autour de μ, d'équation parfaitement déterminée, appelée *loi de Laplace-Gauss* (ou de Gauss), ou *loi normale.*

La correspondance entre l'urne des individus et l'urne des moyennes figure au tableau 19, où les moyennes m sont notées m_n pour rappeler qu'elles portent sur des échantillons de n individus.

TABLEAU 19

Correspondance entre l'urne des individus et l'urne des moyennes

	Urne des individus x	Urne des moyennes m_n
		Quel que soit n
Moyenne	μ	$\mu' = \mu$
Variance	σ^2	$\sigma'^2 = \frac{\sigma^2}{n}$
Écart-type	σ	$\sigma' = \frac{\sigma}{\sqrt{n}}$
Composition (Loi de probabilité)	Quelconque (exemples : cas 1, 2 et 3) 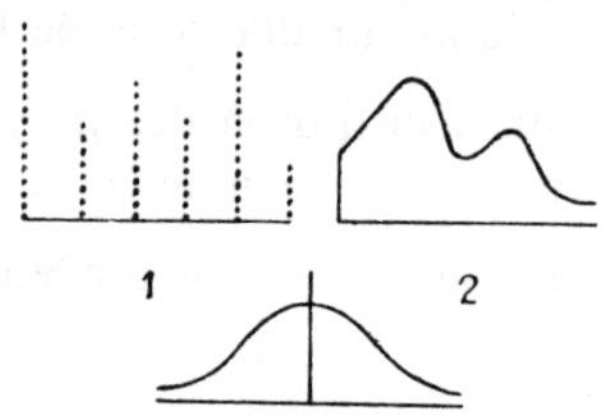 1 2 3	Si n est assez grand Loi normale 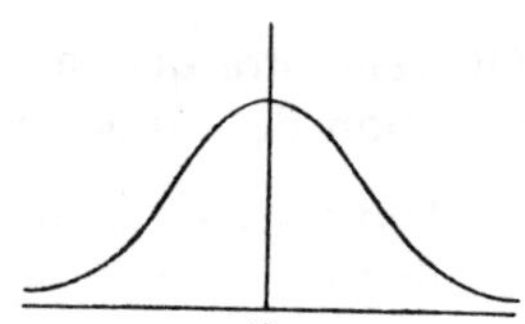 μ

La loi normale

La loi normale rencontrée ici revêt une importance considérable en statistique et sera évoquée à chaque instant par la suite; il est nécessaire d'en dire quelques mots dès maintenant.

La loi normale est une loi de probabilité particulière pour une variable x continue, non limitée, définie par une certaine équation $y(x)$.

Cette équation, sous sa forme générale, fait intervenir 2 paramètres a et b, à qui on peut donner des valeurs quelconques (avec $a > 0$), obtenant ainsi une double infinité de courbes de Gauss. C'est :

$$y = \frac{1}{a\sqrt{2\pi}} e^{-\frac{(x-b)^2}{2a^2}}$$

où e désigne la base des logarithmes népériens ($e = 2,718...$)

Si on calcule la moyenne et la variance de cette loi de probabilité par les intégrales définies plus haut pour le cas d'une variable continue, on trouve : $\mu = b$, $\sigma^2 = a^2$. Aussi l'équation est-elle plus souvent donnée sous la forme

$$y = \frac{1}{\sigma\sqrt{2\pi}} e^{-\frac{(x-\mu)^2}{2\sigma^2}}$$

où μ et σ représentent alors la moyenne et l'écart-type.

Sa représentation graphique donne une courbe en cloche symétrique, axée autour de la moyenne μ; on peut donner un sens concret à l'écart-type σ : il mesure ici la distance entre les points d'inflexion et l'axe de symétrie. La figure 10 donne l'exemple de 2 courbes de Gauss; la valeur moyenne de x est plus élevée dans celle de droite ($\mu_2 > \mu_1$); par contre la variabilité est plus faible ($\sigma_2 < \sigma_1$).

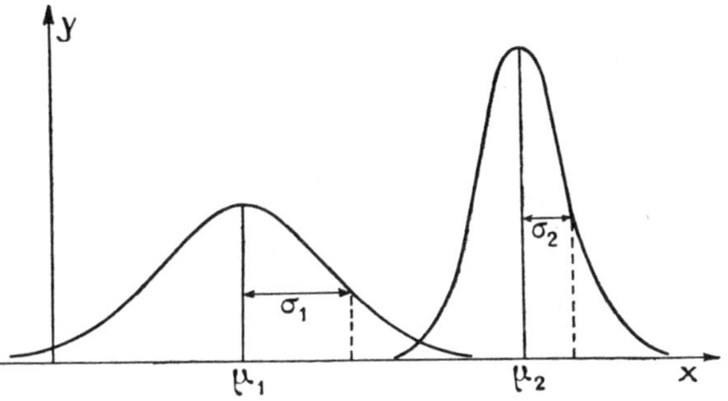

FIG. 10.

La donnée de la fonction $y(x)$ — c'est-à-dire de μ et σ qui la déterminent entièrement — permet de répondre aux questions telles que : probabilité pour que x soit compris dans un intervalle dx autour de x_0, ou dans un intervalle (x_A, x_B), ou supérieur à une valeur x_0, etc.

En fait nous nous intéressons surtout à la probabilité pour que x sorte d'un intervalle centré sur la moyenne μ. Cette probabilité a été mise en table pour la loi normale particulière définie par $\mu = 0$, $\sigma = 1$: c'est la table 1 figurant en fin de ce livre. Cette table peut aussi être utilisée pour une courbe de Gauss quelconque (μ, σ), à condition d'exprimer l'écart e avec l'unité σ, c'est-à-dire d'utiliser l'écart-réduit $\varepsilon = \frac{e}{\sigma}$.

Soit par exemple une variable x, obéissant à la loi normale de moyenne $\mu = 10$, d'écart-type $\sigma = 2$. Quelle est la probabilité pour que x sorte de l'intervalle 9 — 11? On a :

écart $e = 1$

écart-réduit $\varepsilon = \frac{e}{\sigma} = \frac{1}{2} = 0{,}5$,

probabilité correspondante d'après la table 1 = 62 chances sur 100.

Quelques intervalles particuliers, déjà signalés quand nous avons utilisé cette table à propos des pourcentages, méritent d'être rappelés :

— Il y a 5 chances sur 100 pour que $\varepsilon = 1{,}96 \# 2$, c'est-à-dire pour que x s'écarte de la moyenne de plus de 2 fois l'écart-type (règle du double de l'écart-type);

— On a de même 1 chance sur 100 pour 2,6 fois l'écart-type, et 1 chance sur 1 000 pour 3,3 fois l'écart-type.

Fluctuations d'une moyenne

Nous sommes maintenant en mesure de résoudre le problème posé au début de ce chapitre.

Lorsqu'on extrait d'une urne un échantillon suffisamment grand de n boules, la moyenne m obéit à une loi de probabilité normale de moyenne μ, de variance $\frac{\sigma^2}{n}$, parfaitement déterminée si on connaît les 2 indices μ et σ^2 « résumant » la composition de l'urne. La fluctuation de m est donc connue. On peut le montrer en procédant à divers paris.

Soit par exemple une urne, dont nous ne connaissons pas la composition, mais seulement son « résumé » par les 2 indices : $\mu = 10$, $\sigma^2 = 4$. Nous en extrayons un échantillon de 30 boules. Le tableau 20 rappelle la correspondance entre l'urne des individus et l'urne des moyennes.

TABLEAU 20

	Urne des individus	Urne des moyennes m_{30}
Moyenne	$\mu = 10$	$\mu' = 10$
Variance	$\sigma^2 = 4$	$\sigma'^2 = \frac{4}{30} = 0{,}13$
Écart-type	$\sigma = 2$	$\sigma' = \sqrt{0{,}13} = 0{,}36$
Composition (Loi de probabilité)	?	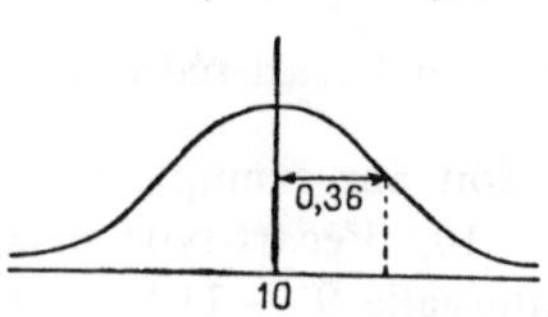

La moyenne obéit ici à une loi normale de moyenne $\mu' = 10$, d'écart-type $\sigma' = 0{,}36$. La table de l'écart-réduit permet alors de calculer les éléments du pari dans les deux sens :

a) Pour un intervalle donné, calculer le risque. Parions par exemple que m sera compris entre 9,5 et 10,5. On a :

$$e = 0{,}5 \qquad \varepsilon = \frac{0{,}5}{0{,}36} = 1{,}39$$

d'où, d'après la table de l'écart-réduit, $\alpha \# 16$ chances sur 100.

b) Calculons inversement les intervalles correspondant à divers risques.

Pour $\alpha = 0{,}001$ $\quad \varepsilon = 3{,}29 \quad e = 3{,}29 \times 0{,}36 = 1{,}18$
Pour $\alpha = 0{,}80$ $\quad \varepsilon = 0{,}25 \quad e = 0{,}25 \times 0{,}36 = 0{,}09$

Les intervalles sont 8,82 à 11,18 dans le premier cas et 9,91 à 10,09 dans le second. Celui qui parie avec le risque le plus faible doit naturellement choisir l'intervalle le plus grand.

On notera que, dans les calculs précédents, l'écart-type utilisé 0,36 était naturellement l'écart-type de l'urne des moyennes et non celui de l'urne initiale. Rappelons que l'écart-type de l'urne des moyennes vaut :

$$\sigma' = \frac{\sigma}{\sqrt{n}}$$

Il est encore appelé *écart-type de la moyenne*. La variance

$$\sigma'^2 = \frac{\sigma^2}{n}$$

de l'urne des moyennes est également appelée *variance de la moyenne.*

Conditions d'application

La loi de probabilité d'une moyenne n'est la loi normale qu'*en première approximation.* Cette approximation est d'autant meilleure que :

a) le nombre n est plus grand,

b) la loi de probabilité de la variable x est plus proche de la loi normale.

Considérons par exemple les cas figurés au tableau 19 :

— Dans le cas 3, où la loi de probabilité dans l'urne des individus est la loi normale, la loi sera normale pour l'urne des moyennes quel que soit n, même très petit : c'est déjà vrai pour $n = 1$, l'urne des moyennes se confondant alors avec l'urne des individus.

— Dans le cas 1 au contraire, où la loi de probabilité dans l'urne des individus s'écarte beaucoup de la loi normale, la loi n'est normale pour la moyenne m_n que si n est assez grand.

Il se trouve qu'en biologie les grandeurs mesurables étudiées (taille, poids, taux d'urée sanguine, etc.) sont généralement réparties dans la population selon des lois pas trop éloignées de la loi normale. Dans ces conditions la moyenne de n valeurs suit très correctement la loi normale même quand n n'est pas très grand.

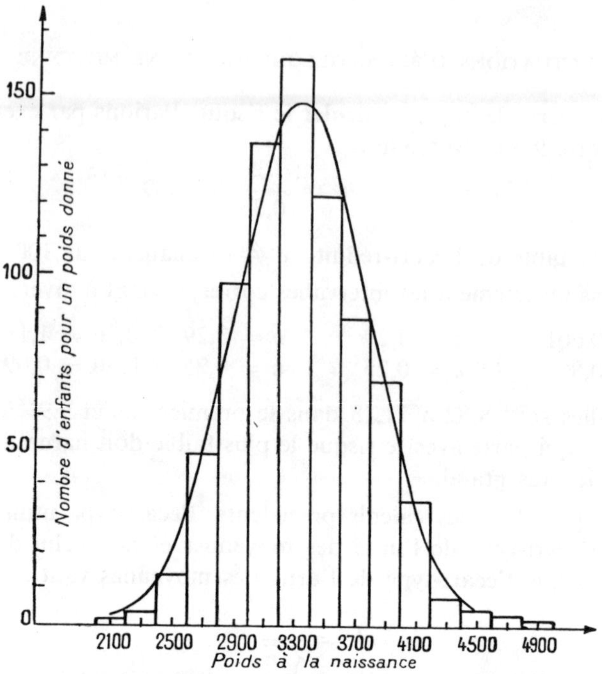

Fig. 11. — Distribution des poids à la naissance.

La hauteur des rectangles représente l'effectif observé pour chaque classe de poids, et le trait continu représente la courbe de Gauss ayant même moyenne et même variance. (D'après une série de 812 naissances normales relevées dans une maternité.)

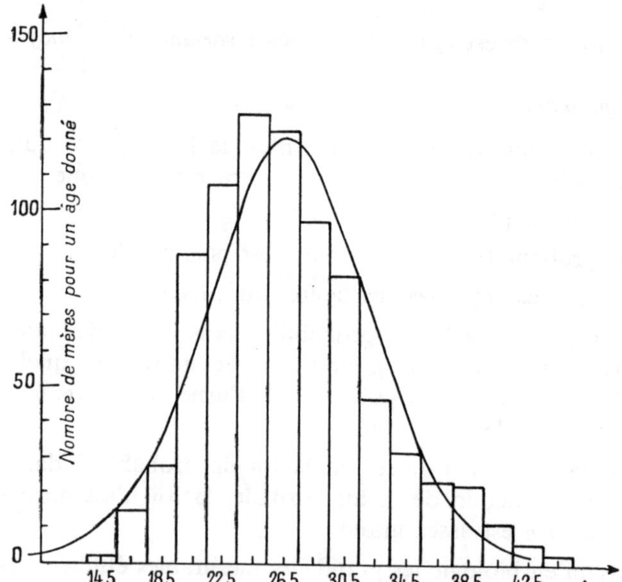

Fig. 12. — Distribution de l'âge des mères.

La hauteur des rectangles représente l'effectif observé pour chaque classe d'âge et le trait continu représente la courbe de Gauss ayant même moyenne et même variance. (D'après une série de 812 naissances normales relevées dans une maternité.)

Nous admettrons pratiquement que, dans les problèmes à traiter, *la loi normale est correctement suivie par la moyenne dès que n atteint 30, et nous appellerons dans ce qui suit « grands échantillons » tous ceux pour lesquels* $n \geqslant 30$.

Il reste à comprendre pourquoi les caractères étudiés en biologie sont le plus souvent répartis selon des lois voisines de la loi normale. C'est qu'en fait la quantité mesurée x est, pour un individu donné, le résultat d'une multitude de facteurs ajoutant indépendamment leurs effets, elle a donc la signification d'une somme, ou, ce qui revient au même, d'une moyenne, vis-à-vis de ces facteurs élémentaires; sa loi de probabilité est alors celle d'une moyenne, proche de la loi normale.

Nous donnons ci-dessous, à titre d'exemples, deux distributions observées réellement :

— La première porte sur le poids à la naissance relevé dans une série de naissances normales consécutives d'une maternité; la figure 11 indique pour chaque intervalle de poids le nombre observé de nouveau-nés par la hauteur du rectangle correspondant; ces rectangles permettent de se représenter approximativement la loi de probabilité du poids à la naissance dans la population; le trait continu représente la courbe de Gauss ayant même moyenne et même variance : on voit que l'accord est satisfaisant.

— La deuxième porte sur l'âge des mères pour les mêmes naissances (fig. 12); cette fois la loi observée est dissymétrique et s'écarte de la loi normale.

En fait l'accord avec la loi normale est loin d'être toujours vérifié; mais la loi de probabilité d'une moyenne se rapproche suffisamment vite de la loi normale quand n augmente, pour que la règle donnée $n \geqslant 30$ convienne pour la généralité des caractères étudiés.

N.B. — L'expression « loi normale » ne signifie aucunement que cette loi représente une situation normale, et les caractères qui n'obéissent pas à cette loi, comme l'âge de la mère dans l'exemple ci-dessus, ne traduisent en aucune sorte une anomalie.

Retour aux caractères qualitatifs

Soit une urne contenant N boules, les unes noires (en proportion p), les autres blanches (en proportion $q = 1 - p$). Inscrivons la valeur 1 sur les boules noires, la valeur 0 sur les boules blanches. L'urne correspond alors à une variable x discontinue, qui prend les valeurs 1 sur Np boules, 0 sur Nq boules.

La valeur moyenne de x dans l'urne est :

$$\mu = \frac{Np \times 1 + Nq \times 0}{N} = \frac{Np}{N} = p$$

c'est donc la proportion de boules noires.

Calculons ensuite la variance : l'écart à la moyenne p est $(1 - p)$ pour les boules marquées 1 et $(0 - p)$ pour les boules marquées 0 ; donc

$$\sigma^2 = \frac{Np(1 - p)^2 + Nq(0 - p)^2}{N} = pq^2 + qp^2 = pq(q + p) = pq.$$

Extrayons maintenant de l'urne un échantillon de n boules, sur lequel on observe des noires $(x = 1)$ en proportion p_0 et des blanches $(x = 0)$ en proportion q_0. La moyenne m observée sur l'échantillon est

$$m = \frac{np_0 \times 1 + nq_0 \times 0}{n} = p_0,$$

c'est donc la proportion observée de boules noires.

Ainsi les fluctuations de la proportion observée p_0 sont celles de la moyenne de n boules dans une urne définie par les 2 indices $\mu = p$, $\sigma^2 = pq$: elles obéissent donc, si n est suffisamment grand, à la loi de probabilité normale de moyenne p et de variance $\frac{pq}{n}$.

Ces résultats sont schématisés au tableau 21. Ils permettent de comprendre pourquoi, dans l'étude des caractères qualitatifs, on a décrit les fluctuations de p_0 à l'aide de la table de l'écart-réduit, en utilisant l'écart-type $\sqrt{\frac{pq}{n}}$.

TABLEAU 21

	Urne des individus	Urne des moyennes m_n
Moyenne	$\mu = p$	$\mu' = p$
Variance	$\sigma^2 = pq$	$\sigma'^2 = \frac{\sigma^2}{n} = \frac{pq}{n}$
Écart-type	$\sigma = \sqrt{pq}$	$\sigma' = \sqrt{\frac{pq}{n}}$
Composition (loi de probabilité)	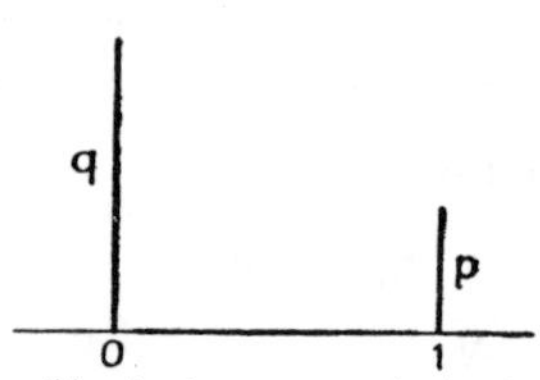	Si n est grand 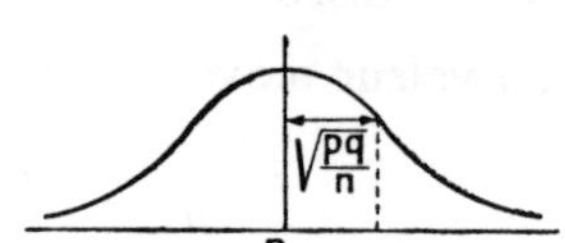

Il y a toutefois une difficulté : la loi de probabilité dans l'urne des individus est *très différente* de la loi normale; on doit donc supposer que la moyenne ne suit une loi normale que si n est très grand. Le calcul montre par exemple que si $p = 1\ \%$ c'est seulement à partir de $n = 500$ que la moyenne suit une loi proche de la loi normale; la définition des « grands échantillons » pour les caractères qualitatifs ne peut donc se ramener à la règle simple $n \geqslant 30$ qui convient aux caractères quantitatifs rencontrés en biologie. Nous avons vu qu'on pouvait seulement la traduire, en première approximation, par la règle $np > 5$ et $nq > 5$.

Nous donnons ci-dessous, à titre d'exemple (fig. 13), les résultats calculés exactement pour une série de tirages de 25 boules dans une urne contenant 50 %

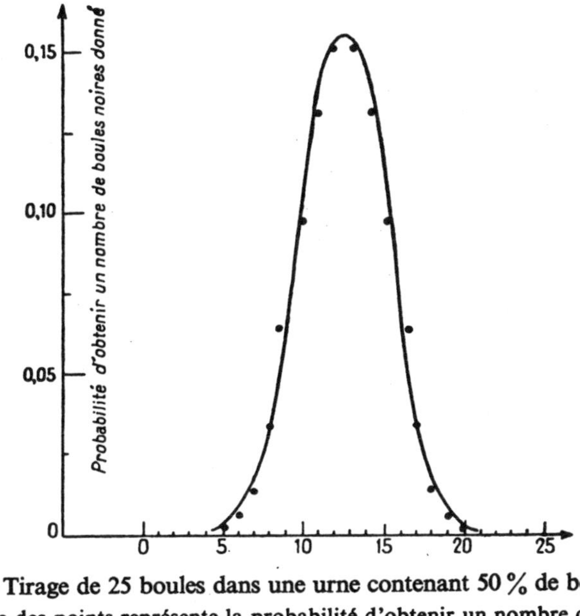

FIG. 13. — Tirage de 25 boules dans une urne contenant 50 % de boules noires.

L'ordonnée des points représente la probabilité d'obtenir un nombre de boules noires donné. La courbe représente la loi de Gauss de moyenne 12,5 et d'écart-type $\sqrt{0{,}50 \times 0{,}50 \times 25} = 2{,}5$.

de boules noires ($np = nq = 12{,}5$). Le trait plein représente la courbe de Gauss de moyenne 12,5 et d'écart-type $\sqrt{0{,}50 \times 0{,}50 \times 25} = 2{,}5$ (en raisonnant sur les nombres au lieu des pourcentages). L'accord est très satisfaisant. Ainsi, bien que la loi de probabilité dans l'urne des individus soit ici très différente de la loi normale (dont elle ne se rapproche que par sa symétrie), la moyenne de 25 boules suit déjà une loi extrêmement proche de la normale : on ne saurait mieux montrer le pouvoir « normalisant » d'une moyenne.

On conçoit que l'expression pq exprime d'une certaine manière la variabilité dans l'urne en regardant la figure 14, qui indique sa variation en fonction de p : elle est nulle pour $p = 0$ (or il n'y a alors que des boules blanches, donc pas de variabilité), elle croît ensuite jusqu'à $p = \frac{1}{2}$ (qui est le moment où il y a autant de boules noires que de boules blanches; la variabilité est à son maximum) et décroît ensuite.

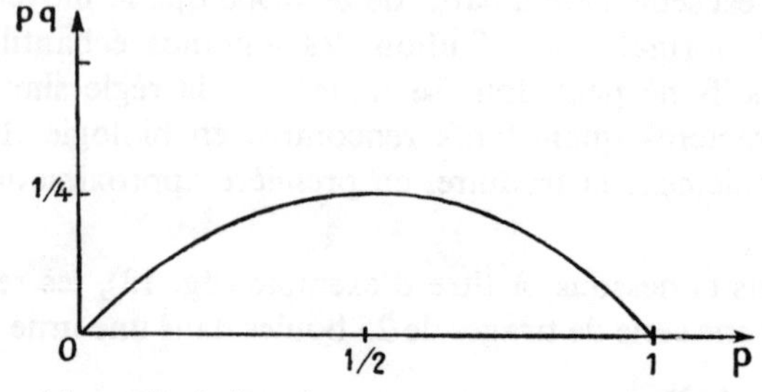

FIG. 14. — Variation de $pq = p(1 - p)$ en fonction de p.

Autres indices d'une loi de probabilité

Indépendamment de la moyenne et de la variance, d'autres indices sont parfois utilisés : la *médiane*, qui se place au milieu de la série de valeurs de x, les *quartiles*, qui partagent la série en 4 parties égales, etc... Le *mode* est la classe de l'abscisse correspondant à la fréquence maximum.

Ces indices sont parfois utilisés pour leur intérêt descriptif, mais sont moins utilisés dans les tests statistiques.

Exemples d'estimation de la médiane : pour la série 3 7 8, la médiane est 7 (il y a autant de valeurs inférieures que de valeurs supérieures); pour la série 3 5 7 8, c'est n'importe quelle valeur (entière ou non) entre 5 et 7.

CHAPITRE XI

ESTIMATION ET CALCUL DE LA MOYENNE ET DE LA VARIANCE

A. — ESTIMATION DE LA MOYENNE ET DE LA VARIANCE

Le chapitre précédent a montré que lorsqu'on extrait des échantillons d'une population, la fluctuation des moyennes observées peut être parfaitement décrite si on connaît la moyenne μ et la variance σ^2 dans la population. Dans la réalité ces indices ne sont pas connus. Mais on peut en avoir une valeur approchée, une « estimation », à partir d'un échantillon.

Si nous disposons d'un échantillon de n sujets, on peut calculer sur cet échantillon :

$$m = \frac{\Sigma x}{n} \quad \text{et} \quad s^2 = \frac{\Sigma(x - m)^2}{n}$$

La valeur de m est une estimation de μ.

La valeur de s^2, par contre, n'est pas une estimation tout à fait satisfaisante de σ^2 : on a en effet calculé les écarts, et leurs carrés, par rapport à la moyenne observée m, au lieu de la moyenne théorique μ. La somme des carrés ainsi obtenue est trop faible, car la somme des carrés des écarts d'une série de quantités par rapport à leur moyenne m est toujours plus petite que par rapport à n'importe quel autre nombre. On a donc certainement :

$$\Sigma (x - m)^2 < \Sigma(x - \mu)^2$$

et la valeur de s^2 est une estimation *trop faible* de σ^2.

On démontre que la meilleure correction possible consiste à compenser le numérateur trop petit de s^2 en diminuant le dénominateur de 1 unité.

La formule à utiliser pour l'estimation de la variance σ^2 est donc

$$s^2 = \frac{\Sigma(x - m)^2}{n - 1}.$$

On dit que $(n - 1)$ est le *nombre de degrés de liberté* (*).

(*) Pour la même raison, lorsque la variable est qualitative à deux classes, l'estimation de la variance à partir du pourcentage observé est, pour la variable (0, 1), $s^2 = p_0 q_0 \frac{n}{n - 1}$ et, pour le pourcentage, $\frac{s^2}{n} = \frac{p_0 q_0}{n - 1}$. Cette complication a été négligée à dessein dans les formules, de toute manière approximatives, des chapitres IV et V.

B. — CALCUL PRATIQUE DE LA MOYENNE ET DE LA VARIANCE

Nous l'exposerons sur deux exemples. Les données sont :

— dans le premier : les taux d'alcool dans le sang pour un échantillon de 30 sujets en état d'ébriété,

— dans le deuxième : les diamètres de l'induration apparue sur le bras après intradermo-réaction à la tuberculine chez 408 enfants d'un groupe d'allergiques spontanés au B.K.

On veut estimer la moyenne et la variance dans les groupes d'où proviennent les échantillons, c'est-à-dire calculer, dans le premier exemple,

$$m = \frac{\Sigma x}{30} \quad \text{et} \quad s^2 = \frac{\Sigma(x - m)^2}{29},$$

et dans le deuxième :

$$m = \frac{\Sigma x}{408} \quad \text{et} \quad s^2 = \frac{\Sigma(x - m)^2}{407}.$$

Les calculs, si on appliquait ces formules de définition, seraient extrêmement longs; ils peuvent être considérablement facilités par 3 opérations, éventuellement utilisables simultanément : *a*) le groupement des données, *b*) une expression différente du numérateur de la variance et *c*) un changement d'origine et éventuellement d'unité. Ces opérations peuvent paraître démodées à l'époque des ordinateurs. En fait elles restent bien utiles dans certaines circonstances, et de toute manière leur principe ne saurait être ignoré. Elles seront utilisées dans tous les exemples de ce livre. On notera que la première (le groupement des données) comporte une approximation, ce qui n'est pas le cas des deux autres.

Groupement des données

Lorsque les données sont très nombreuses, comme dans l'exemple 2, il y a un grand intérêt à utiliser leur groupement. C'est ce qui est fait au tableau 22, où elles ont été groupées en 6 classes. Dans le calcul de la moyenne et de la variance, on admet que toutes les données d'une classe ont une même valeur, celle du centre de la classe : ainsi, dans le calcul de la moyenne, les 75 sujets dont la mesure est comprise entre 5,5 et 10,5 seront considérés comme ayant la valeur 8 et donneront lieu, non à 75 additions, mais à la seule multiplication 75 × 8. On a donc :

$$m = \frac{75 \times 8 + 118 \times 13 + \ldots + 4 \times 33}{408} = \frac{6\,789}{408} = 16{,}64 \text{ mm}$$

$$s^2 = \frac{75(8 - 16{,}64)^2 + 118(13 - 16{,}64)^2 + \ldots + 4(33 - 16{,}64)^2}{407}$$

$$= \frac{16\,470}{407} = 40{,}47$$

$$s = \sqrt{40{,}47} = 6{,}36 \text{ mm.}$$

TABLEAU 22

Induration lue sur le bras après intradermo-réaction à la tuberculine chez 408 enfants d'un groupe d'allergiques spontanés au B.K. Présentation des données après groupement en 6 classes.

Limites des intervalles de classe (en mm)	Diamètres rentrant dans ces classes	Valeur centrale x_i	Effectif n_i
5,5 à 10,5	6 7 8 9 10	8	75
10,5 à 15,5	11 12 13 14 15	13	118
15,5 à 20,5	etc...	18	111
20,5 à 25,5		23	55
25,5 à 30,5		28	45
30,5 à 35,5	31 32 33 34 35	33	4
		Total	408

Les formules à utiliser s'écrivent d'une manière générale :

$$m = \frac{\Sigma n_i x_i}{n} \qquad s^2 = \frac{\Sigma n_i (x_i - m)^2}{n - 1}$$

Elles entraînent en principe une certaine erreur, puisque dans chaque classe on a remplacé les mesures par des nombres légèrement différents. Cependant l'erreur est minime, tandis que le gain de temps est considérable, à condition que le nombre de classes soit suffisant, à partir d'une dizaine par exemple (le nombre de classes adopté ici est donc un peu faible).

L'erreur est négligeable pour la moyenne; dans le cas de la variance la valeur obtenue peut être améliorée par la *correction de Sheppard*, en retranchant le 1/12 du carré de l'intervalle de classe, soit ici $5^2/12 = 2{,}08$. La valeur améliorée de s^2 serait ainsi $40{,}47 - 2{,}08 = 38{,}39$. Cette correction, déjà faible ici où pourtant le nombre des classes est peu important, est le plus souvent négligeable.

Indépendamment du calcul de la moyenne et de la variance, le tableau 22 a un intérêt pratique évident en tant que *mode de présentation des données* : une longue série de mesures ne peut en effet être présentée telle quelle et n'est lisible qu'après groupement. En pratique, on présentera seulement les deux dernières colonnes du tableau 22. On pourra en outre utiliser une représentation graphique; celle-ci (fig. 15) est appelée *histogramme*, on l'obtient en traçant des rectangles qui ont pour base les intervalles de classe et pour hauteur les effectifs correspondants.

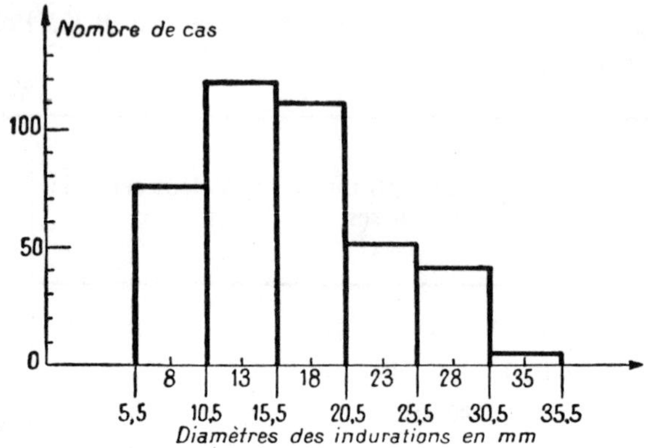

FIG. 15. — Histogramme correspondant aux données du tableau 22.

Expression différente du numérateur de la variance

Le numérateur de la variance, soit $\Sigma(x - m)^2$, peut aussi être exprimé sous la forme suivante :

$$\Sigma x^2 - \frac{(\Sigma x)^2}{n}.$$

Soit par exemple les 4 valeurs 4, 7, — 2, 11, de moyenne 5. On vérifie bien que :

$$\Sigma(x - m)^2 = (4 - 5)^2 + (7 - 5)^2 + (-2 - 5)^2 + (11 - 5)^2 = 90$$

$$\Sigma x^2 - \frac{(\Sigma x)^2}{n} = 4^2 + 7^2 + (-2)^2 + 11^2 - \frac{(4 + 7 - 2 + 11)^2}{4} = 90.$$

La démonstration de l'identité des 2 expressions d'une manière générale est d'ailleurs immédiate.

Les n termes de $\Sigma(x - m)^2$ peuvent être transformés par les relations :

$$(x_1 - m)^2 = x_1^2 - 2mx_1 + m^2$$
$$(x_2 - m)^2 = x_2^2 - 2mx_2 + m^2$$
$$\ldots$$
$$(x_n - m)^2 = x_n^2 - 2mx_n + m^2.$$

D'où, par addition

$$\Sigma(x - m)^2 = \Sigma x^2 - 2m\Sigma x + nm^2.$$

En remplaçant, dans le deuxième membre, m par sa valeur $\frac{\Sigma x}{n}$, il vient bien :

$$\Sigma(x - m)^2 = \Sigma x^2 - \frac{(\Sigma x)^2}{n}.$$

TABLEAU 23

Taux d'alcool dans le sang chez 30 sujets en état d'ébriété.
Données de base et calcul de la moyenne et de la variance.

Sujets	x (taux d'alcool en dg/l)	x^2
1	27	729
2	26	676
3	26	676
4	29	841
5	10	100
6	28	784
7	26	676
8	23	529
9	14	196
10	37	1 369
11	16	256
12	18	324
13	26	676
14	27	729
15	24	576
16	19	361
17	11	121
18	19	361
19	16	256
20	18	324
21	27	729
22	10	100
23	37	1 369
24	24	576
25	18	324
26	26	676
27	23	529
28	26	676
29	19	361
30	37	1 369
$n = 30$	$T_1 = 687$	$T_2 = 17\,269$

$$m = \frac{\Sigma x}{n} = \frac{T_1}{n} = \frac{687}{30} = 22{,}9 \text{ dg/litre}$$

$$s^2 = \frac{\Sigma(x - m)^2}{n - 1} = \frac{T_2 - T_1^2/n}{n - 1} = \frac{17\,269 - (687)^2/30}{29} = 52{,}99$$

$$s = \sqrt{52{,}99} = 7{,}28 \text{ dg/litre}$$

Ainsi, au lieu de calculer la somme des $(x - m)^2$ — qui nécessite une série de soustractions, puis sur les différences obtenues, avec éventuellement plusieurs décimales, des élévations au carré — il suffit de calculer la somme des x^2, ce qui est beaucoup plus simple, et de retrancher le « terme correctif » :

$$\frac{(\Sigma x)^2}{n}.$$

C'est ce qui est fait au tableau 23 où figurent, pour l'exemple 1, les données de base et les calculs en application de la formule ci-dessus. On y a désigné, comme nous le ferons désormais, par T_1 la somme des x et T_2 la somme des x^2; la formule s'écrit alors :

$$\Sigma(x - m)^2 = T_2 - \frac{T_1^2}{n},$$

et la variance estimée est :

$$s^2 = \frac{T_2 - T_1^2/n}{n - 1}.$$

Appliquons maintenant la méthode à l'exemple des 408 données du tableau 22. Comme les données sont groupées par classes x_i, la somme Σx des mesures s'écrit $\Sigma n_i x_i$ et vaut :

$$\Sigma n_i x_i = 75 \times 8 + 118 \times 13 + ... + 4 \times 33 = 6\,789$$

De même la somme des x^2 s'écrit $\Sigma n_i x_i^2$ et vaut :

$$\Sigma n_i x_i^2 = 75 \times (8)^2 + 118 \times (13)^2 + ... + 4 \times (33)^2 = 129\,437$$

Les calculs figurent au tableau 24, dans lequel on a pris soin d'inscrire dans la colonne 1 les effectifs n_i et dans la colonne 2 les centres des classes x_i (ordre inverse du tableau 22), de manière à obtenir :

— les termes $n_i x_i$ de la colonne 3 en multipliant les termes n_i et x_i des colonnes 1 et 2 ($75 \times 8 = 600$, etc...),

— les termes $n_i x_i^2 = n_i x_i \times x_i$ de la colonne 4 en multipliant les termes x_i et $n_i x_i$ des colonnes 2 et 3 ($8 \times 600 = 4\,800$, etc...).

En désignant comme précédemment par T_1 la somme des x ($T_1 = \Sigma n_i x_i$) et par T_2 la somme des x^2 ($T_2 = \Sigma n_i x_i^2$) on obtient la variance estimée par

$$s^2 = \frac{T_2 - T_1^2/n}{n - 1} = \frac{129\,437 - (6\,789)^2/408}{407} = 40{,}47$$

qui est bien la valeur trouvée au paragraphe précédent.

En définitive, la formule à utiliser est de toute manière :

$$s^2 = \frac{T_2 - T_1^2/n}{n - 1}$$

en désignant par :

T_1 la somme des x (Σx ou si les données sont groupées $\Sigma n_i x_i$),

T_2 la somme des x^2 (Σx^2 ou si les données sont groupées $\Sigma n_i x_i^2$).

TABLEAU 24

Calcul de la moyenne et de la variance à partir des données du tableau 22.

Effectifs n_i	x_i	n_ix_i (col. 1 × col. 2)	$n_ix_i^2$ (col. 2 × col. 3)
75	8	600	4 800
118	13	1 534	19 942
111	18	1 998	35 964
55	23	1 265	29 095
45	28	1 260	35 280
4	33	132	4 356
$n = 408$		$T_1 = 6\,789$	$T_2 = 129\,437$

$$m = \frac{T_1}{n} = \frac{6\,789}{408} = 16{,}64 \text{ mm}$$

$$s^2 = \frac{T_2 - T_1^2/n}{n-1} = \frac{129\,437 - (6\,789)^2/408}{407} = 40{,}47$$

On retiendra que le « terme correctif » *vient toujours en déduction* de T_2 même lorsque T_1 est négatif, T_1^2 étant de toute manière positif. Ce résultat est facile à comprendre : la somme des carrés des écarts par rapport à la moyenne est plus petite que la somme des carrés des écarts à n'importe quelle autre valeur, elle est donc plus petite que $T_2 = \Sigma x^2$ qui est la somme des carrés des écarts à 0.

Changement d'origine

En dépit des simplifications apportées, les calculs des tableaux 23 et 24 restent très laborieux en raison des valeurs élevées de x sur lesquelles portent la somme et surtout la somme des carrés. Mais la situation devient entièrement différente si on effectue un changement d'origine.

Le principe de cette opération est exposé au tableau 25 dans le cas très simple d'un échantillon de 4 valeurs : 1 004, 1 007, 998 et 1 011. On y a indiqué le calcul de la moyenne *a*) par le procédé de définition et *b*) avec un changement d'origine : choisissant comme origine « provisoire » 1 000, on a substitué aux 4 quantités x des quantités plus simples $x' = x - 1\,000$; on a ensuite calculé la moyenne m' des x'; la moyenne m des x s'obtient évidemment en rajoutant 1 000 à m'.

TABLEAU 25

Calcul de $m = \frac{\Sigma x}{n}$

par la méthode directe	en utilisant l'origine provisoire 1 000
x	$x' = x - 1\,000$
1 004	4
1 007	7
998	-2
1 011	11
4 020	20
$m = \frac{4\,020}{4} = 1\,005$	$m' = \frac{20}{4} = 5$
	$m = 1\,000 + m' = 1\,005$

En ce qui concerne le calcul de la variance, les choses se passent encore plus simplement : puisque la soustraction de 1 000 aux quantités x diminue leur moyenne de 1 000, les écarts à la moyenne ne sont pas changés; on a, par exemple, pour la première quantité x :

$$x_1 - m = 1\,004 - 1\,005 = -1$$

et également $x'_1 - m' = 4 - 5 = -1$.

Dans ces conditions la variance des x' est la même que celle des x.

En définitive, *on peut utiliser une origine provisoire x_0, qui substitue aux quantités x des quantités plus simples $x' = x - x_0$, et calculer la moyenne m' et la variance s'^2 des x'. La moyenne et la variance des x sont* :

$$m = x_0 + m' \qquad s^2 = s'^2$$

Il reste à choisir l'origine x_0 de manière à obtenir la simplification maximum. On a intérêt à avoir des valeurs x' très petites le plus souvent possible, donc à placer l'origine dans la zone de plus grande fréquence des x; dans le cas des données groupées, cette zone est la classe d'effectif maximum (appelée le *mode*).

C'est cette solution qui a été adoptée, pour l'exemple des 408 mesures d'induration, dans les calculs du tableau 26 : on a choisi l'origine provisoire dans la classe $x_i = 13$ où l'effectif n_i est le plus grand. Les calculs se déroulent ensuite, pour les x', comme au tableau 24 pour les x : les colonnes des n_i et des x'_i étant disposées dans le bon ordre (la colonne des n_i en premier), les colonnes suivantes donnent les $n_i x'_i$ et les $n_i x'^2_i$ par multiplication terme à terme des colonnes précédentes. Des totaux T_1 et T_2 on déduit la moyenne et la variance dans le système provisoire,

$$m' = \frac{T_1}{n} \quad \text{et} \quad s'^2 = \frac{T_2 - T_1^2/n}{n-1},$$

puis dans le système initial, $m = 13 + m'$ et $s^2 = s'^2$. On retrouve évidemment les mêmes valeurs qu'au tableau 24; le changement d'origine n'est en effet qu'un artifice de calcul, qui ne modifie aucunement les résultats — et ceci quelle que soit l'origine choisie.

Tableau 26

Mêmes calculs qu'au tableau 24 en utilisant la variable $x' = x - 13$.

Centre des classes x_i	Effectifs n_i	$x'_i = x_i - 13$	$n_i x'_i$ (col. 2 × col. 3)	$n_i x'^2_i$ (col. 3 × col. 4)
8	75	− 5	− 375	1 875
13	118	0	0	0
18	111	5	555	2 775
23	55	10	550	5 500
28	45	15	675	10 125
33	4	20	80	1 600
Total	$n = 408$		$T_1 = 1\,485$	$T_2 = 21\,875$

Système provisoire :

$$m' = \frac{T_1}{n} = \frac{1\,485}{408} = 3{,}64$$

$$s'^2 = \frac{T_2 - T_1^2/n}{n-1} = \frac{21\,875 - (1\,485)^2/408}{407} = 40{,}47$$

Système initial :

$$m = x_0 + m' = 13 + 3{,}64 = 16{,}64$$

$$s^2 = s'^2 = 40{,}47$$

Dans le cas des données non groupées, on n'a pas l'indication du mode pour le choix de x_0. On a intérêt à prendre x_0 aussi près que possible de la moyenne, en évaluant celle-ci, soit à vue, soit par estimation sur un petit échantillon des données. Les calculs figurent au tableau 27 pour les taux d'alcool de l'exemple 1, où on a choisi $x_0 = 22$. On voit la simplification qui en résulte pour la somme et surtout la somme des carrés.

TABLEAU 27

Mêmes calculs qu'au tableau 23, en utilisant la variable $x' = x - 22$.

Sujet	x	$x' = x - 22$	x'^2
1	27	5	25
2	26	4	16
3	26	4	16
4	29	7	49
5	10	— 12	144
6	28	6	36
7	26	4	16
8	23	1	1
9	14	— 8	64
10	37	15	225
11	16	— 6	36
12	18	— 4	16
13	26	4	16
14	27	5	25
15	24	2	4
16	19	— 3	9
17	11	— 11	121
18	19	— 3	9
19	16	— 6	36
20	18	— 4	16
21	27	5	25
22	10	— 12	144
23	37	15	225
24	24	2	4
25	18	— 4	16
26	26	4	16
27	23	1	1
28	26	4	16
29	19	— 3	9
30	37	15	225
$n = 30$		$T_1 = 27$	$T_2 = 1\,561$

Système provisoire :

$$m' = \frac{T_1}{n} = \frac{27}{30} = 0{,}9$$

$$s'^2 = \frac{T_2 - T_1^2/n}{n - 1} = \frac{1\,561 - (27)^2/30}{29} = 52{,}99$$

Système initial :

$$m = x_0 + m' = 22 + 0{,}9 = 22{,}9 \text{ dg/litre}$$

$$s^2 = s'^2 = 52{,}99$$

Changement d'unité

Les x' figurant au tableau 26, colonne 3, sont tous multiples de 5. On aurait donc simplifié le calcul en utilisant, non la variable $x' = x - 13$, mais la variable

$$x' = \frac{x - 13}{5}.$$

C'est ce qui est fait au tableau 28. On obtient alors pour la moyenne m' une valeur 5 fois plus faible, et pour la variance une valeur $5^2 = 25$ fois plus faible. Le retour au système initial sera donc fait par les formules :

$$m = 13 + 5m' \qquad s^2 = 25\, s'^2.$$

On retrouve naturellement les mêmes valeurs qu'au tableau 26.

TABLEAU 28

Mêmes calculs qu'au tableau 26 en utilisant la variable $x' = \dfrac{x - 13}{5}$.

Centre des classes x_i	Effectifs n_i	$x_i' = \dfrac{x_i - 13}{5}$	$n_i x_i'$	$n_i x_i'^2$
8	75	-1	-75	75
13	118	0	0	0
18	111	1	111	111
23	55	2	110	220
28	45	3	135	405
33	4	4	16	64
Total	$n = 408$		$T_1 = 297$	$T_2 = 875$

Système provisoire :

$$m' = \frac{T_1}{n} = \frac{297}{408} = 0{,}728$$

$$s'^2 = \frac{T_2 - T_1^2/n}{n - 1} = \frac{875 - (297)^2/408}{407} = 1{,}619$$

Système initial :

$$m = 13 + 5\, m' = 13 + 5 \times 0{,}728 = 16{,}64 \text{ mm}$$
$$s^2 = 25\, s'^2 = 25 \times 1{,}619 = 40{,}47$$

Règle générale

Le calcul pratique de la moyenne et de la variance est finalement effectué de la manière suivante :

Si on utilise provisoirement une nouvelle origine x_0 et une unité h fois plus grande, c'est-à-dire une variable provisoire

$$x' = \frac{x - x_0}{h},$$

on calculera successivement :

***a*) la somme des x' et la somme des x'^2, soit :**

$T_1 = \Sigma x'$ **ou, si les données sont groupées,** $\Sigma n_i x'_i$

$T_2 = \Sigma x'^2$ **ou, si les données sont groupées,** $\Sigma n_i x_i'^2$

***b*) la moyenne et la variance dans le système provisoire, soit :**

$$m' = \frac{T_1}{n}$$

$$s'^2 = \frac{T_2 - T_1^2/n}{n - 1}$$

***c*) enfin la moyenne et la variance dans le système initial, par :**

$$m = x_0 + hm'$$
$$s^2 = h^2 s'^2$$

Pour simplifier, dans les tableaux de calcul, nous effectuerons en une seule fois les opérations (*b*) et (*c*), ce qui revient à utiliser les formules :

$$m = x_0 + h\frac{T_1}{n}$$

$s^2 = h^2 \dfrac{T_2 - T_1^2/n}{n - 1}$, qu'on peut également écrire : $s^2 = \dfrac{1}{n - 1} h^2 \left(T_2 - \dfrac{T_1^2}{n}\right)$.

C'est ce qui est fait dans l'exemple suivant.

Exemple

Le tableau 29 indique la distribution des poids dans un échantillon de 200 naissances normales, ainsi que le calcul de m et s^2 en prenant pour origine provisoire $x_0 = 3\,300$ g (classe d'effectif le plus élevé) et pour unité 200 g.

TABLEAU 29

Poids à la naissance.

Centre des classes x_i (poids en g)	Effectif n_i	$x'_i = \dfrac{x_i - 3\,300}{200}$	$n_i x'_i$ (col. 2 × col. 3)	$n_i x'^2_i$ (col. 3 × col. 4)
2 100	3	— 6	— 18	108
2 300	5	— 5	— 25	125
2 500	9	— 4	— 36	144
2 700	13	— 3	— 39	117
2 900	16	— 2	— 32	64
3 100	30	— 1	— 30	30
3 300	41	0	0	0
3 500	36	1	36	36
3 700	17	2	34	68
3 900	14	3	42	126
4 100	9	4	36	144
4 300	4	5	20	100
4 500	2	6	12	72
4 700	0	7	0	0
4 900	0	8	0	0
5 100	1	9	9	81
Total	200		$T_1 = 9$	$T_2 = 1\,215$

$$m = 3\,300 + 200 \times \frac{9}{200} = 3\,309 \text{ grammes}$$

$$s^2 = (200)^2 \frac{1\,215 - 9^2/200}{199} \# 244\,000$$

$$s = \sqrt{244\,000} = 494 \text{ grammes}$$

Vérification du calcul

Une erreur importante dans le calcul de m sera vite décelée, car le seul examen des données de base permet de prévoir approximativement la moyenne; mais il n'en est pas de même de la variance, il est donc utile de vérifier son ordre de grandeur.

a) On peut d'abord utiliser la règle du double de l'écart-type : 5 % des mesures sont en dehors de l'intervalle $(\mu - 2\sigma, \mu + 2\sigma)$ dans une distribution normale. Si la variable examinée a une distribution pas trop éloignée de la normale, cette règle est encore suffisamment vérifiée pour un calcul approché et, sur l'échantillon, on doit trouver en dehors de l'intervalle $(m - 2s, m + 2s)$

un pourcentage de mesures pas trop éloigné de 5 %. Dans le cas du tableau 29, cet intervalle est (3 309 — 988, 3 309 + 988) soit à peu près 2 300 à 4 300. Les poids observés inférieurs à 2 300 sont d'après la colonne 2 (en admettant que les 5 sujets de l'intervalle de centre 2 300 se répartissent également de chaque côté de ce centre) : 3 + 2,5 = 5,5. Les poids supérieurs à 4 300 sont de même $\frac{4}{2} + 2 + 1 = 5$. On a donc au total 5,5 + 5 = 10,5 mesures sur 200, proportion très voisine de 5 %. Supposons qu'on ait par erreur trouvé une variance 10 fois trop faible $s^2 = 24\,400$, d'où $s = 156$, l'intervalle serait 3 000 — 3 600 excluant 93 mesures sur 200, soit 46 %, proportion manifestement trop éloignée de 5 %. Dans le cas du tableau 24, l'intervalle va de 3,8 à 29,4. Il n'y a aucune mesure inférieure à 3,8 et environ $\frac{45}{5} + 4 = 13$ mesures supérieures à 29,4. Cette dissymétrie de part et d'autre de l'intervalle correspond à la forme dissymétrique de la distribution de cette variable, prévisible d'après la figure 15. Cependant, même en pareil cas, le total des mesures extérieures à l'intervalle ne doit pas être très éloigné de 5 %, du moins au degré d'approximation voulu pour une recherche d'erreur importante : il est ici 0 + 13, soit 13 mesures sur 408, proportion encore voisine de 5 %.

b) Une autre méthode est basée sur l'*étendue* (en anglais *range*), ou différence entre la plus grande et la plus petite valeurs observées sur l'échantillon. Une table de correspondance (table 7) donne la valeur de l'écart-type en fonction de l'étendue lorsque la distribution est proche de la normale.

Dans le cas du tableau 29, la plus grande mesure est 5 100, et la plus petite (en admettant que les 3 mesures de l'intervalle centré sur 2 100 soient aux centres de 3 sous-intervalles égaux) est 2 030. L'étendue vaut donc 3 070, ce qui donne, d'après la table, pour 200 mesures, un écart-type 3 070 × 0,182 = 559 contre la valeur 494 trouvée au tableau 29.

Cette méthode donne d'assez mauvais résultats lorsque la distribution s'écarte de la distribution normale, mais elle a l'avantage de donner un ordre de grandeur de l'écart-type sans aucun calcul et même sans qu'il soit nécessaire de grouper les données.

c) Enfin une méthode graphique, exposée plus loin (cf. annexe I) permet simultanément de vérifier que la distribution est à peu près normale et, dans ce cas, d'avoir une valeur approchée de la moyenne et de l'écart-type.

Chapitre XII

LES SONDAGES. PRÉCISION D'UNE MOYENNE. COMPARAISON D'UNE MOYENNE OBSERVÉE A UNE VALEUR THÉORIQUE (GRANDS ÉCHANTILLONS)

A. — LES SONDAGES

Position du problème

On s'intéresse à la valeur moyenne μ d'un caractère quantitatif x dans une population donnée. Au lieu de rechercher la valeur exacte de μ par l'examen de tous les sujets, on se propose de tirer au sort un échantillon de n sujets dans la population et, à partir de la moyenne m observée, d'induire des renseignements sur μ, en consentant à l'avance un certain risque d'erreur. L'effectif n est supposé grand ($\geqslant 30$).

Solution

Le raisonnement va être le même que celui exposé à propos des pourcentages. On déterminera les valeurs inférieure μ_i et supérieure μ_s de la moyenne inconnue μ compatibles avec la valeur observée m, pour un risque d'erreur donné. Pour le risque 5 % par exemple, la valeur de μ_i est celle (fig. ci-dessous) pour laquelle m est la limite droite de l'intervalle de pari à 5 % autour de μ_i. Cet intervalle va de $\mu_i — 1,96 \frac{\sigma}{\sqrt{n}}$ à $\mu_i + 1,96 \frac{\sigma}{\sqrt{n}}$ puisque, n étant supposé grand, la moyenne m d'un échantillon tiré au sort dans une population de moyenne μ et d'écart-type σ suit une loi normale de moyenne μ et d'écart-type $\frac{\sigma}{\sqrt{n}}$. On a donc :

$$m - \mu_i = 1,96 \frac{\sigma}{\sqrt{n}}$$

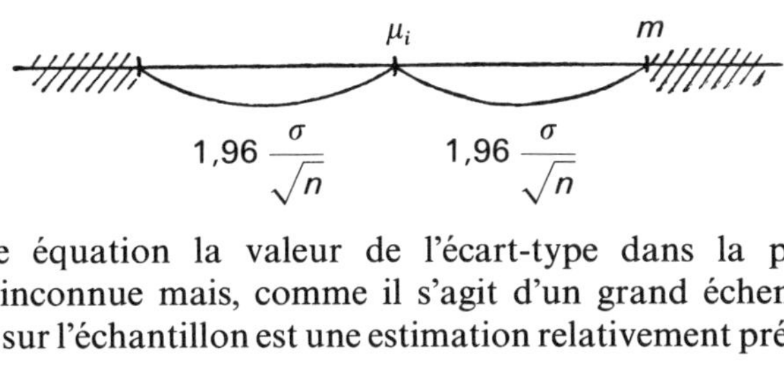

Dans cette équation la valeur de l'écart-type dans la population est généralement inconnue mais, comme il s'agit d'un grand échentillon, l'écart-type s observé sur l'échantillon est une estimation relativement précise de σ et, en remplaçant σ par s dans la formule ci-dessus, on obtient la valeur approximative de μ_i :

$$\mu_i = m - 1{,}96 \frac{s}{\sqrt{n}}$$

De même, en prenant pour limite supérieure μ_s la valeur de μ telle que m soit la limite gauche de l'intervalle de pari autour de μ_s on aboutira à :

$$\mu_s = m + 1{,}96 \frac{s}{\sqrt{n}}$$

L'intervalle cherché va ainsi de $m - 1{,}96 \frac{s}{\sqrt{n}}$ à $m + 1{,}96 \frac{s}{\sqrt{n}}$.

Exemple :

Le tableau 30 donne les taux de cholestérol de 114 sujets tirés au sort parmi les hommes de 50 à 59 ans d'une population déterminée. On voit que la moyenne observée est $m = 195{,}4$ cg. Que peut-on dire de la moyenne μ dans la population origine?

TABLEAU 30

Distribution du taux de cholestérol (mesuré par la méthode de Grigaut) dans un échantillon de 114 sujets tiré au sort parmi les hommes de 50 à 59 ans d'une population déterminée.

Taux de cholestérol x_i en cg (centres des classes)	Effectif n_i	$x'_i = \frac{x_i - 165}{20}$	$n_i x'_i$	$n_i x'^2_i$
105	1	— 3	— 3	9
125	2	— 2	— 4	8
145	18	— 1	— 18	18
165	26	0	0	0
185	16	1	16	16
205	17	2	34	68
225	12	3	36	108
245	12	4	48	192
265	4	5	20	100
285	2	6	12	72
305	1	7	7	49
325	2	8	16	128
345	1	9	9	81
Total	114		$T_1 = 173$	$T_2 = 849$

$$m = 165 + 20 \times \frac{173}{114} = 195{,}4 \text{ cg}$$

$$s^2 = \frac{1}{113} \times (20)^2 \left[849 - \frac{(173)^2}{114}\right] = 2\,076$$

$$s = \sqrt{2\,076} = 45{,}6 \text{ cg}$$

Les formules ci-dessus indiquent (l'écart-type observé étant $s = 45{,}6$ cg) qu'on peut assigner à μ, au risque 5 %, l'intervalle allant de

$$195{,}4 - 1{,}96 \times \frac{45{,}6}{\sqrt{114}} = 187{,}1 \text{ à } 195{,}4 + 1{,}96 \times \frac{45{,}6}{\sqrt{114}} = 203{,}7.$$

L'intervalle déterminé ci-dessus est appelé *intervalle de confiance.* Rappelons le sens exact de cet intervalle : il est tel qu'on peut y situer la moyenne inconnue « avec confiance », le risque d'erreur étant connu : 5 % dans le cas présent. Il faut entendre par là qu'en déterminant l'intervalle de confiance avec la formule proposée on risque, dans une série de sondages, de se tromper en moyenne 5 fois sur 100. Ce résultat — qui n'est pas une conséquence évidente du fait que nous avons adopté le risque 5 % pour le pari dans notre raisonnement — peut être démontré. L'intervalle de confiance au risque 5 %, du fait qu'il aura 95 chances sur 100 de contenir la moyenne μ, est appelé intervalle de confiance à 95 %. Ainsi :

L'observation d'une moyenne m sur un échantillon de n observations permet d'assigner à la moyenne inconnue μ l'intervalle de confiance à 95 % : $m \pm \frac{1{,}96\, s}{\sqrt{n}}$ $\left(\text{pratiquement } m \pm 2\frac{s}{\sqrt{n}}\right)$, s étant l'écart-type estimé sur l'échantillon.

On peut choisir un risque autre que 5 %. Avec le risque 1 % l'intervalle de confiance à 99 % serait

$$m \pm 2{,}576 \frac{s}{\sqrt{n}}$$

soit dans notre exemple 195,4 ± 11,0. L'intervalle croît naturellement quand le risque diminue.

D'une manière générale, pour le risque α, l'intervalle de confiance à $(1 - \alpha)$ est :

$$m \pm \varepsilon \frac{s}{\sqrt{n}}$$

ε étant l'écart réduit lu dans la table pour le risque α.

Conditions d'application

Rappelons d'abord que le tirage au sort effectué suppose toujours, dans le schéma de l'urne, la composition de celle-ci pratiquement inchangée par le retrait des boules successives constituant l'échantillon; la taille de la population doit donc être grande par rapport à celle de l'échantillon.

Il faut ensuite que l'échantillon soit suffisamment grand; cette condition est nécessaire pour une double raison : d'abord pour que la moyenne m fluctue pratiquement selon la loi normale, ensuite pour qu'on puisse estimer la variance exacte σ^2 par la variance observée s^2 avec une suffisante précision.

La valeur $n = 30$ constitue un minimum. Le cas des petits échantillons est étudié au chapitre XIV.

Précision du sondage

Celle-ci, pour un risque donné, est d'autant meilleure que l'intervalle de confiance est plus petit; c'est-à-dire qu'elle varie en raison inverse de $\frac{\sigma}{\sqrt{n}}$.

La précision est donc, en premier lieu, d'autant meilleure que le caractère étudié est moins variable.

Elle est ensuite *proportionnelle à* $\sqrt{n}$, ce qui chiffre le rôle essentiel joué par la dimension *de l'échantillon*; par exemple, pour avoir une précision 10 fois meilleure, il faut 100 fois plus de sujets.

Par contre, comme dans le cas des caractères qualitatifs, *la taille de la population n'intervient pas dans la formule, elle est sans importance sur la précision du résultat* (à condition toutefois qu'elle soit grande par rapport à la taille de l'échantillon, hypothèse rappelée au paragraphe précédent).

Nombre de sujets nécessaire

Dans les mêmes conditions que ci-dessus, si on veut obtenir dans le sondage une précision fixée à l'avance, c'est-à-dire un intervalle de confiance déterminé par $\pm\ i$, on doit avoir, pour un risque de 5 % par exemple :

$$i = 1{,}96 \frac{\sigma}{\sqrt{n}} \# \ 2 \frac{\sigma}{\sqrt{n}}$$

$$n = \frac{4\ \sigma^2}{i^2}$$

et plus généralement, pour un risque α :

$$n = \frac{\varepsilon^2\sigma^2}{i^2}$$

ε étant l'écart-réduit correspondant au risque α dans la table de l'écart-réduit.

Ainsi il est possible de déterminer le nombre minimum de sujets nécessaires pour un sondage, à condition :

a) de fixer i et α (précision désirée, risque consenti);

b) de connaître σ^2. Cette condition est plus gênante. Elle peut obliger à un sondage préalable, sur un petit échantillon. Elle montre pourquoi il n'est pas possible de répondre à cette question toujours cruciale : « combien de sujets?... » si on ne dispose pas de certains éléments d'information.

Importance du tirage au sort

Tout ce qui a été dit à propos des caractères qualitatifs reste valable : le sondage suppose essentiellement un tirage au sort, et il est essentiel d'éviter toute sélection quand les sujets sont désignés, quand on obtient l'information qui les concerne, et au cours du temps si l'enquête se poursuit pendant une certaine durée (voir p. 50).

Intervalle pour la moyenne et intervalle pour un sujet

Dans l'exemple envisagé plus haut, nous avons conclu que le taux *moyen* de cholestérol μ est compris, au risque 5 %, entre 187,1 et 203,7. Dans quel intervalle peut-on situer le taux de cholestérol d'*un sujet* de cette population?

Supposons d'abord que la répartition des taux soit normale dans la population. On conclura alors, au risque 5 %, qu'un taux est compris entre $\mu - 1{,}96\,\sigma$ et $\mu + 1{,}96\,\sigma$, valeurs que nous estimerons, d'après notre échantillon, par $m \pm 1{,}96\,s = 195{,}4 \pm 1{,}96 \times 45{,}6$ soit environ 106 et 285.

Il faut bien distinguer les 2 conclusions suivantes :

a) Le taux de cholestérol *moyen dans la population* est compris entre 187,1 et 203,7. Cet intervalle correspond à la formule $m \pm \dfrac{1{,}96\,s}{\sqrt{n}}$; il est d'autant plus petit qu'on l'a obtenu à partir d'un plus grand nombre de sujets. Le résultat concerne un groupe. Il est intéressant surtout du point de vue théorique, et pour des problèmes de recherche, où on compare des groupes.

b) Le taux de cholestérol d'*un sujet* est compris entre 106 et 285. Cet intervalle correspond à la formule $m \pm 1{,}96\,s$ (qui suppose le caractère distribué normalement); il concerne un individu, il est intéressant surtout du point de vue pratique, notamment pour détecter un état pathologique. (Ce point sera discuté plus loin.)

Il est essentiel de ne pas confondre les problèmes (*a*) et (*b*) dans l'énoncé de la conclusion; ce qui arriverait par exemple si on disait : « le taux de cholestérol est compris entre telle et telle limite ». Il faut préciser s'il s'agit du taux de cholestérol moyen ou pour un sujet. L'énoncé correct sera :

— Dans le cas (*a*) : le taux de cholestérol moyen de la population, d'après un échantillon de 114 sujets, peut être situé dans l'intervalle de confiance 195,4 ± 8,3 pour le risque 5 %. On peut plus simplement donner la moyenne, la variance et le nombre de sujets de l'échantillon utilisé. Encore faut-il préciser s'il s'agit de la variance pour un sujet (σ^2) ou pour la moyenne $\left(\dfrac{\sigma^2}{n}\right)$.

— Dans le cas (*b*) : le taux de cholestérol d'un sujet est compris, au risque 5 %, entre 106 et 285.

En fait l'hypothèse nécessaire pour ce dernier énoncé, celle de la distribution normale pour le caractère étudié, n'est pas vérifiée ici; le seul examen du tableau 30 montre en effet que la distribution est très dissymétrique. Il faudrait alors déterminer l'intervalle de variation d'une manière empirique; si on le désire symétrique, pour le risque 5 %, il devra exclure à chaque extrémité 2,5 % de 114 sujets, soit environ 3 sujets. Sa borne inférieure est donc 135, et sa borne supérieure 315. Nous ne donnons ces valeurs qu'à titre indicatif, leur détermination pouvant être faite plus exactement en recourant par exemple aux données de base non groupées; en tout état de cause elles diffèrent notablement de celles qui ont été données plus haut; mais ceci ne change rien à la nécessité de distinguer l'intervalle pour 1 sujet (obtenu par $m \pm 1{,}96\ s$ si la distribution est normale, et autrement si elle ne l'est pas), et l'intervalle pour la moyenne (qui est de toute manière $m \pm 1{,}96\ s/\sqrt{n}$, la moyenne étant distribuée normalement si $n \geqslant 30$). On donne parfois le nom de déviation-standard à σ, et d'erreur-standard à $\frac{\sigma}{\sqrt{n}}$.

L'intervalle de variation pour un sujet peut être utilisé dans la détection d'un état pathologique.

L'examen d'un grand nombre de sujets sains dans une population permet d'établir, comme on vient de le faire de façon approchée, un intervalle de variation $x_i x_s$ tel que la mesure x pour 1 sujet soit par exemple 2,5 fois sur 100 inférieure à x_i et 2,5 fois sur 100 supérieure à x_s.

Lorsque la mesure, pour un sujet examiné, sort de cet intervalle, on peut suspecter un état pathologique. Un tel diagnostic comporte les deux risques habituels :

a) le risque de considérer comme malade un sujet normal; ce risque est ici $\alpha = 5\,\%$;

b) le risque de considérer comme normal un sujet malade. Ce risque β est inconnu, sauf si on connaît la distribution du caractère chez les sujets malades. Il est d'autant plus élevé qu'on aura choisi α plus faible.

Ces deux risques peuvent avoir une importance pratique très différente; si on décide par exemple que, pour toute mesure extérieure à l'intervalle, on demande des examens d'autre nature, il sera sans doute moins grave de conclure à tort à un état pathologique, qui sera infirmé par la suite, que de croire normal un cas pathologique, qui échappera; il peut alors être indiqué de choisir un risque α relativement élevé, et par conséquent un risque β plus faible.

L'égalité des risques $x < x_i$ et $x > x_s$ demande également à être discutée; il peut très bien arriver que le pathologique soit recherché inégalement du côté « hyper » et du côté « hypo », voire d'un seul côté seulement.

Ainsi les limites de la mesure doivent-elles être fixées en fonction de risques ayant une signification concrète; il est naturellement vain d'espérer qu'elles tracent la frontière entre le normal et le pathologique.

B. — PRÉCISION D'UNE MOYENNE

Dans un service d'hôpital on a examiné, pendant une période donnée, 133 malades atteints d'hépatite. Pour chacun d'eux on a procédé à l'électrophorèse des protéines sériques, et on dispose du rapport $x = \frac{\beta \text{ globulines}}{\text{protéines totales}}$.
La distribution observée de x figure au tableau 31.

TABLEAU 31

Distribution du rapport $\frac{\beta \text{ globulines}}{\text{protéines totales}}$ pour 133 cas d'hépatite.

$\frac{\beta \text{ globulines}}{\text{protéines totales}}$ x_i (centres des classes)	Effectif n_i	$x'_i = \frac{x_i - 16}{2}$	$n_i x_i$	$n_i x'^2_i$
6	2	— 5	— 10	50
8	6	— 4	— 24	96
10	13	— 3	— 39	117
12	17	— 2	— 34	68
14	17	— 1	— 17	17
16	38	0	0	0
18	10	1	10	10
20	17	2	34	68
22	6	3	18	54
24	5	4	20	80
26	2	5	10	50
Total	133		$T_1 = -32$	$T_2 = 610$

$$m = 16 - 2 \times \frac{32}{133} = 15{,}519$$

$$s^2 = \frac{1}{132} \times (2)^2 \left[610 - \frac{(32)^2}{133}\right] = 18{,}25$$

$$s = \sqrt{18{,}25} = 4{,}27$$

$$\frac{s}{\sqrt{n}} = \frac{4{,}27}{\sqrt{133}} = 0{,}37$$

La valeur moyenne de x, pour le groupe considéré, est très exactement $m = 15{,}519$; elle ne comporte, dans cet énoncé, aucune marge de variation (sinon celle qui résulte de l'erreur expérimentale, dont nous faisons abstraction pour le moment). Cependant le résultat ne présente qu'un intérêt en quelque sorte « anecdotique »; nous savons très bien que, si nous avions eu la possibilité d'examiner un autre groupe de malades apparemment semblables aux précédents, la moyenne observée différerait vraisemblablement de la valeur trouvée. En fait il doit exister, pour « les malades semblables à ceux qui ont été examinés », une valeur moyenne μ; c'est celle-ci qu'il est intéressant de connaître.

Les 133 malades examinés peuvent être considérés comme un échantillon de sondage dans une population fictive, forgée à l'image de l'échantillon. La valeur μ est donc comprise dans l'intervalle de confiance, à 95 % par exemple,

$$m \pm 1{,}96 \frac{s}{\sqrt{n}}, \text{ soit } 14{,}8 \text{ à } 16{,}2.$$

L'intervalle de confiance à 99 % serait de même

$$m \pm 2{,}576 \frac{s}{\sqrt{n}}, \text{ etc...}$$

La seule différence entre la pratique du sondage et le problème de la précision d'une moyenne est que la population invoquée a une existence réelle dans le premier cas, tandis qu'elle est imaginaire dans le second.

C. — COMPARAISON D'UNE MOYENNE OBSERVÉE A UNE VALEUR THÉORIQUE

On a prélevé un échantillon de n paquets de tabac dans la production d'une machine à paqueter. On demande si la moyenne observée m est compatible avec l'hypothèse que la machine fabrique « en moyenne » des paquets de 40 g.

Si cette hypothèse est vérifiée, les poids des paquets sont distribués selon une certaine loi de moyenne $\mu = 40$ g, de variance σ^2 (inconnue), et le poids moyen de n paquets est distribué selon une loi normale de moyenne $\mu = 40$ g, d'écart-type $\frac{\sigma}{\sqrt{n}}$. La moyenne observée m diffère donc de μ, au risque 5 % par exemple, si

$$| m - \mu | \geqslant \frac{1{,}96\ \sigma}{\sqrt{n}}$$

ou si la valeur absolue de l'écart-réduit

$$| \varepsilon | = \frac{| m - \mu |}{\frac{\sigma}{\sqrt{n}}}$$

égale ou dépasse 1,96.

En fait l'écart-type σ n'est pas connu, mais on dispose de son estimation s d'après l'échantillon, qui est suffisamment approchée si l'échantillon est grand. On considérera donc le rapport

$$\varepsilon = \frac{m - \mu}{\frac{s}{\sqrt{n}}}.$$

Finalement :

La comparaison d'une moyenne m, observée sur n cas, à une valeur théorique μ est basée sur l'estimation de l'écart-réduit

$$\varepsilon = \frac{m - \mu}{\frac{s}{\sqrt{n}}}$$

où s désigne l'écart-type estimé sur l'échantillon.

Si $|\varepsilon| < 1{,}96$ (pratiquement 2) la différence n'est pas significative (à 5 %).

Si **$|\varepsilon| \geqslant 1{,}96$ (pratiquement 2) la différence est significative et le risque correspondant à ε, lu dans la table de l'écart-réduit (table 1) fixe le degré de signification.**

N. B. — **Le test n'est valable que pour de grands échantillons ($n \geqslant 30$).**

L'application la plus courante de ce problème est la comparaison à une valeur théorique 0, qui est basée sur l'écart-réduit $\frac{m}{\frac{s}{\sqrt{n}}}$: c'est ce qu'on verra notamment au chapitre XIII, dans la comparaison de 2 séries appariées.

CHAPITRE XIII

COMPARAISON DE DEUX MOYENNES OBSERVÉES (GRANDS ÉCHANTILLONS)

A. — LES FLUCTUATIONS D'ÉCHANTILLONNAGE DE LA DIFFÉRENCE DE DEUX MOYENNES

Position du problème

De deux urnes, ayant la même moyenne μ, et des variances σ_A^2 et σ_B^2, on extrait par tirage au sort, dans les conditions définies antérieurement, 2 *grands* échantillons de n_A et n_B boules ($n_A \geqslant 30$, $n_B \geqslant 30$), sur lesquels on observe des moyennes m_A et m_B; nous nous intéressons aux valeurs que peut prendre la différence $d = m_A - m_B$.

Si chacune de ces moyennes égalait μ, la différence d serait nulle; nous prévoyons que d restera proche de cette valeur « théorique » 0. Nous nous intéresserons à l'écart $d - 0 = d$, que nous appellerons *écart*. Les fluctuations d'échantillonnage de la différence ($m_A - m_B$) seront connues si on connaît la probabilité pour que l'écart sorte d'un intervalle ($-e$, $+e$), ou encore le risque d'erreur du pari correspondant à cet intervalle.

Solution

On montre que l'écart ($m_A - m_B$) suit une loi de probabilité sensiblement normale, dont la moyenne est 0, et dont la variance (dite variance de la différence) est :

$$\sigma_d^2 = \frac{\sigma_A^2}{n_A} + \frac{\sigma_B^2}{n_B}.$$

(C'est donc la somme des variances des 2 moyennes m_A et m_B.) L'écart-type est :

$$\sigma_d = \sqrt{\frac{\sigma_A^2}{n_A} + \frac{\sigma_B^2}{n_B}}.$$

Ce résultat définit parfaitement les fluctuations de l'écart. On sait en particulier (voir ce qui a été dit sur la loi normale) que ces fluctuations sont décrites par la table de l'écart-réduit (table 1) à condition d'exprimer l'écart en prenant pour unité l'écart-type de la loi normale étudiée, soit ici σ_d, c'est-à-dire d'utiliser l'écart-réduit

$$\varepsilon = \frac{d}{\sigma_d} = \frac{m_A - m_B}{\sqrt{\frac{\sigma_A{}^2}{n_A} + \frac{\sigma_B{}^2}{n_B}}}.$$

Exemple

On extrait 2 échantillons de 100 boules de 2 urnes de même moyenne, de variances 3 et 6. Quel intervalle peut-on assigner à la différence $(m_A - m_B)$ au risque 1 %?

$$\sigma_d{}^2 = \frac{3}{100} + \frac{6}{100} = \frac{9}{100}.$$

$$\sigma_d = 0{,}3$$

Pour $\alpha = 1\ \%$ la table de l'écart-réduit donne $\varepsilon = 2{,}6$. L'écart correspondant est $e = \varepsilon\sigma_d = 2{,}6 \times 0{,}3 = 0{,}78$. On peut donc parier que $(m_A - m_B)$ restera comprise entre $-0{,}78$ et $+0{,}78$.

On notera que la valeur de la moyenne n'intervient pas dans le calcul, la seule condition étant qu'elle soit la même dans les 2 urnes.

B. — COMPARAISON DE DEUX MOYENNES OBSERVÉES

Test préliminaire

On dispose :

— d'une part de 2 urnes, *de même moyenne*, de variances $\sigma_A{}^2$ et $\sigma_B{}^2$;

— d'autre part de 2 échantillons de n_A et n_B boules, avec des moyennes m_A et m_B.

On demande, au vu de la différence $(m_A - m_B)$, s'il est raisonnable de penser que ces échantillons proviennent par tirage au sort des 2 urnes (*).

D'après ce qui précède, on formera l'écart-réduit :

$$\varepsilon = \frac{m_A - m_B}{\sqrt{\frac{\sigma_A{}^2}{n_A} + \frac{\sigma_B{}^2}{n_B}}}$$

L'hypothèse sera rejetée si $|\,\varepsilon\,| \geqslant 1{,}96$ (pratiquement 2), si on adopte le risque d'erreur $\alpha = 5\ \%$.

Exemple : les 2 échantillons ont $n_A = n_B = 100$ boules, et la différence des moyennes vaut 0,78. Est-il raisonnable de penser que les 2 échantillons pro-

(*) Ce test ne présente pas d'intérêt en lui-même, il n'est qu'un intermédiaire utile pour l'exposé du test suivant.

viennent des 2 urnes examinées dans le dernier exemple, qui ont même moyenne, et des variances 3 et 6?

D'après le calcul qui a été fait, une différence de 0,78 correspond à un écart-réduit de 2,6. L'hypothèse sera donc rejetée.

Comparaison de deux moyennes

Soit 2 échantillons de n_A et n_B mesures, de moyennes m_A et m_B. Peut-on accepter l'hypothèse que ces 2 échantillons proviennent de 2 urnes (ou populations) de même moyenne?

La seule différence avec le test précédent est que les variances σ_A^2 et σ_B^2 de ces 2 urnes sont inconnues; mais on peut les estimer sur les échantillons, comme indiqué au chapitre XI; soit s_A^2 et s_B^2 ces estimations. Le test sera alors basé sur l'écart-réduit :

$$\varepsilon = \frac{m_A - m_B}{\sqrt{\dfrac{s_A^2}{n_A} + \dfrac{s_B^2}{n_B}}}.$$

En définitive :

La comparaison entre deux moyennes m_A et m_B observées sur n_A et n_B cas, est basée sur l'écart-réduit :

$$\varepsilon = \frac{m_A - m_B}{\sqrt{\dfrac{s_A^2}{n_A} + \dfrac{s_B^2}{n_B}}}$$

où s_A^2 et s_B^2 désignent les variances estimées.

Si $|\varepsilon| < 1{,}96$ (pratiquement 2) la différence n'est pas significative (à 5 %).

Si $|\varepsilon| \geqslant 1{,}96$ (pratiquement 2) la différence est significative, et le risque correspondant à ε, lu dans la table de l'écart-réduit, fixe le degré de signification.

N. B. — **Cette formule n'est utilisable que pour de grands échantillons** ($n_A \geqslant 30$, $n_B \geqslant 30$).

Exemple 1. Comparaison du poids à la naissance pour les primipares et les multipares.

Le tableau 32 indique les données de base et les calculs effectués en prenant pour origine $x_0 = 3\,300$ et pour unité 200 g.

Le poids moyen chez les multipares dépasse celui des primipares de façon très significative ($\alpha \# 1\,^0/_{00}$).

TABLEAU 32

Comparaison du poids à la naissance pour les primipares et les multipares.

Poids x_i (Centres classes)	Primipares				Multipares			
	Effectif n_i	$x'_i = \frac{x_i - 3\,300}{200}$	$n_i x'_i$	$n_i x'^2_i$	Effectif n_i	$x'_i = \frac{x_i - 3\,300}{200}$	$n_i x'_i$	$n_i x'^2_i$
2 100	2	— 6	— 12	72	1	— 6	— 6	36
2 300	4	— 5	— 20	100	1	— 5	— 5	25
2 500	6	— 4	— 24	96	3	— 4	— 12	48
2 700	4	— 3	— 12	36	9	— 3	— 27	81
2 900	10	— 2	— 20	40	6	— 2	— 12	24
3 100	18	— 1	— 18	18	12	— 1	— 12	12
3 300	21	0	0	0	20	0	0	0
3 500	17	1	17	17	19	1	19	19
3 700	5	2	10	20	12	2	24	48
3 900	4	3	12	36	10	3	30	90
4 100	3	4	12	48	6	4	24	96
4 300	0	5	0	0	4	5	20	100
4 500	1	6	6	36	1	6	6	36
4 700					0	7	0	0
4 900					0	8	0	0
5 100					1	9	9	81
Total	$n_A = 95$	—	$T_1 = -49$	$T_2 = 519$	$n_B = 105$	—	$T_1 = 58$	$T_2 = 696$

$$m_A = 3\,300 + 200 \times \left(\frac{-49}{95}\right) = 3\,197$$

$$s_A^2 = \frac{(200)^2}{95 - 1}\left[519 - \frac{(49)^2}{95}\right] \# \ 210\,000$$

$$m_B = 3\,300 + 200 \times \frac{58}{105} = 3\,410$$

$$s_B^2 = \frac{(200)^2}{105 - 1}\left[696 - \frac{(58)^2}{105}\right] \# \ 255\,400$$

$$s_d^2 = \frac{s_A^2}{n_A} + \frac{s_B^2}{n_B} = \frac{210\,000}{95} + \frac{255\,400}{105} = 4\,642 \qquad s_d = \sqrt{4\,642} = 68$$

$$|\varepsilon| = \frac{|m_A - m_B|}{s_d} = \frac{3\,410 - 3\,197}{68} = \frac{213}{68} = 3{,}1$$

Conclusion : différence très significative (risque voisin de 1 °/₀₀).

TABLEAU 33

Note d'examen selon que les élèves ont ou non suivi les travaux pratiques.

	Élèves ayant suivi les Travaux pratiques				Élèves n'ayant pas suivi les travaux pratiques			
Note à l'examen x_i	Effectif n_i	$x'_i = x_i - 6$	$n_i x_i'$	$n_i x'^2_i$	Effectif n_i	$x'_i = x_i - 5$	$n_i x'_i$	$n_i x'^2_i$
0	0	— 6	0	0	3	— 5	— 15	75
1	0	— 5	0	0	3	— 4	— 12	48
2	3	— 4	— 12	48	6	— 3	— 18	54
3	9	— 3	— 27	81	11	— 2	— 22	44
4	7	— 2	— 14	28	7	— 1	— 7	7
5	5	— 1	— 5	5	13	0	0	0
6	17	0	0	0	10	1	10	10
7	10	1	10	10	12	2	24	48
8	11	2	22	44	4	3	12	36
9	4	3	12	36	1	4	4	16
10	1	4	4	16	3	5	15	75
Total	67	—	$T_1 = -10$	$T_2 = 268$	73	—	$T_1 = -9$	$T_2 = 413$

$$m_A = 6 - \frac{10}{67} = 5{,}85$$

$$s_A^2 = \frac{1}{67 - 1}\left[268 - \frac{(10)^2}{67}\right] = 4{,}0$$

$$m_B = 5 - \frac{9}{73} = 4{,}88$$

$$s_B^2 = \frac{1}{73 - 1}\left[413 - \frac{(9)^2}{73}\right] = 5{,}7$$

$$s_d^2 = \frac{s_A^2}{n_A} + \frac{s_B^2}{n_B} = \frac{4{,}0}{67} + \frac{5{,}7}{73} = 0{,}138 \qquad s_d = \sqrt{0{,}138} = 0{,}37$$

$$|\varepsilon| = \frac{|m_A - m_B|}{s_d} = \frac{5{,}85 - 4{,}88}{0{,}37} = \frac{0{,}97}{0{,}37} = 2{,}6$$

Conclusion : différence significative à 1 %.

On notera que la signification était moins forte (α compris entre 5 % et 2 %) lorsqu'on avait, au chapitre VII, considéré le poids comme un caractère qualitatif à 3 classes (les légers, les moyens, les lourds) : c'est que cette façon de faire entraînait pour chaque mesure une perte d'information.

Exemple 2. Comparaison de la note obtenue à l'examen de statistique, selon que les élèves ont ou non suivi au cours de l'année les travaux pratiques facultatifs.

Le tableau 33 indique les données de base et les calculs effectués en prenant pour origine $x_0 = 6$ pour le groupe A et $x_0 = 5$ pour le groupe B.

On voit que les élèves qui ont suivi les travaux pratiques ont une meilleure note à l'examen, la différence étant significative à 1 %.

Peut-on pour autant conclure que les travaux pratiques soient la cause de ce gain? Certainement pas : il ne s'agit pas d'une expérimentation avec tirage au sort des élèves qui assisteront aux travaux pratiques, mais d'une enquête d'observation, où les sujets ont pris leur décision d'eux-mêmes; il est donc à présumer que les 2 groupes sont différents; ceux qui ont décidé de suivre les travaux pratiques pourraient bien être les plus consciencieux, et auraient peut-être obtenu une bonne note de toute manière. L'interprétation causale, pour morale et satisfaisante qu'elle apparaisse, n'est donc pas justifiée...

Examen de l'intervalle de confiance des deux moyennes

Il faut redire ici, comme pour la comparaison de 2 pourcentages, qu'on ne saurait baser le test de signification sur le recouvrement des intervalles de confiance des 2 moyennes. L'exemple 2 suffirait à le prouver : les intervalles de confiance à 1 % des 2 moyennes sont : pour le groupe A : $m_A \pm 2{,}6 \dfrac{s_A}{\sqrt{n_A}}$ et pour le groupe B : $m_B \pm 2{,}6 \dfrac{s_B}{\sqrt{n_B}}$, soit approximativement 5,2 à 6,5 et 4,2 à 5,6. Ils se recouvrent, ce qui n'empêche pas la différence d'être significative à ce même risque 1 %.

Cas des séries appariées (méthode des couples)

Le test indiqué pour la comparaison de 2 moyennes suppose que les tirages des échantillons A et B soient indépendants; mais il arrive que cette condition ne soit pas vérifiée, chaque sujet de l'échantillon A étant lié, d'une certaine manière, à un sujet homologue de l'échantillon B, par exemple dans le problème suivant : pour comparer le niveau de sévérité de 2 examinateurs A et B on a fait corriger 30 copies par chacun d'entre eux; il s'agit de comparer les notes moyennes. Le tableau 34 reproduit les notes données, les 2 notes d'une même colonne correspondant à une même copie.

TABLEAU 34

Exam. A :	13	15	12	16	18	15	14	18	17	20	15	16	15	17	16	13
Exam. B :	14	16	13	16	17	15	15	17	16	17	17	17	15	18	16	14
Différence :	+ 1	+ 1	+ 1	0	— 1	0	+ 1	— 1	— 1	— 3	+ 2	+ 1	0	+ 1	0	+ 1

Exam. A (suite) :	15	11	14	15	17	15	16	18	14	16	15	17	14	15
Exam. B (suite) :	16	12	14	18	16	15	18	20	15	15	15	19	16	16
Différence :	+ 1	+ 1	0	+ 3	— 1	0	+ 2	+ 2	+ 1	— 1	0	+ 2	+ 2	+ 1

On pourrait penser, pour effectuer la comparaison, à la méthode habituelle de comparaison de 2 moyennes. C'est ce qui est fait au tableau 35. On a groupé les données, puis effectué les calculs. La note moyenne pour l'examinateur B ($m_B = 15{,}93$) est supérieure à celle de l'examinateur A ($m_A = 15{,}40$) mais la différence ne paraît pas significative.

En réalité cette manière de traiter le problème n'est pas correcte : on a utilisé un test valable pour 2 tirages indépendants, le même exactement qu'on aurait utilisé si on avait donné aux 2 examinateurs 2 échantillons *différents* de 30 copies tirées au sort dans un ensemble de copies. L'information qu'on n'a pas utilisée dans le traitement du problème est qu'il s'agit pour chaque paire de notes d'une *même* copie.

On montre que la façon correcte de traiter le problème consiste à faire pour chaque couple de notes, dans le tableau 34 des données de base, la différence de ces 2 notes. On a ainsi 30 différences, positives ou négatives, et si les 2 examinateurs cotent de la même manière, la moyenne de ces différences ne doit pas différer significativement de 0. Le test à utiliser est alors celui qui permet de comparer la moyenne observée de 30 mesures à la valeur théorique 0. On sait (voir p. 139) que ce test est basé sur l'écart-réduit :

$$\varepsilon = \frac{m - o}{\frac{s}{\sqrt{n}}}.$$

Les 30 différences, calculées à partir du tableau de données 34, ont été groupées, de façon à former le tableau d'effectifs qui est le tableau 36, sur lequel les calculs ont été effectués.

On voit que cette fois la différence est significative.

La comparaison des tableaux 35 et 36 est instructive : on calcule chaque fois un écart-réduit, dont le numérateur a naturellement la même valeur (0,53) puisqu'il est dans le premier cas la différence des moyennes, et dans le second la moyenne des différences, ce qui revient au même. Par contre le dénominateur est nettement plus faible dans la deuxième méthode. Ce dénominateur est dans les deux cas un écart-type, l'avantage de la deuxième méthode provient donc d'une diminution de l'écart-type ou de la variance, c'est-à-dire de la variabilité des données : ce qui est parfaitement compréhensible puisqu'on y envisage la différence de cotation *pour une même copie*, ce qui élimine la variabilité due à la qualité des copies.

TABLEAU 35

	Examinateur A				Examinateur B			
Note x_i	Effectif n_i	$x_i' = x_i - 15$	$n_i x_i'$	$n_i x_i'^2$	Effectif n_i	$x_i' = x_i - 15$	$n_i x_i'$	$n_i x_i'^2$
11	1	-4	-4	16	0	-4	0	0
12	1	-3	-3	9	1	-3	-3	9
13	2	-2	-4	8	1	-2	-2	4
14	4	-1	-4	4	3	-1	-3	3
15	9	0	0	0	7	0	0	0
16	5	1	5	5	8	1	8	8
17	4	2	8	16	5	2	10	20
18	3	3	9	27	3	3	9	27
19	0	4	0	0	1	4	4	16
20	1	5	5	25	1	5	5	25
Total	30	—	$T_1 = 12$	$T_2 = 110$	30	—	$T_1 = 28$	$T_2 = 112$

$$m_A = 15 + \frac{12}{30} = 15,40 \qquad m_B = 15 + \frac{28}{30} = 15,93$$

$$s_A^2 = \frac{1}{30-1}\left[110 - \frac{(12)^2}{30}\right] = 3,63 \qquad s_B^2 = \frac{1}{30-1}\left[112 - \frac{(28)^2}{30}\right] = 2,95$$

$$s_d^2 = \frac{s_A^2}{n_A} + \frac{s_B^2}{n_B} = \frac{3,63}{30} + \frac{2,95}{30} = 0,22 \qquad s_d = \sqrt{0,22} = 0,47$$

$$|\varepsilon| = \frac{|m_A - m_B|}{s_d} = \frac{15,93 - 15,40}{0,47} = \frac{0,53}{0,47} = 1,1$$

Conclusion : différence non significative.

TABLEAU 36

x_i = différence *A-B* pour chaque copie	Effectif n_i	x_i	$n_i x_i$	$n_i x_i^2$
— 3	1	— 3	— 3	9
— 2	0	— 2	0	0
— 1	5	— 1	— 5	5
0	7	0	0	0
1	11	1	11	11
2	5	2	10	20
3	1	3	3	9
Total	30		$T_1 = 16$	$T_2 = 54$

$$m = \frac{16}{30} = 0{,}53$$

$$s^2 = \frac{1}{30-1}\left[54 - \frac{(16)^2}{30}\right] = 1{,}57$$

$$\frac{s^2}{n} = \frac{1{,}57}{30} = 0{,}052 \qquad \frac{s}{\sqrt{n}} = \sqrt{0{,}052} = 0{,}23$$

$$|\,\varepsilon\,| = \frac{|\,m - 0\,|}{s/\sqrt{n}} = \frac{0{,}53}{0{,}23} = 2{,}3$$

Conclusion : différence significative.

N. B. — On a travaillé directement sur les x_i sans changement d'origine ni d'unité. Les x_i déjà écrits en colonne 1 ont cependant été répétés en colonne 3 pour avoir côte à côte les colonnes des x_i et des $n_i x_i$ dont le produit terme à terme donne les $n_i x_i^2$.

Les échantillons *A* et *B* sont dits *appariés*; la méthode utilisée pour les comparer est appelée *méthode des couples*; elle constitue, tant un schéma expérimental qu'un mode d'analyse des données, l'un conditionnant l'autre. On pourra l'utiliser dans certains essais thérapeutiques, par exemple pour comparer 2 narcotiques *A* et *B*, chaque sujet recevant les 2 produits dans un ordre tiré au sort, et leur effet étant apprécié par le nombre d'heures de sommeil du patient. Il ne s'agit là d'ailleurs, comme dans le cas des copies à double correction, que d'un cas particulier, les 2 mesures appariées portant sur le même sujet; elles peuvent plus généralement porter sur des sujets se correspondant pour un caractère commun : l'âge, le poids... ; ou bien il s'agira d'animaux de même portée, etc... Le test à utiliser sera toujours le même :

Pour comparer les moyennes de deux séries appariées, on forme pour chaque paire la différence des deux mesures et on compare la moyenne des n différences à 0 par l'écart-réduit

$$\varepsilon = \frac{m}{s/\sqrt{n}}$$

où m et s désignent la moyenne et l'écart-type estimés sur l'échantillon des n différences.

Si $|\varepsilon| < 1{,}96$ (pratiquement 2) les moyennes ne diffèrent pas significativement (à 5 %).

Si $|\varepsilon| \geqslant 1{,}96$ (pratiquement 2) les moyennes diffèrent significativement, et le risque correspondant à ε, lu dans la table de l'écart-réduit, fixe le degré de signification.

N. B. — **Cette formule n'est utilisable que pour de grands échantillons ($n \geqslant 30$).**

Ici encore, comme dans le cas des caractères qualitatifs, il est recommandé, lorsqu'on dispose de séries appariées, d'examiner leur différence sous deux aspects :

a) La comparaison des moyennes (un examinateur est-il plus sévère que l'autre ?). C'est le test qui vient d'être effectué.

b) Le degré de concordance entre les mesures (la note donnée par un examinateur est-elle d'autant meilleure que la note donnée par l'autre est plus élevée ?). C'est un problème de corrélation (voir chapitre XIX).

De même que dans le cas des caractères qualitatifs, le degré de concordance entre les mesures apporte, outre un renseignement intéressant en soi, une justification de la méthode des couples, celle-ci étant d'autant plus indiquée qu'un sujet est plus semblable à lui-même dans les 2 mesures qui le concernent.

CHAPITRE XIV

LES PETITS ÉCHANTILLONS

Les chapitres précédents sont tous basés sur l'hypothèse que la moyenne observée sur n sujets suit une loi normale. D'après ce qui a été indiqué, cette hypothèse est d'autant mieux vérifiée que n est plus grand et que la distribution du caractère étudié se rapproche davantage de la loi normale; les caractères rencontrés en biologie suivent en général des lois plus ou moins proches de la loi normale, telles qu'à partir de $n = 30$ la loi de probabilité de la moyenne soit pratiquement normale. C'est pourquoi nous avons toujours supposé $n \geqslant 30$; en contrepartie de cette restriction nous n'avons fait aucune hypothèse sur la loi de probabilité des caractères étudiés.

Par contre lorsque les échantillons sont petits ($n < 30$), la moyenne observée sur n sujets ne suit une loi normale que si la distribution du caractère étudié est elle-même extrêmement proche de la normale; c'est cette hypothèse que nous adopterons dans ce chapitre, qui ne traitera donc que le cas où *le caractère étudié suit la loi normale.*

Les résultats présentés ici ne devront donc pas être étendus à d'autres lois de probabilité, et en particulier au cas des caractères qualitatifs à 2 classes, dont la loi de probabilité s'écarte beaucoup de la loi normale.

A. — LES SONDAGES. PRÉCISION D'UNE MOYENNE. COMPARAISON D'UNE MOYENNE OBSERVÉE A UNE VALEUR THÉORIQUE

Fluctuations d'échantillonnage d'une moyenne

L'urne est définie par sa moyenne μ et sa variance σ^2. En outre on suppose essentiellement que *sa composition obéit à la loi normale.* Il en est de même *a fortiori* pour l'urne des moyennes, quel que soit n, — même à partir de $n = 1$.

Nous ne rappelons que pour mémoire, au tableau 37, la correspondance entre l'urne des individus et l'urne des moyennes m_n.

Les fluctuations de la moyenne m_n autour de μ sont parfaitement décrites, tout comme dans le cas des grands échantillons, par la loi normale de moyenne μ et d'écart-type $\frac{\sigma}{\sqrt{n}}$, ou, si on utilise l'écart-réduit $\varepsilon = \frac{m - \mu}{\sigma/\sqrt{n}}$, par la table de l'écart-réduit.

Exemple : urne à composition définie par la loi normale, avec $\mu = 10$, $\sigma = 2$.

a) On tire 4 boules, trouver l'intervalle de fluctuation de la moyenne pour le risque 5 %.

Dans l'urne des moyennes, $\mu' = \mu = 10$,

$$\sigma' = \frac{\sigma}{\sqrt{n}} = \frac{2}{\sqrt{4}} = 1.$$

Pour $\alpha = 5\,\%$, $\varepsilon = 1{,}96$ et $e = 1{,}96 \times \sigma' = 1{,}96$. L'intervalle est donc $10 \pm 1{,}96$.

b) Dans la même urne, on tire 1 boule. Quel est l'intervalle pour le même risque $\alpha = 5\,\%$?

Pour $n = 1$, l'urne des moyennes se confond avec l'urne des individus, et l'intervalle est $10 \pm 1{,}96 \times 2$, soit 6,08 à 13,92.

TABLEAU 37

	Urne des individus	Urne des moyennes m_n
		Quel que soit n
Moyenne	μ	$\mu' = \mu$
Variance	σ^2	$\sigma'^2 = \frac{\sigma^2}{n}$
Écart-type	σ	$\sigma' = \frac{\sigma}{\sqrt{n}}$
Loi de probabilité	Normale (par hypothèse)	Normale
	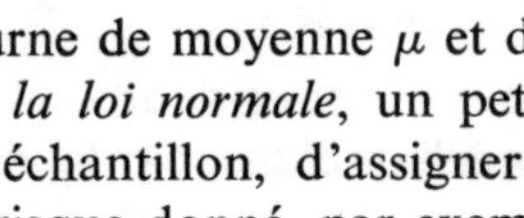	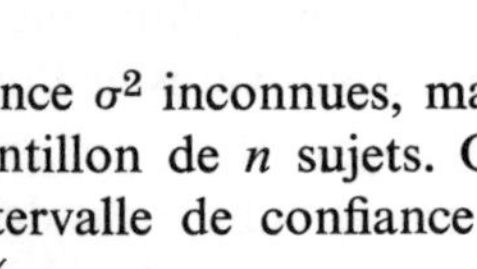

Sondages

On extrait d'une urne de moyenne μ et de variance σ^2 inconnues, mais *de composition régie par la loi normale*, un petit échantillon de n sujets. On se propose, d'après cet échantillon, d'assigner un intervalle de confiance à la moyenne μ, pour un risque donné, par exemple 5 %.

La moyenne m_n ayant une distribution normale $\left(\mu, \frac{\sigma}{\sqrt{n}}\right)$ on peut encore, comme pour les grands échantillons, en admettant que la valeur observée m est dans l'intervalle de pari à 5 %, écrire :

$$|m - \mu| < \frac{1{,}96\,\sigma}{\sqrt{n}} \qquad (1)$$

La différence avec les grands échantillons commence au moment où on remplace σ par son estimation s obtenue d'après l'échantillon observé. Cette façon de faire est acceptable dans le cas des grands échantillons, où on peut supposer s voisin de σ, mais elle ne l'est plus dans le cas de petits échantillons. On montre que dans l'inégalité (1), écrite avec s au lieu de σ, il faut remplacer 1,96 par un nombre supérieur à 1,96. Il en serait de même d'ailleurs avec le risque 1 %, il faudrait alors remplacer 2,58 par un nombre supérieur à 2,58, etc...

Cela revient à dire que si pour la moyenne l'écart-réduit :

$$\varepsilon = \frac{m - \mu}{\sigma/\sqrt{n}}$$

suit la loi normale définie par la table de l'écart-réduit, le rapport

$$t = \frac{m - \mu}{s/\sqrt{n}}$$

suit une loi un peu différente, dont la courbe représentative est plus aplatie que la loi normale correspondante. Cette loi, dite de Student-Fisher, dépend du nombre n de sujets. En fait la *table de t*, qui la résume, comporte comme entrée (voir table 4) le *nombre de degrés de liberté* qui, dans le problème actuel, est

$$\text{d.d.l.} = n - 1$$

(c'est aussi le dénominateur dans l'estimation de la variance s^2).

Dans la colonne correspondant, par exemple, au risque 5 %, on voit que la valeur de t, partant de 12,706 pour d.d.l. = 1, décroît vite quand le nombre de degrés de liberté augmente. Pour un échantillon infiniment grand (d.d.l. = ∞), l'estimation s se confond avec la valeur exacte σ, la valeur de t s'identifie avec celle de l'écart-réduit, soit 1,96. En fait ce résultat est déjà pratiquement acquis pour d.d.l. = 30, où $t = 2$.

La table de t permet de calculer l'intervalle de confiance, comme celle de l'écart-réduit pour les grands échantillons.

Exemple

D'une urne, dont la composition est régie par la loi normale, on extrait 4 boules sur lesquelles on lit les valeurs :

$$x_1 = 2 \qquad x_2 = 3 \qquad x_3 = 3 \qquad x_4 = 5.$$

On demande l'intervalle de confiance de la moyenne μ pour les risques 5 % et 1 %.

Les calculs de m et $\frac{s}{\sqrt{n}}$ figurent au tableau 38. Avec d.d.l. = 4 — 1 = 3, la valeur de t est :

a) pour le risque 5 %, $t = 3{,}18$. L'intervalle de confiance à 95 % est alors :

$$m \pm 3{,}18 \frac{s}{\sqrt{n}} = 3{,}25 \pm 3{,}18 \times 0{,}62 \text{ soit } 1{,}3 \text{ à } 5{,}2$$

b) pour le risque 1 %, $t = 5{,}84$. L'intervalle de confiance à 99 % est alors :

$$m \pm 5{,}84 \frac{s}{\sqrt{n}} = 3{,}25 \pm 5{,}84 \times 0{,}62 \text{ soit } -0{,}4 \text{ à } 6{,}9.$$

TABLEAU 38

x_i	x_i^2	
2	4	$m = \frac{T_1}{n} = \frac{13}{4} = 3{,}25$
3	9	$s^2 = \frac{1}{n-1}\left[T_2 - \frac{T_1^2}{n}\right] = \frac{1}{3}\left[47 - \frac{169}{4}\right] = 1{,}58$
3	9	
5	25	$\frac{s^2}{n} = \frac{1{,}58}{4} = 0{,}39$
$T_1 = 13$	$T_2 = 47$	$\frac{s}{\sqrt{n}} = \sqrt{0{,}39} = 0{,}62$

En résumé :

L'observation d'une moyenne m sur un petit échantillon de n cas permet d'assigner à la moyenne inconnue μ l'intervalle de confiance à 95 % : $m \pm \frac{t\,s}{\sqrt{n}}$, s étant l'écart-type estimé sur l'échantillon, et t la valeur donnée par la table de t pour le nombre de degrés de liberté ($n - 1$) et le risque 5 %.

N. B. — Cette formule n'est valable que si le caractère étudié est distribué selon la loi normale.

Précision d'une moyenne

Rappelons que le problème revient, en présence d'un échantillon donné, à le considérer comme un échantillon de sondage d'une population imaginaire formée à son image. C'est la moyenne de cette population imaginaire qui nous intéresse; l'intervalle de confiance qu'on peut lui assigner est donc déterminé par la méthode exposée pour le sondage; la seule difficulté est que celle-ci ne pourra être utilisée que si des raisons *a priori* justifient l'hypothèse de normalité.

Le tableau 39 donne par exemple les taux d'urée sanguine de 10 sujets, ainsi que le calcul de leur moyenne m et de l'estimation de son écart-type $\frac{s}{\sqrt{n}}$. Pour d.d.l. $= 10 - 1 = 9$, et pour le risque 5 %, $t = 2{,}26$. L'intervalle de confiance à 95 % est donc $m \pm 2{,}26 \frac{s}{\sqrt{n}} = 30{,}70 \pm 2{,}26 \times 3{,}21$, soit 23,4 à 38,0.

Ce résultat signifie que « pour l'ensemble des sujets semblables aux 10 sujets examinés » le taux d'urée moyen doit être compris entre ces limites.

Pour le risque 1 %, l'intervalle serait $m \pm 3{,}25 \frac{s}{\sqrt{n}}$, soit 20,3 à 41,1.

TABLEAU 39

Taux d'urée en cg x_i	$x'_i = x_i - 30$	x'^2_i
24	— 6	36
40	10	100
30	0	0
19	— 11	121
48	18	324
32	2	4
35	5	25
21	— 9	81
18	— 12	144
40	10	100
	$T_1 = 7$	$T_2 = 935$

$$m = 30 + \frac{T_1}{n} = 30 + \frac{7}{10} = 30{,}70$$

$$s^2 = \frac{1}{n-1}\left(T_2 - \frac{T_1^2}{n}\right) = \frac{1}{9}\left(935 - \frac{7^2}{10}\right) = 103{,}3$$

$$\frac{s^2}{n} = \frac{103{,}3}{10} = 10{,}33$$

$$\frac{s}{\sqrt{n}} = \sqrt{10{,}33} = 3{,}21$$

Comparaison d'une moyenne observée à une valeur théorique

La comparaison d'une moyenne observée m sur n sujets à une valeur théorique μ consiste, comme pour les grands échantillons, à voir si m est dans l'intervalle de pari à 5 % de la moyenne μ; on verra facilement que cette façon de faire conduit à la règle suivante :

La comparaison d'une moyenne m observée sur n cas à une valeur théorique μ est basée sur le rapport

$$t = \frac{m - \mu}{s/\sqrt{n}},$$

où s désigne l'écart-type estimé sur l'échantillon.

Si $|t|$ est inférieur à la valeur lue dans la table de t pour d.d.l. $= n - 1$ et le risque 5 %, la différence n'est pas significative ; dans le cas contraire elle est significative, et le risque indiqué par la table pour la valeur de $|t|$ trouvée fixe le degré de signification.

N. B. — Le test n'est utilisable que si le caractère étudié est distribué selon la loi normale.

Un exemple d'application sera donné à propos des séries appariées (p. 161).

B. — COMPARAISON DE DEUX MOYENNES OBSERVÉES

Nous nous intéressons ici à la comparaison de 2 échantillons A et B dont l'un au moins est petit (n_A ou $n_B < 30$).

Fluctuations d'échantillonnage de la différence de deux moyennes

Du moment que la composition des urnes est normale, les moyennes m_A et m_B observées sur les échantillons suivent des lois normales, même pour n_A et n_B petits, et ce qui a été dit pour les grands échantillons reste applicable : la différence ($m_A - m_B$) fluctue autour de 0 selon une loi de probabilité normale de variance

$$\frac{\sigma_A^2}{n_A} + \frac{\sigma_B^2}{n_B},$$

et l'écart-réduit

$$\frac{m_A - m_B}{\sqrt{\dfrac{\sigma_A^2}{n_A} + \dfrac{\sigma_B^2}{n_B}}}$$

suit la loi de probabilité de moyenne 0 et de variance 1 décrite par la table de l'écart-réduit.

Comparaison de deux moyennes observées

Dans le cas des grands échantillons, la comparaison était basée sur l'écart-réduit

$$\varepsilon = \frac{m_A - m_B}{\sqrt{\frac{\sigma_A^2}{n_A} + \frac{\sigma_B^2}{n_B}}},$$

dans lequel on remplaçait les valeurs inconnues σ_A^2 et σ_B^2 par leur estimations s_A^2 et s_B^2 calculées d'après les échantillons. Dans le cas de petits échantillons cette substitution n'est plus possible, les estimations pouvant s'écarter beaucoup des vraies valeurs. Le problème ne peut être abordé simplement que si on suppose $\sigma_A^2 = \sigma_B^2$, c'est-à-dire que les échantillons proviennent de populations pouvant différer par leur moyenne (c'est l'hypothèse à tester), mais *pas par leur variance.*

Si l'on tient compte de l'hypothèse de normalité déjà formulée, notre problème est finalement limité à *la comparaison des moyennes de 2 populations normales de même variance.* Nous reviendrons plus loin sur cette limitation, pour montrer qu'elle n'est pas très restrictive.

La solution du problème demande, dans l'emploi de l'écart-réduit ci-dessus, deux modifications par rapport au cas des grands échantillons :

a) On ne remplace pas σ_A^2 et σ_B^2 par leurs estimations s_A^2 et s_B^2 calculées sur chacun des échantillons. Les 2 variances étant en effet supposées égales on calcule, sur l'ensemble des échantillons, une estimation unique s^2 de la variance commune σ^2, qui doit être obtenue comme suit : partant des 2 estimations fournies, l'une par le premier échantillon, soit :

$$\frac{\Sigma(x - m_A)^2}{n_A - 1},$$

l'autre par le second, soit :

$$\frac{\Sigma(x - m_B)^2}{n_B - 1},$$

on montre que la meilleure estimation de σ^2 est une expression formée à partir des précédentes en prenant comme numérateur la somme de leurs numérateurs et comme dénominateur la somme de leurs dénominateurs, soit :

$$s^2 = \frac{\Sigma(x - m_A)^2 + \Sigma(x - m_B)^2}{n_A + n_B - 2}.$$

b) La deuxième différence est que l'expression obtenue, lorsqu'on a remplacé σ_A^2 et σ_B^2 par s^2, ne suit pas la loi de probabilité d'un écart-réduit, mais la loi de Student-Fisher, résumée dans la table de t, pour le nombre de degrés de liberté égal à la somme des degrés de liberté des 2 échantillons, soit :

$$\text{d.d.l.} = (n_A - 1) + (n_B - 1) = n_A + n_B - 2$$

(expression qui est aussi le dénominateur dans l'estimation de la variance s^2).

En résumé :

La comparaison entre deux moyennes m_A et m_B observées sur deux échantillons de n_A et n_B cas, dont l'un au moins est petit, est basée sur la valeur de

$$t = \frac{m_A - m_B}{\sqrt{\frac{s^2}{n_A} + \frac{s^2}{n_B}}}$$

où s^2 désigne l'estimation de la variance, supposée commune, par la formule :

$$s^2 = \frac{\Sigma(x - m_A)^2 + \Sigma(x - m_B)^2}{n_A + n_B - 2}$$

Si $|t|$ est inférieur à la valeur lue dans la table de t pour

$$\text{d.d.l.} = n_A + n_B - 2$$

et le risque 5 %, la différence n'est pas significative ; dans le cas contraire elle est significative et le risque indiqué par la table pour la valeur de $|t|$ trouvée fixe le degré de signification.

N.B. — **Le test n'est utilisable que si le caractère étudié est distribué, dans les 2 populations d'où proviennent les échantillons, selon des lois normales de même variance.**

Exemple

Un dosage a donné les valeurs suivantes :

— pour un 1er groupe de personnes : 0,8 0,9 1,0 1,1

— pour un 2e groupe : 0,5 0,6 0,6 0,7

La différence des moyennes est-elle significative?

Le tableau 40 indique le calcul de t (on a utilisé un changement d'origine et d'unité qui, même pour des données aussi simples, apporte un gain de temps). On trouve $t = 4{,}5$. Or avec le nombre de degrés de liberté

$$\text{d.d.l.} = (4 - 1) + (4 - 1) = 6$$

la valeur de t donnée par la table pour le risque 5 % est $t = 2{,}4$. La différence observée est donc significative; la table permet de préciser que, pour d.d.l. = 6 et $t = 4{,}5$ la différence est significative pour un risque inférieur à 1 %.

On notera que, dans l'exemple choisi, le test a permis de conclure en dépit d'un nombre de cas minime; il est faux de prétendre que les tests statistiques sont impuissants à conclure en dehors d'un nombre de cas considérable.

Peut-être objectera-t-on que la différence entre les séries était ici suffisamment importante pour être jugée sans test statistique, par le fait en particulier que les 2 séries ne se recouvrent pas; ce serait là une erreur : on verra par exemple en faisant le calcul que pour les 2 séries (0,2 — 0,6 — 0,6 — 0,7) et (0,8 — 0,8 — 0,9 — 1,5) qui ne se recouvrent pas non plus, la différence n'est pas significative.

TABLEAU 40

Groupe A			Groupe B		
x_i	$x'_i = (x_i - 0{,}8) \times 10$	x'^2_i	x_i	$x'_i = (x_i - 0{,}5) \times 10$	x'^2_i
0,8	0	0	0,5	0	0
0,9	1	1	0,6	1	1
1,0	2	4	0,6	1	1
1,1	3	9	0,7	2	4
Total	$T_1 = 6$	$T_2 = 14$	Total	$T_1 = 4$	$T_2 = 6$

$$m_A = 0{,}8 + \frac{1}{10} \cdot \frac{6}{4} = 0{,}95 \qquad m_B = 0{,}5 + \frac{1}{10} \cdot \frac{4}{4} = 0{,}60$$

$$\Sigma(x - m_A)^2 = \left(\frac{1}{10}\right)^2 \left[14 - \frac{6^2}{4}\right] = 0{,}05 \qquad \Sigma(x - m_B)^2 = \left(\frac{1}{10}\right)^2 \left[6 - \frac{4^2}{4}\right] = 0{,}02$$

$$s^2 = \frac{\Sigma(x - m_A)^2 + \Sigma(x - m_B)^2}{n_A - 1 + n_B - 1} = \frac{0{,}05 + 0{,}02}{3 + 3} = 0{,}012$$

$$|t| = \frac{|m_A - m_B|}{\sqrt{\dfrac{s^2}{n_A} + \dfrac{s^2}{n_B}}} = \frac{0{,}95 - 0{,}60}{\sqrt{\dfrac{0{,}012}{4} + \dfrac{0{,}012}{4}}} = \frac{0{,}35}{0{,}077} = 4{,}5.$$

Pour 6 degrés de liberté, au seuil 5 %, $t = 2{,}4$.

Conclusion : différence significative.

Conditions d'application

Les 2 conditions invoquées (normalité et égalité des variances) semblent réduire beaucoup la portée du test. Cette impression est exagérée pour les raisons suivantes :

a) Ces 2 hypothèses sont très souvent vérifiées. Nous avons déjà indiqué que les caractères rencontrés en biologie, du fait qu'ils résultent de l'addition de multiples effets indépendants, obéissent à des lois voisines de la loi normale. La deuxième condition correspond également à une situation fréquente; quand on compare 2 groupes, tels que traité et témoin, sain et malade, etc... il apparaît que le facteur différentiel agit en général beaucoup plus souvent sur la valeur moyenne du caractère que sur sa variabilité; lorsqu'on étudie par exemple le temps de latence d'une maladie pour 2 lots de souris, traité et témoin, on s'apercevra que le traitement a augmenté de 3 jours le temps de latence, mais que la variabilité de ce temps de latence, régie par de multiples causes dépendant des animaux et de l'environnement, mais non du traitement, reste la même.

Dans certains cas d'ailleurs, où l'une des 2 conditions invoquées n'est pas vérifiée, un changement de variable pourra rétablir la situation; c'est ainsi qu'on rencontre souvent en biologie des variables dont la loi de distribution est une courbe en cloche dissymétrique, telles que si on substitue à la variable son logarithme, la loi de distribution soit normale.

b) Il est parfois possible de se rendre compte, d'après les données, si les 2 hypothèses sont vérifiées : il existe des tests de normalité et des tests de comparaison de variances dont nous parlerons dans les chapitres suivants. (Il est juste d'ajouter que ces tests ne sont guère concluants si le nombre de cas est minime.)

c) On peut enfin indiquer que, vis-à-vis des 2 hypothèses en question, le test de t est « robuste » : à condition qu'elles ne soient « pas trop mal » vérifiées, il reste valable en première approximation.

Interprétation de l'estimation de la variance

On peut interpréter de manière concrète la définition qui a été donnée pour l'estimation s^2 à partir des numérateurs et dénominateurs de $s_A{}^2$ et $s_B{}^2$.

Désignons par Q_A et Q_B les sommes des carrés des écarts par rapport aux moyennes, par l_A et l_B les degrés de liberté ($l_A = n_A - 1$, $l_B = n_B - 1$); les estimations de $s_A{}^2$ et $s_B{}^2$ s'écrivent :

$$s_A{}^2 = \frac{Q_A}{l_A} \qquad s_B{}^2 = \frac{Q_B}{l_B}$$

et l'estimation de s^2, telle que nous l'avons définie à partir de la somme des numérateurs et des dénominateurs s'écrit :

$$s^2 = \frac{Q_A + Q_B}{l_A + l_B}.$$

Imaginons qu'on forme une moyenne pondérée de $s_A{}^2$ et $s_B{}^2$ en attribuant à ces quantités des « poids » a et b, cette moyenne pondérée serait par définition :

$$\frac{s_A{}^2 \times a + s_B{}^2 \times b}{a + b}.$$

Prenons en particulier comme poids les degrés de liberté l_A et l_B, la moyenne pondérée s'écrit :

$$\frac{s_A{}^2 \times l_A + s_B{}^2 \times l_B}{l_A + l_B} = \frac{\dfrac{Q_A}{l_A} \times l_A + \dfrac{Q_B}{l_B} \times l_B}{l_A + l_B} = \frac{Q_A + Q_B}{l_A + l_B}$$

qui n'est autre que l'estimation de s^2 donnée ci-dessus.

Ainsi l'estimation de la variance commune aux 2 populations A et B s'obtient à partir des variances estimées sur les 2 échantillons, par une moyenne où chacune est affectée d'un poids égal à son nombre de degrés de liberté : c'est là une solution bien légitime, puisqu'elle donne à chaque échantillon un poids d'autant plus grand que son nombre de cas est plus élevé.

Cas des séries appariées (méthode des couples)

On a fait une numération globulaire à 20 personnes, à 2 périodes de l'année : en janvier-février, et en septembre-octobre. On voudrait savoir si le résultat de la numération a changé d'une période à l'autre. Le tableau 41 donne, pour chacun des 20 sujets, les résultats des 2 numérations, divisées par 100 000 (il est facile de voir qu'une division des données par un même nombre ne change pas la valeur de t dont le numérateur et le dénominateur sont divisés par ce nombre).

Nous avons indiqué, à propos des grands échantillons, que le traitement correct du problème consiste à former pour chaque sujet la différence des valeurs, soit Δi, puis à comparer à 0 la moyenne des 20 différences Δi. Cette comparaison est basée, comme il est indiqué page 156, sur le rapport :

$$t = \frac{m - o}{s/\sqrt{20}} = \frac{m}{s/\sqrt{20}}.$$

On trouve $t = 3{,}22$. Cette valeur est supérieure au seuil donné par la table de t pour d.d.l. $= 19$ et le risque 1 %, soit 2,861. Il y a donc, entre les numérations aux 2 périodes, une différence significative à 1 %.

D'une manière générale :

Pour comparer les moyennes de deux séries appariées de faible effectif, on forme pour chaque paire la différence des deux mesures, et on compare la moyenne des différences à 0 par le rapport $t = \frac{m}{s/\sqrt{n}}$ **où** m **et** s **désignent la moyenne et l'écart-type estimés sur l'échantillon des** n **différences.**

Si $|t|$ **est inférieur à la valeur lue dans la table de** t **pour le nombre de degrés de liberté** $(n - 1)$ **et le risque 5 %, les moyennes ne diffèrent pas significativement.**

Dans le cas contraire les moyennes diffèrent significativement et le risque indiqué par la table pour la valeur $|t|$ **trouvée fixe le degré de signification.**

N. B. — **Cette formule n'est applicable que si la différence est distribuée selon une loi normale.**

Tout ce qui a été dit à propos des grands échantillons sur les possibilités expérimentales de la *méthode des couples* s'applique au cas des petits échantillons.

TABLEAU 41

Numération globulaire à 2 périodes (divisée par 100 000).

Sujet	Janvier-février	Septembre-octobre	Δi	Δi^2
1	46	48	2	4
2	38	47	9	81
3	42	44	2	4
4	47	45	— 2	4
5	48	51	3	9
6	40	44	4	16
7	43	47	4	16
8	43	48	5	25
9	42	47	5	25
10	49	57	8	64
11	45	49	4	16
12	51	55	4	16
13	47	48	1	1
14	52	48	— 4	16
15	50	46	— 4	16
16	48	48	0	0
17	47	54	7	49
18	47	54	7	49
19	47	44	— 3	9
20	45	48	3	9
Total			$T_1 = 55$	$T_2 = 429$

$$m = \frac{T_1}{n} = \frac{55}{20} = 2,75$$

$$s^2 = \frac{1}{n-1}\left(T_2 - \frac{T_1^2}{n}\right) = \frac{1}{19}\left[429 - \frac{(55)^2}{20}\right] = 14,62$$

$$\frac{s^2}{n} = \frac{14,62}{20} = 0,731 \qquad \frac{s}{\sqrt{n}} = \sqrt{0,731} = 0,855$$

$$|t| = \frac{|m - \mu|}{s/\sqrt{n}} = \frac{2,75 - 0}{0,855} = 3,22.$$

Pour 19 degrés de liberté, au risque 1 %, $t = 2,861$ et au risque 1 ‰, $t = 3,883$.
Conclusion : différence significative à 1 %.

Chapitre XV

COMPARAISON DE DEUX VARIANCES

Intérêt de la comparaison

La comparaison de deux variances est utile :

a) d'abord dans les comparaisons de moyennes: soit pour comparer entre elles un ensemble de moyennes (voir chapitre suivant), soit même, dans le cas de 2 moyennes, lorsque les échantillons sont petits et qu'on utilise le test *t*, pour vérifier l'égalité des variances ;

b) comme une fin en soi lorsque l'attention est centrée sur la variabilité ; c'est le cas notamment de problèmes de mesure où une méthode est jugée d'autant plus précise que la variabilité est plus faible ; pour comparer la précision de 2 méthodes, on est donc conduit à comparer 2 variances.

L'intérêt que présente, pour la comparaison de 2 groupes, la comparaison soit de leurs moyennes, soit de leurs variances, soit de ces 2 indices, sera discuté en fin de chapitre.

Méthode de comparaison

La comparaison de 2 variances peut être basée sur leur différence ; un tel test sera présenté en fin de ce chapitre, mais il suppose que les échantillons soient grands. Un test plus général peut être basé sur le rapport des 2 variances, celles-ci différant significativement si le rapport s'écarte trop de 1. Ce test demande l'étude préalable des fluctuations d'échantillonnage du rapport de 2 variances.

A. — LES FLUCTUATIONS D'ÉCHANTILLONNAGE DU RAPPORT DE DEUX VARIANCES

Position du problème

De 2 urnes, dont les moyennes nous importent peu, mais qui ont *la même variance* σ^2, on extrait par tirage au sort, dans les conditions définies antérieurement, 2 échantillons de n_A et n_B boules, conduisant aux variances estimées $s_A{}^2$ et $s_B{}^2$; nous nous intéresserons aux valeurs que peut prendre le rapport $\frac{s_A{}^2}{s_B{}^2}$, noté *F*.

Nous savons que chacune des estimations s_A^2, s_B^2, doit être plus ou moins proche de σ^2, donc F de la valeur « théorique » 1. Les fluctuations d'échantillonnage de F seront connues si on connaît la probabilité pour que F sorte d'un intervalle entourant 1 et délimité par des valeurs inférieure et supérieure F_i et F_s, ou encore le risque d'erreur du pari correspondant à cet intervalle.

Solution. Tables de F

Si les 2 urnes ont une loi de probabilité normale, la loi de probabilité de F est connue, et peut être résumée dans des tables. Les tables 5 A à 5 D permettent de déterminer les limites F_i et F_s pour différents risques, en fonction des degrés de liberté $(n_A - 1)$ et $(n_B - 1)$.

Exemples

Soit à tirer 2 échantillons, le premier de $n_A = 7$ boules (d.d.l. = 6), le deuxième de $n_B = 11$ boules (d.d.l. = 10).

On lit dans la table 5 A (« point 5 % »), à l'intersection de la *colonne* d.d.l. = 6 et de la *ligne* d.d.l. = 10 la valeur $F_{10}^{6} = 3{,}22$.

Ce résultat signifie que $F = \dfrac{s_A^2}{s_B^2}$ n'a que 5 chances sur 100 de dépasser 3,22: $F_s = 3{,}22$ est la borne supérieure, au risque 5 %.

La limite inférieure ne peut être lue directement sur la table, qui donne seulement les limites supérieures, mais elle s'obtient immédiatement en considérant le rapport inverse $\dfrac{s_B^2}{s_A^2}$, dont la limite supérieure est donnée à l'intersection de la *colonne* d.d.l. = 10 et de la *ligne* d.d.l. = 6. C'est $F_6^{10} = 4{,}06$. Ainsi on peut parier, au risque 5 %, que

$$\frac{s_B^2}{s_A^2} < 4{,}06 \quad \text{d'où} \quad \frac{s_A^2}{s_B^2} > \frac{1}{4{,}06} \text{ ou } 0{,}25.$$

Ce résultat signifie que $F = \dfrac{s_A^2}{s_B^2}$ n'a que 5 chances sur 100 d'être inférieur à 0,25 ; $F_i = 0{,}25$ est la borne inférieure au risque 5 %.

Au total on peut parier que F restera compris dans l'intervalle 0,25 — 3,22, avec 10 chances sur 100 d'erreur : 5 chances sur 100 pour que $F < 0{,}25$ et 5 chances sur 100 pour que $F > 3{,}22$. Symétrique pour les risques, l'intervalle correspond par contre à des bornes inégalement distantes de 1 (figure ci-dessous).

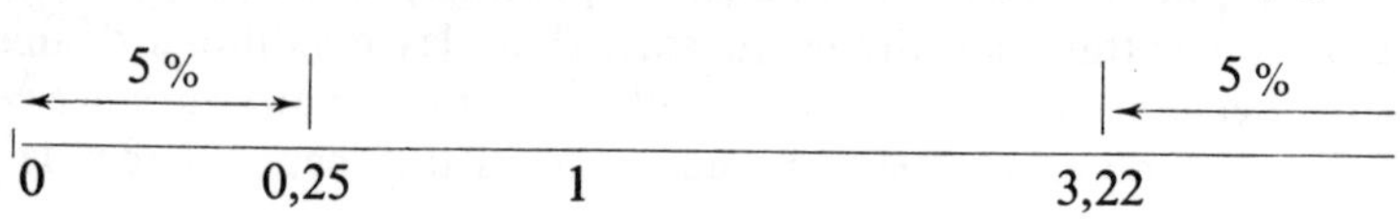

On déterminerait de même, à l'aide de la table « point 2,5 % » (table 5 B), l'intervalle de fluctuation pour les risques 2,5 % à chaque extrémité, soit 5 % en tout. Les bornes sont :

$$F_s = F_{10}^{6} = 4{,}07 \quad \text{et} \quad F_i = \frac{1}{F_{6}^{10}} = \frac{1}{5{,}46} = 0{,}18.$$

D'une manière générale, si l_A et l_B désignent les degrés de liberté $(n_A - 1)$ et $(n_B - 1)$, les limites de $F = \dfrac{s_A^2}{s_B^2}$ sont $F_i = \dfrac{1}{F_{l_A}^{l_B}}$ et $F_s = F_{l_B}^{l_A}$, l'indice supérieur correspondant à la colonne de la table, l'indice inférieur à la ligne. Les limites du rapport $\dfrac{s_B^2}{s_A^2}$ sont naturellement $\dfrac{1}{F_{l_B}^{l_A}}$ et $F_{l_A}^{l_B}$

On notera que l'intervalle de pari à 5 % est déterminé à l'aide de la table « point 2,5 % ». Cette correspondance diffère de celle des tables précédentes — tables de l'écart-réduit, de χ^2, de t — où la probabilité lue correspond au risque d'erreur du pari. C'est que les tables de F sont surtout destinées au problème d'analyse de la variance (voir chapitre suivant), où on désire savoir si une variance *dépasse* une autre, l'hypothèse inverse n'étant pas envisagée ; on ne considère donc que le risque $F > F_s$, le risque 5 % est alors bien lu sur la table « point 5 % ».

Conditions d'utilisation des tables de F

Il n'est pas nécessaire que les échantillons soient grands. Il est par contre nécessaire que les lois de probabilité, dans les deux urnes, soient normales.

Si elles ne sont pas très différentes de la loi normale, les tables de F peuvent encore être utilisées en première approximation.

Il peut enfin arriver, lorsque la distribution n'est pas normale, qu'on puisse obtenir une telle distribution par un changement de variable.

B. — COMPARAISON DE DEUX VARIANCES A PARTIR DE LEUR RAPPORT

Méthode

Nous disposons de 2 échantillons, de n_A et n_B mesures, extraits de 2 populations à distribution normale. D'après les variances estimées s_A^2 et s_B^2, peut-on admettre l'hypothèse que les variances σ_A^2 et σ_B^2 des populations sont égales ?

Si cette hypothèse est vérifiée, le rapport $F = \dfrac{s_A^2}{s_B^2}$ doit rester compris entre des limites F_i et F_s pour le risque 5 %. S'il sort de cet intervalle, on conclura que les variances diffèrent significativement.

Exemple

Deux méthodes de dosage de l'azote ont été répétées, à partir d'un même échantillon, 25 fois avec la méthode A, 30 fois avec la méthode B. Les résultats obtenus figurent au tableau 42. On veut comparer les variabilités des 2 méthodes.

Déterminons l'intervalle F_i — F_s du rapport $F = \frac{s_A{}^2}{s_B{}^2}$ pour le risque 5 %. Sa limite supérieure est, d'après la table « point 2,5 % », $F_{29}^{24} = 2,15$. La limite inférieure $F_i = \frac{1}{F_{24}^{29}}$ est (après interpolation) $\frac{1}{2,22} = 0,45$. L'intervalle est donc

$$0,45 \text{ ——— } 2,15$$

Or le rapport $\frac{s_A{}^2}{s_B{}^2}$ vaut ici (voir tableau 42) $F = \frac{5,16}{1,96} = 2,63$. Cette valeur étant extérieure à l'intervalle, on conclut que les 2 variances diffèrent significativement, au seuil 5 %. On peut préciser davantage le degré de signification : la table « point 1 % » donne l'intervalle de fluctuation au risque 2 %, qui va de 0,39 à 2,49. La valeur donnée 2,63 étant encore à l'extérieur, les 2 variances diffèrent encore au risque 2 %. On vérifiera facilement qu'il n'en est plus de même à 2 ‰. La conclusion est donc que les variances diffèrent significativement, le risque étant compris entre 2 % et 2 ‰.

Il est intéressant de dégager la portée pratique de cette conclusion : la dispersion des mesures est significativement plus faible avec la méthode B; celle-ci est donc *plus précise* que la méthode A.

L'appréciation d'une méthode de dosage doit être basée :

— sur son *exactitude* (la mesure doit ici, en moyenne, être égale à la quantité réelle d'azote contenue dans l'échantillon),

— sur sa *précision*, c'est-à-dire la faible variabilité des mesures quand on répète le dosage.

L'exactitude est certes une qualité essentielle, mais qui, en général, ne pose guère de problème : un défaut d'exactitude peut se compenser par un coefficient de correction. C'est surtout la précision qui fait la qualité d'une méthode.

Aussi les comparaisons de variance sont-elles fort utiles pour la mise au point de dosages.

Règle générale

Si on examine le calcul effectué dans l'exemple précédent, on s'aperçoit qu'il peut être simplifié : le rapport $F = \frac{s_A{}^2}{s_B{}^2}$ était supérieur à 1, il ne pouvait donc être extérieur à l'intervalle F_iF_s, qui entoure 1, qu'en étant supérieur à F_s; ainsi il était suffisant de déterminer F_s, tandis que le calcul de F_i était inutile (c'est bien ce qui s'est passé : on a comparé 2,63 à 2,15 mais la valeur 0,45 n'a pas été utilisée).

TABLEAU 42

Résultats obtenus avec 2 méthodes de dosage de l'azote

Méthode A.

x_i (en grammes)	n_i	$x'_i = x_i - 42$	$n_i x'_i$	$n_i x'^2_i$
37	1	−5	−5	25
38	0	−4	0	0
39	2	−3	−6	18
40	2	−2	−4	8
41	4	−1	−4	4
42	7	0	0	0
43	4	1	4	4
44	2	2	4	8
45	0	3	0	0
46	2	4	8	32
47	1	5	5	25
Total	25		$T_1 = 2$	$T_2 = 124$

$$m_A = 42 + \frac{2}{25} = 42,08$$

$$s_A^2 = \frac{124 - 2^2/25}{24} = 5,16$$

Méthode B.

x_i (en grammes)	n_i	$x'_i = x_i - 42$	$n_i x'_i$	$n_i x'^2_i$
39	2	−3	−6	18
40	1	−2	−2	4
41	6	−1	−6	6
42	9	0	0	0
43	8	1	8	8
44	3	2	6	12
45	1	3	3	9
Total	30		$T_1 = 3$	$T_2 = 57$

$$m_B = 42 + \frac{3}{30} = 42,10$$

$$s_B^2 = \frac{57 - 3^2/30}{29} = 1,96$$

On aurait pu naturellement travailler avec le rapport $\frac{s_B^2}{s_A^2}$ au lieu de $\frac{s_A^2}{s_B^2}$. On vérifiera facilement que les conclusions seraient exactement les mêmes. Il serait, cette fois encore, suffisant de calculer une seule borne. Mais comme le rapport $\frac{s_B^2}{s_A^2}$ est inférieur à 1, la borne à calculer serait la borne inférieure, ce qui serait légèrement plus compliqué, puisqu'il faudrait prendre l'inverse d'une valeur lue dans la table.

Cette remarque dicte la conduite à suivre pour comparer 2 variances : on calculera d'*abord* ces 2 variances, puis on basera le test sur leur rapport *avec la plus grande au numérateur* $\left(\text{soit dans l'exemple étudié } \frac{s_A^2}{s_B^2} \text{ et non } \frac{s_B^2}{s_A^2}\right)$.

D'où la règle générale :

La comparaison de deux variances s_A^2 et s_B^2, estimées sur n_A et n_B cas (s_A^2 désignant la plus grande de ces deux variances) est basée sur le rapport $F = \frac{s_A^2}{s_B^2}$. Ce rapport est comparé à la valeur F_s donnée par la table « point 2,5 % » à l'intersection de la colonne (n_A — 1) et de la ligne (n_B — 1).

Si $F < F_s$, les deux variances ne diffèrent pas significativement (à 5 %). Si $F \geqslant F_s$, les deux variances diffèrent significativement ; le degré de signification peut être précisé en comparant F à la valeur de F_s donnée par les tables « point 1 % » (signification à 2 %) et « point 1 ‰ » (signification à 2 ‰).

N. B. — **La méthode n'est valable que si les deux séries de cas sont extraites de populations à distribution normale.**

C. — COMPARAISON DE DEUX VARIANCES A PARTIR DE LEUR DIFFÉRENCE

Lorsqu'on extrait d'une urne (μ, σ^2) à loi de probabilité normale des échantillons de n boules, *si n est grand*, la variance estimée s^2 a une loi de probabilité normale de moyenne σ^2 et de variance $\frac{2\sigma^4}{n}$.

Ce résultat permet de comparer deux variances à l'aide d'un test analogue à celui de la comparaison des moyennes, basé sur l'écart-réduit :

$$\varepsilon = \frac{s_A^2 - s_B^2}{\sqrt{\frac{2s_A^4}{n_A} + \frac{2s_B^4}{n_B}}}$$

la signification étant lue dans la table de l'écart-réduit (table 1).

Exemple 1

On a mesuré le rapport $\dfrac{\beta \text{ globulines}}{\text{protéines totales}}$ dans 2 séries de malades ictériques : 61 sujets atteints de cancer, et 133 sujets atteints d'hépatite à virus.

On a obtenu les variances estimées :

cancers : $s_A{}^2 = 25{,}5$
hépatites : $s_B{}^2 = 18{,}3$.

Ces 2 variances diffèrent-elles significativement?

On forme

$$\varepsilon = \frac{25{,}5 - 18{,}3}{\sqrt{\dfrac{2 \times (25{,}5)^2}{61} + \dfrac{2 \times (18{,}3)^2}{133}}} = 1{,}4.$$

L'écart-réduit étant inférieur à 2, les variances ne diffèrent pas significativement.

Si on avait voulu utiliser le rapport F, on aurait formé

$$F = \frac{25{,}5}{18{,}3} = 1{,}39.$$

Cette valeur est inférieure à la limite F_{132}^{60} de la table « point 2,5 % » (limite qui ne figure pas exactement dans la table 5 B, mais qui apparaît très voisine de 1,5). La conclusion serait donc la même.

Signalons pour mémoire que les moyennes observées dans les 2 séries étaient $m_A = 21{,}1$ et $m_B = 15{,}5$. Contrairement à ce qui se présente pour les variances, ces moyennes diffèrent très significativement.

Exemple 2

Reprenons la comparaison des méthodes de dosage de l'azote

$$\varepsilon = \frac{5{,}16 - 1{,}96}{\sqrt{\dfrac{2 \times (5{,}16)^2}{25} + \dfrac{2 \times (1{,}96)^2}{30}}} = 2{,}07.$$

La différence est donc significative à 4 %. Cette conclusion diffère légèrement de celle obtenue par F (signification à 2 %), mais les effectifs sont ici un peu faibles (25 et 30) pour le test de la différence.

D. — INTÉRÊT RELATIF DES COMPARAISONS DE MOYENNES ET DE VARIANCES

Nous avons, au cours de ce chapitre, rencontré deux problèmes d'aspect différent :

— Le premier avait trait à la comparaison de 2 méthodes de dosage. La moyenne, pour importante qu'elle soit, ne nous a pas paru la caractéristique essentielle, car nous avons indiqué qu'elle était justiciable d'un coefficient de correction. La variance, qui traduit la précision de la méthode, a par contre retenu toute notre attention, comme test de qualité.

On peut dire d'une manière générale que, dans le domaine du laboratoire, la considération et la comparaison des variances sont de grande importance.

— Le deuxième problème examiné, la comparaison entre 2 populations d'ictères, a donné lieu à une inversion des valeurs : pour les 2 catégories de malades, très différentes l'une de l'autre sur le plan médical, le critère étudié présente la même variabilité (variances non significativement différentes). Par contre les moyennes $m_A = 21,1$ et $m_B = 15,5$ se révèlent, si on effectue le test de signification, très différentes.

L'égalité des variances, alors que les moyennes diffèrent, entre 2 groupes différant par un facteur systématique, est un fait très général en biologie, que nous avons déjà commenté au chapitre précédent, dans les conditions d'application du test *t*. Tout se passe comme si le facteur systématique agissait en ajoutant (ou retranchant) une certaine quantité à la valeur moyenne ou « théorique » du caractère étudié, autour de laquelle les variations individuelles persistent sans changement. Le problème intéressant est alors la comparaison des moyennes.

Ainsi apparaît-il que, selon la nature du problème, la comparaison la plus intéressante porte sur les moyennes ou sur les variances. En fait on devrait théoriquement procéder aux deux comparaisons, en commençant par celle des variances, qui souvent guide la conduite à tenir pour la comparaison des moyennes : si par exemple on doit comparer 2 petits échantillons, dont les variances s'avèrent différentes, on ne pourra pas utiliser le test *t*. La comparaison des moyennes est alors difficile, mais on devra se souvenir que la différence des variances est en elle-même un renseignement intéressant, et qui parfois peut suffire.

La façon logique d'aborder la comparaison de deux groupes, en commençant par la comparaison des variances, est schématisée au tableau 43.

TABLEAU 43

Comparaison de deux populations
(distributions normales).

Première comparaison : variances		Deuxième comparaison : moyennes	
		Moyennes égales	Moyennes différentes
Variances égales	Cas le plus fréquent en biologie. La comparaison des moyennes est possible, même pour de petits échantillons.	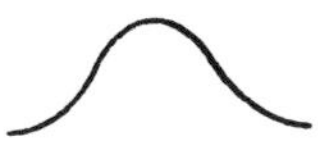 Populations entièrement comparables	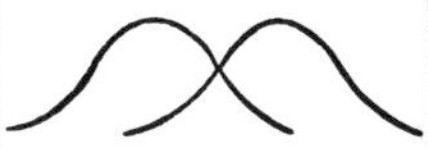
Variances différentes	— Intéresse surtout le laboratoire. — La compason des moyennes n'est possible que pour les grands échantillons. Elle n'a pas le même sens concret que ci-dessus. — De toute manière les populations sont différentes.	En dépit des moyennes égales les populations diffèrent.	Populations totalement différentes

CHAPITRE XVI

COMPARAISON DE PLUSIEURS MOYENNES ANALYSE DE LA VARIANCE

A. — ÉTUDE D'UN EXEMPLE

Position du problème

Disposant de 5 milieux, A, B, C, D, E, pour la culture du B. C. G., on se propose de savoir si, dans l'ensemble, ces milieux sont équivalents, ou si au contraire certains favorisent la croissance plus que d'autres (nombre de colonies plus élevé).

On a donc ensemencé, à partir d'une même suspension de B. C. G., 10 tubes par milieu de culture. Le tableau 44 donne le nombre de colonies obtenues pour chaque tube, ainsi que les nombres moyens m_1, m_2 ... m_5, observés pour les divers milieux.

Chaque série de 10 mesures est un échantillon de la population des mesures possibles. Il s'agit, d'après les données obtenues, de répondre à la question suivante : est-il plausible que les 5 populations, d'où proviennent ces séries de mesures, aient la même moyenne? Si la réponse est négative, on dira que les moyennes observées diffèrent significativement dans leur ensemble; c'est donc une généralisation du problème de la comparaison de 2 moyennes.

Nous supposerons vérifiées les deux conditions suivantes :

a) le caractère étudié (nombre de colonies) est distribué normalement dans chacune des populations de mesures,

b) le facteur étudié (milieu de culture) est susceptible de modifier la valeur moyenne du caractère, mais pas sa variance (*).

Dans ces conditions, les 5 séries proviennent d'urnes « normales », de même variance, dont les moyennes :

— ou bien sont toutes les mêmes ; c'est « l'hypothèse nulle »;

— ou bien ne sont pas toutes les mêmes ; c'est « l'hypothèse alternative ».

Ces deux hypothèses figurent au tableau 44 : comme une distribution normale est entièrement définie par sa moyenne et sa variance, l'hypothèse nulle

(*) Dans l'exemple choisi, on peut montrer que ces conditions ne sont pas exactement réalisées, mais qu'elles le sont avec une bonne approximation.

revient plus simplement à supposer que les 5 séries proviennent d'une même urne.

Il s'agit, à partir des données, de choisir entre les deux hypothèses.

On notera que l'exemple actuel est particulier, du fait que les 5 séries contiennent le même nombre de mesures. Le cas général sera envisagé plus loin.

TABLEAU 44

Nombre de colonies obtenu pour chaque milieu de culture et schématisation des 2 hypothèses possibles.

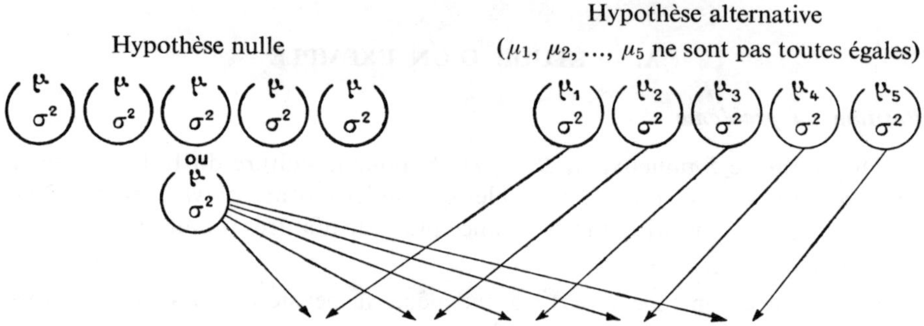

Milieu de culture	*A*	*B*	*C*	*D*	*E*	Total	Moyenne
Nombre de colonies par tube	10 12 8 10 6 13 9 10 8 9	11 18 12 15 13 8 15 16 9 13	7 14 10 11 9 10 9 11 7 9	12 9 11 10 7 8 13 14 10 11	7 6 10 7 7 5 6 7 9 6		
Total	95	130	97	105	70	497	
Moyenne	9,5	13,0	9,7	10,5	7,0	49,7	9,94

Principe de la solution

Si les moyennes exactes $\mu_1, \mu_2, ..., \mu_5$ ne sont pas toutes les mêmes, les moyennes observées $m_1, m_2, ..., m_5$ auront tendance à différer davantage entre elles que si les moyennes exactes sont toutes les mêmes. L'idée est donc de chiffrer d'une certaine manière la dispersion des moyennes, et d'étudier comment elle varie d'une fois à l'autre, quand on tire 5 échantillons dans une même urne (problème de fluctuations d'échantillonnage ou de pari). Si, sur des données observées, celles du tableau 44 dans notre exemple, la dispersion des moyennes est trop importante pour être expliquée raisonnablement par ces fluctuations d'échantillonnage, on rejettera l'hypothèse nulle (problème de test).

Le pari

Le problème est illustré au tableau 45, par le panneau de gauche.

De l'urne des *individus* (variance σ^2) on extrait 5 échantillons de 10 individus; soient m_1, m_2, ..., m_5, leurs moyennes. Ces 5 moyennes sont des éléments aléatoires de « l'urne des moyennes m_{10} », dont la variance $\sigma_m{}^2$ vérifie :

$$\sigma_m{}^2 = \frac{\sigma^2}{10}.$$

Nous supposons σ^2 inconnue; cette variance peut être estimée à partir des 5 tirages, notamment par un calcul sur chaque tirage, puis par la moyenne de ces 5 valeurs; soit s^2 cette estimation.

La variance $\sigma_m{}^2$ peut être estimée sur l'échantillon des 5 valeurs m_1, m_2, ..., m_5; soit $s_m{}^2$ cette estimation.

Les vraies valeurs de $\sigma_m{}^2$ et $\dfrac{\sigma^2}{10}$ doivent être égales, mais leurs estimations peuvent différer légèrement; le rapport

$$F = \frac{s_m{}^2}{s^2/10}$$

doit donc être voisin de 1, et on peut parier qu'il sera compris dans un certain intervalle F_i — F_s avec un risque d'erreur donné.

Bien que le problème ne soit pas identique à celui du chapitre précédent (pari sur les variances de deux échantillons extraits d'urnes de même variance), on démontre que le résultat est le même. Il reste à estimer :

σ^2 par la valeur s^2 indiquée (moyenne des variances des échantillons) avec le nombre de degrés de liberté $9 \times 5 = 45$.

$\sigma_m{}^2$ par la valeur $s_m{}^2$ indiquée, avec le nombre de degrés de liberté $5 - 1 = 4$.

Les limites sont alors, avec un risque de 5 % à chaque extrémité (d'après la table 5 A, en interpolant) :

$$F_s = F_{45}^{4} = 2{,}59$$

$$F_i = \frac{1}{F_{4}^{45}} = \frac{1}{5{,}71} = 0{,}18.$$

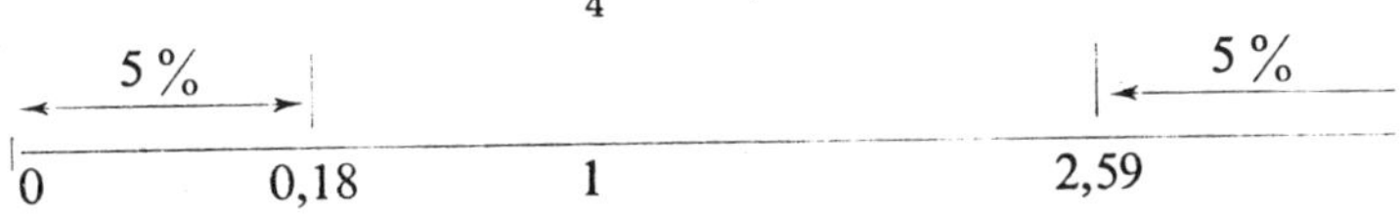

TABLEAU 45

Test de comparaison de 5 moyennes de 10 individus.

Hypothèse nulle

Urne des individus

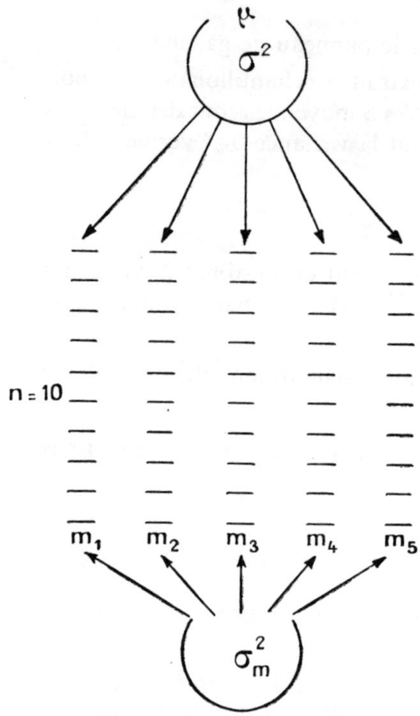

Urne des moyennes m_{10}

$$\sigma_m{}^2 = \frac{\sigma^2}{10}$$

$$F_i < F = \frac{s_m{}^2}{s^2/10} < F_s$$

Hypothèse alternative

(Les 5 moyennes ne sont pas toutes égales)

Urnes des individus

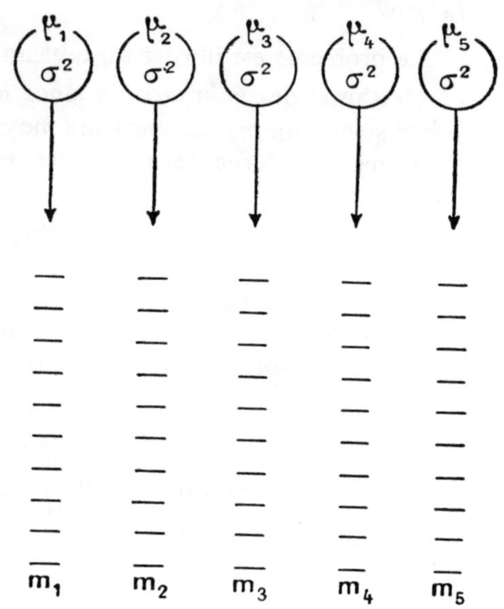

$s_m{}^2$ a tendance à être augmenté par rapport à $s^2/10$

Donc F a tendance à être augmenté.

D'où le test :

Hypothèse nulle admissible (les moyennes ne diffèrent pas significativement).

Hypothèse nulle rejetée (les moyennes diffèrent significativement à 5 %).

En résumé, si on extrait, par tirage au sort dans une même urne, 5 échantillons de 10 mesures, et qu'on estime s^2 et s_m^2 sur les résultats obtenus, on peut parier que $F = \frac{s_m^2}{s^2/10}$ sera compris entre 0,18 et 2,59 avec 5 % d'erreur à chaque extrémité.

Test de comparaison des moyennes

Disposant des 5 séries de 10 résultats, il s'agit de décider, au vu de la dispersion des moyennes, si l'hypothèse nulle est plausible. A cet effet, on calculera le rapport $F = \frac{s_m^2}{s^2/10}$.

— Si $F \geqslant F_s$, la valeur de F est trop élevée pour être expliquée raisonnablement par les fluctuations d'échantillonnage; on rejette l'hypothèse nulle, avec un risque d'erreur de 5 %, et on accepte l'hypothèse alternative qui, rappelons-le, a tendance à augmenter la dispersion des moyennes, c'est-à-dire s_m^2, donc F.

— Si F est compris entre F_i et F_s, rien n'empêche d'adopter l'hypothèse nulle.

— Enfin si $F < F_i$, la conclusion est la même; sans doute était-il improbable d'obtenir une valeur de F aussi faible, mais ce résultat ne saurait être expliqué par l'hypothèse alternative, puisque celle-ci a au contraire pour effet d'augmenter la dispersion des moyennes, donc F.

En définitive :

— Si $F = \frac{s_m^2}{s^2/10} \geqslant F_s$ on conclut que les moyennes, dans l'ensemble, diffèrent significativement.

— Si $F < F_s$, elles ne diffèrent pas significativement.

Si on adopte pour la signification le risque 5 %, la limite F_s est lue dans la table de F « point 5 % » (qui ne conduit pas au risque 10 % comme dans le chapitre précédent, où on considérait les 2 bornes).

Les considérations précédentes sont résumées au tableau 45.

Exécution des calculs

Le rapport

$$F = \frac{s_m^2}{s^2/10} = \frac{10\ s_m^2}{s^2}$$

peut être calculé à partir des formules de définition de ces variances. On obtient toutefois des simplifications importantes en utilisant : *a*) une expression différente du numérateur de ces variances et *b*) un changement d'origine et éventuellement d'unité.

Expression différente du numérateur des variances

On utilise la formule habituelle :

$$\text{(1)} \qquad \Sigma(x - m)^2 = \Sigma x^2 - \frac{(\Sigma x)^2}{n},$$

L'expression Σx sera désignée par T, soit T_i pour le total de la colonne i et T_G pour le total général.

a) Calcul de 10 s_m^2.

Le numérateur de s_m^2 est, d'après les données du tableau 44 :

$$(9{,}5 - 9{,}94)^2 + (13{,}0 - 9{,}94)^2 + \ldots + (7{,}0 - 9{,}94)^2$$

En transformant selon la formule (1), et en multipliant par 10 pour passer à 10 s_m^2, on obtient :

$$\text{numér. de } 10\ s_m^2 = 10 \left[(9{,}5)^2 + (13{,}0)^2 + \ldots + (7{,}0)^2 - \frac{(49{,}7)^2}{5}\right]$$

qu'on peut encore écrire :

$$\frac{(95)^2}{10} + \frac{(130)^2}{10} + \ldots + \frac{(70)^2}{10} - \frac{(497)^2}{50},$$

Sous cette forme, on voit apparaître :

— d'abord les totaux des colonnes ; $T_1 = 95$, $T_2 = 130$, ... $T_5 = 70$,

— ensuite le total général des 50 mesures, $T_G = 497$.

Ainsi on retiendra que :

$$\text{(2)} \qquad \boxed{\text{Numérateur de } 10\ s_m^2 = \frac{\Sigma T_i^2}{10} - \frac{T_G^2}{50}}$$

Le résultat numérique est ici 185,7.

Compte tenu du dénominateur de s_m^2, qui est d.d.l. = 5 — 1 = 4, on a :

$$10\ s_m^2 = \frac{185{,}7}{4} = 46{,}4.$$

b) Calcul de s^2.

L'estimation de σ^2 fournie par le premier échantillon est

$$\frac{\Sigma_1(x - m_1)^2}{9}$$

le symbole Σ_1 portant sur les mesures du premier échantillon. Les 4 autres échantillons fournissent des estimations analogues, et l'estimation s^2 qui est la moyenne de ces 5 estimations vaut :

$$s^2 = \frac{\Sigma_1(x - m_1)^2/9 + \Sigma_2(x - m_2)^2/9 \ldots + \Sigma_5(x - m_5)^2/9}{5}$$

$$= \frac{\Sigma_1(x - m_1)^2 + \Sigma_2(x - m_2)^2 + \ldots + \Sigma_5(x - m_5)^2}{45}.$$

On vérifie au passage que s^2 s'obtient, comme dans le calcul de t, en ajoutant les numérateurs et les dénominateurs des variances des échantillons.

L'application de la formule (1) à chaque terme du numérateur donne :

$$s^2 = \frac{\Sigma_1 x^2 - T_1^2/10 + \Sigma_2 x^2 - T_2^2/10 + \ldots + \Sigma_5 x^2 - T_5^2/10}{45}$$

$$= \frac{\Sigma x^2 - \Sigma T_i^2/10}{45}.$$

On retiendra de cette dernière expression que :

$$\boxed{\text{Numérateur de } s^2 = \Sigma x^2 - \frac{\Sigma T_i^2}{10}}$$

Le résultat numérique est ici :

$$s^2 = \frac{225{,}1}{45} = 5{,}0.$$

c) Calcul de F

$$F = \frac{10\ s_m^2}{s^2} = \frac{46{,}4}{5{,}0} = 9{,}3.$$

Or nous avons vu plus haut que $F_{45}^4 = 2{,}59$ pour le risque 5 %; on obtiendrait de même, pour le risque 1 ‰, $F_{45}^4 = 5{,}6$. Comme la valeur trouvée $F = 9{,}3$ dépasse largement cette limite, on conclut que les moyennes diffèrent significativement, pour un risque nettement inférieur à 1 pour mille.

Changement d'origine et d'unité

Un changement d'origine dans les mesures ne modifie pas les variances s_m^2 et s^2; un changement d'unité modifie ces deux variances dans la même proportion et ne change pas leur rapport. Donc un changement d'origine et d'unité ne modifie pas F.

Dans notre exemple, un changement d'unité n'est pas intéressant, mais en retranchant 10 à toutes les mesures le calcul est beaucoup simplifié. On peut le voir au tableau 46. On y retrouve bien le même résultat $F = 9{,}3$.

TABLEAU 46

Calcul de F, d'après les données du tableau 44, diminuées de 10.

Milieu de culture	A	B	C	D	E	Total
Nombre de colonies diminué de 10	0 2 — 2 0 — 4 3 — 1 0 — 2 — 1	1 8 2 5 3 — 2 5 6 — 1 3	— 3 4 0 1 — 1 0 — 1 1 — 3 — 1	2 — 1 1 0 — 3 — 2 3 4 0 1	— 3 — 4 0 — 3 — 3 — 5 — 4 — 3 — 1 — 4	
T_i	— 5	30	— 3	5	— 30	$T_G = -3$
T_i^2	25	900	9	25	900	1 859
Σx^2	39	178	39	45	110	411

$$10\, s_m^2 = \frac{\Sigma T_i^2/10 - T_G^2/50}{4} = \frac{185{,}9 - 0{,}18}{4} = 46{,}4$$

$$s^2 = \frac{\Sigma x^2 - \Sigma T_i^2/10}{45} = \frac{411 - 185{,}9}{45} = 5{,}0$$

$$F = \frac{46{,}4}{5{,}0} = 9{,}3$$

Comparaisons individuelles

Du fait que les moyennes, dans l'ensemble, diffèrent significativement, il devient légitime d'examiner leurs comparaisons chacune à chacune.

Ayant rangé les milieux dans l'ordre croissant des moyennes :

Milieu	E	A	C	D	B
Moyenne	7,0	9,5	9,7	10,5	13,0

indiquons comment on peut les comparer par deux.

La comparaison $A - E$ sera effectuée à l'aide du test t, modifié ici du fait que la variance gagne à être estimée, non à partir des échantillons A et E seulement, mais à partir des 5 échantillons, puisque les 5 urnes sont supposées avoir même variance; cette estimation n'est autre que s^2.

$$t = \frac{9{,}5 - 7{,}0}{\sqrt{\frac{s^2}{10} + \frac{s^2}{10}}} = \frac{2{,}5}{\sqrt{\frac{5{,}0}{10} + \frac{5{,}0}{10}}} = 2{,}5.$$

Le nombre de degrés de liberté à prendre est alors celui qui correspond à la variance s^2, soit 45. Pour 45 degrés de liberté, la table de t se confond pratiquement avec celle de l'écart-réduit et la valeur 2,5 est significative au risque $\alpha = 2\,\%$.

On pourrait opérer de cette manière pour les autres comparaisons, mais il est plus simple de calculer d'avance la valeur que doit atteindre une différence Δ pour être significative, à 5 % par exemple. Il faut alors que $t \# 2$, donc que :

$$\frac{\Delta}{\sqrt{\frac{s^2}{10} + \frac{s^2}{10}}} = 2.$$

Comme ici, pour chaque comparaison,

$$\sqrt{\frac{s^2}{10} + \frac{s^2}{10}} = \sqrt{\frac{5}{10} + \frac{5}{10}} = 1$$

on obtient $\Delta = 2$.

La différence est donc significative pour $E - A$, et $D - B$; elle ne l'est pas pour $A - C$, $C - D$, ni même $A - D$. On peut admettre que les milieux A, C, D, donnent une croissance comparable, tandis que celle-ci est plus faible avec E, et plus forte avec B.

En réalité le raisonnement fait n'est pas tout à fait rigoureux : le choix parmi les diverses comparaisons possibles, la fixation du risque d'erreur quand on procède à plusieurs comparaisons, sont des questions délicates (voir p. 91, 92 et 190).

B. — MÉTHODE GÉNÉRALE DE COMPARAISON DE PLUSIEURS MOYENNES. ANALYSE DE LA VARIANCE

Le test F effectué sur l'exemple précédent est résumé au tableau 47; la première ligne indique le numérateur de $10\, s_m^2$, puis son dénominateur, d'où par division la valeur $10\, s_m^2$. La deuxième ligne indique de la même façon le calcul de s^2. Enfin le quotient de ces 2 variances est reporté dans la colonne F.

On voit que l'addition des lignes 1 et 2 donne le numérateur et le dénominateur de la variance totale estimée sur l'ensemble des mesures.

On dit que le tableau 47 représente l'*analyse de la variance* en ses 2 composantes : variances entre colonnes et à l'intérieur d'une colonne. (En fait la variance n'est pas la somme de ces 2 variances, ce sont les sommes de carrés et les degrés de liberté qui s'ajoutent.)

Il est important de connaître le sens exact des 2 variances en question :

— La variance intra-colonne (désignée plus haut par s^2) exprime la variabilité des mesures dans une colonne, c'est-à-dire *une fois fixé le facteur contrôlé* (le milieu de culture); c'est pourquoi on l'appelle encore variance *résiduelle* ou variance « due au hasard ».

— La variance inter-colonnes ne doit pas être considérée comme une variance entre les moyennes : ce n'est pas s_m^2, mais $10\ s_m^2$. Si s_m^2 exprime la variabilité *entre les moyennes* des colonnes, $10\ s_m^2$ exprime (d'après la correspondance entre urne des moyennes et urne des individus) la variabilité de *1 mesure* d'une colonne à l'autre.

Ainsi $F = \dfrac{10\ s_m^2}{s^2}$ exprime le rapport entre la variabilité d'une mesure à l'autre entre les diverses colonnes et la variabilité des mesures dans une même colonne. On comprend bien pourquoi, quand ce rapport dépasse une certaine limite, on doit conclure à une signification ; c'est que la variabilité est plus grande d'une colonne à l'autre qu'à l'intérieur d'une même colonne, ou encore que *les mesures se ressemblent davantage dans une même colonne que d'une colonne à l'autre.*

TABLEAU 47

Analyse de la variance.

(1) Origine	(2) Somme des carrés des écarts	(3) Nombre de degrés de liberté	Variance = (2)/(3)	F
Entre colonnes (entre milieux)	$\dfrac{\Sigma T_i^2}{10} - \dfrac{T_G^2}{50} = 185{,}7$	4	46,4	9,3
Intra-colonne ou résiduelle.	$\Sigma x^2 - \dfrac{\Sigma T_i^2}{10} = 225{,}1$	45	5,0	
Total	$\Sigma x^2 - \dfrac{T_G^2}{50} = 410{,}8$	49		

L'analyse de la variance est un mode de présentation du test F particulièrement commode. Elle permet, si on a calculé les éléments d'une des deux premières lignes, d'obtenir ceux de l'autre par différence avec le total, qui est souvent plus facile à connaître. C'est ce qui se passe notamment dans les plans à plusieurs facteurs, où le total est le même pour tous les facteurs (voir chap. XVIII).

Cas général

Nous n'avons examiné jusqu'ici que le cas où l'effectif est le même dans toutes les colonnes. Lorsqu'il est variable, l'exposé du test est un peu plus complexe (par exemple la variance s^2 devient une moyenne pondérée des variances estimées dans les diverses colonnes, etc...). Cependant le test reste pratiquement le même, chaque expression $\frac{T_i^2}{n}$ étant seulement remplacée par $\frac{T_i^2}{n_i}$ (n_i = effectif de la colonne i). Il peut être ainsi résumé :

La comparaison des moyennes de c séries de mesures d'une quantité x, inscrites dans les c colonnes d'un tableau, est basée sur le rapport F dont :

— le numérateur est la variance « entre colonnes » :

$$\frac{\Sigma(T_i^2/n_i) - T_G^2/N}{c - 1}$$

— le dénominateur est la variance « résiduelle » :

$$\frac{\Sigma x^2 - \Sigma(T_i^2/n_i)}{N - c}$$

avec :

n_i = **nombre de mesures de la colonne** i, N = **nombre total des mesures** = Σn_i

T_i = **total des mesures de la colonne** i, T_G = **total général des mesures** = ΣT_i

Les moyennes diffèrent significativement dans leur ensemble au risque 5 % si F dépasse la limite F_{N-c}^{c-1} lue dans la table de F « point 5 % » pour les degrés de liberté (c — 1) et (N — c). Elles diffèrent au seuil 1 % si F dépasse la limite lue dans la table « point 1 % ».

La présentation du test est faite par le tableau d'analyse de la variance (tableau 48).

N. B. — **La méthode n'est applicable que dans les conditions définies au paragraphe suivant.**

On notera que quand le rapport F est inférieur à 1, il est sûrement inférieur à la limite donnée par les tables, qui est toujours supérieure à 1 ; on peut donc, dans ce cas, conclure d'emblée que les moyennes ne diffèrent pas significativement.

TABLEAU 48

Analyse de la variance (cas général).

(1) Origine	(2) Somme des carrés des écarts	(3) Nombre de degrés de liberté	Variance = (2)/(3)	F
Entre colonnes	$\Sigma(T_i^2/n_i) - T_G^2/N$	$c - 1$	...	
Intra-colonne ou résiduelle.	$\Sigma x^2 - \Sigma(T_i^2/n_i)$	$N - c$	...	
Total	$\Sigma x^2 - T_G^2/N$	$N - 1$		

Légende :
c = nombre de colonnes
n_i = nombre de mesures dans la colonne i, N = nombre total des mesures $= \Sigma n_i$
T_i = total des mesures dans la colonne i, T_G = total général des mesures $= \Sigma T_i$

Conditions d'application

Le test n'est valable que si les diverses séries proviennent de populations distribuées normalement et ayant toutes la même variance.

Ces conditions sont, nous le rappelons, très fréquemment réalisées en biologie.

On montre, en outre, que le test est « robuste », c'est-à-dire encore valable lorsque les conditions ne sont qu'« à peu près » vérifiées; ceci d'autant plus que les effectifs des diverses séries sont plus grands et plus voisins les uns des autres.

Enfin, lorsque les conditions requises ne sont pas vérifiées, il est possible qu'elles le deviennent par un changement de variable approprié.

Exemple 1

Pour éprouver l'homogénéité d'un lot d'ampoules de vaccin B.C.G. dans ses effets cliniques, on a vacciné 72 enfants avec 9 ampoules, à raison de 8 enfants tirés au sort par ampoule. On a mesuré ultérieurement le diamètre de l'induration produite. Le jour de la lecture, 6 enfants étaient absents, ce qui rend les effectifs inégaux. (On s'est assuré que ces 6 enfants n'étaient pas absents pour des motifs liés à la vaccination, ce qui aurait pu fausser les résultats.)

Les données et les calculs figurent au tableau 49. On voit que les ampoules sont différentes dans leurs effets cliniques.

Tableau 49

Test d'homogénéité d'un lot d'ampoules de B.C.G. d'après une caractéristique clinique (diamètre de l'induration).

49 A. — *Données brutes.*

N° de l'ampoule	1	2	3	4	5	6	7	8	9
	10	13	13	7	4	8	12	10	9
Diamètre	11	13	13	11	8	9	13	11	12
de	11	14	14	12	9	11	13	14	12
l'induration	12	14	17	12	12	11	15	14	15
lue sur	13	18	19	13	13	13	20	18	15
l'enfant	14	18	22	13	13	14	21	22	15
vacciné	15	21		14	14	14	25	24	16
	17					15		27	17

49 B. — *Calcul après changement de variable $x' = x - 14$.*

	− 4	− 1	− 1	− 7	− 10	− 6	− 2	− 4	− 5	
	− 3	− 1	− 1	− 3	− 6	− 5	− 1	− 3	− 2	
	− 3	0	0	− 2	− 5	− 3	− 1	0	− 2	
	− 2	0	3	− 2	− 2	− 3	1	0	1	
	− 1	4	5	− 1	− 1	− 1	6	4	1	
	0	4	8	− 1	− 1	0	7	8	1	
	1	7		0	0	0	11	10	2	
	3					1		13	3	Total
n_i	8	7	6	7	7	8	7	8	8	$N = 66$
T_i	− 9	13	14	− 16	− 25	− 17	21	28	− 1	$T_G = 8$
T_i^2	81	169	196	256	625	289	441	784	1	
T_i^2/n_i	10,12	24,14	32,67	36,57	89,28	36,12	63,00	98,00	0,13	390,03
Σx^2	49	83	100	68	167	81	213	374	49	1 184

49 C. — *Analyse de la variance.*

Origine	Somme des carrés des écarts	d.d.l.	Variance	F
Entre ampoules	$\Sigma(T_i^2/n_i) - T_G^2/N = 390{,}03 - \frac{8^2}{66} = 389{,}06$	$9 - 1 = 8$	48,6	3,5
Résiduelle	$\Sigma x^2 - \Sigma(T_i^2/n_i) = 1\,184 - 390{,}03 = 793{,}97$	$66 - 9 = 57$	13,9	
Total	$\Sigma x^2 - T_G^2/N = 1\,184 - \frac{8^2}{66} = 1\,183{,}03$	65		

La valeur $F = 3{,}5$ est comprise entre F_{57}^{8} « point 1 % » (environ 2,8) et « point 1 ‰ » (environ 3,9). Les résultats moyens des ampoules sont donc différents, la signification étant comprise entre 1 % et 1 ‰.

Exemple 2. Comparaison de 2 moyennes

Un dosage a donné les valeurs suivantes :

— Pour un 1er groupe de personnes : 0,8 0,9 1,0 1,1

— Pour un 2e groupe de personnes : 0,5 0,6 0,6 0,7.

La différence des moyennes est-elle significative? (On suppose établi par des expériences antérieures que la variable étudiée est distribuée normalement, avec une variance relativement stable d'un groupe de personnes à l'autre.)

Après un changement de variable, tel que $x' = (x - 0{,}8) \times 10$ on effectuera l'analyse de la variance qui conduit facilement à la valeur $F = 21$ avec les degrés de liberté 1 et 6. Cette valeur dépasse la limite donnée par la table « point 1 % » ($F_6^1 = 13{,}7$). La différence est donc significative à 1 %.

Le même problème avait été posé chap. XIV, p. 159, et traité par le test *t*. La valeur trouvée $t = 4{,}5$ étant supérieure à la limite donnée par la table *t* pour d.d.l. = 6 (soit 3,707) on avait également conclu que les 2 moyennes diffèrent à 1 %.

Les deux méthodes sont tout à fait équivalentes : en effet on a comparé dans un cas un *t* de 4,5 à la limite 3,707 et dans l'autre un *F* de 21 [qui est le carré de 4,5 (*)] à la limite 13,7 (qui est le carré de 3,707). Il en est ainsi d'une manière générale, car :

— On montre que le rapport *F*, dans le cas particulier de la comparaison de 2 séries ($c = 2$), est égal au carré de la valeur de *t* correspondant aux deux moyennes observées.

— Les valeurs données par la première colonne de la table de *F* pour « point 5 % » ou « point 1 % » sont les carrés des valeurs figurant dans la table de *t*, dans les colonnes 5 % et 1 %, pour le même nombre de degrés de liberté.

Ainsi l'analyse de la variance, dans le cas de 2 séries, se confond-elle avec la comparaison de 2 moyennes par le test *t*. Les conditions d'application sont d'ailleurs les mêmes dans les 2 cas : les 2 populations sont supposées distribuées normalement avec des variances égales.

Exemple 3 (notion de stratégie)

Reprenons l'enquête étiologique sur le cancer du col utérin décrite chap. VII, p. 85. On désire savoir si l'apparition de ce cancer est liée à l'âge au mariage. Les résultats figurent au tableau 50, sous forme des moyennes et variances nécessaires aux calculs. Ceux-ci ont été conduits selon la même démarche qu'au chapitre VII, la seule différence étant qu'on compare des moyennes au lieu de comparer des pourcentages :

1° On a d'abord comparé entre elles les catégories témoins non cancé-

(*) Pas tout à fait, mais la différence provient de la suppression de décimales au cours du calcul.

reuses 3 et 4. Comme il s'agit de comparer les moyennes de 2 grands échantillons, on a formé l'écart-réduit :

$$\varepsilon = \frac{24{,}05 - 23{,}03}{\sqrt{\dfrac{57{,}46}{134} + \dfrac{34{,}44}{132}}} = 1{,}23.$$

L'écart-réduit étant inférieur à 1,96 les 2 catégories ne diffèrent pas significativement. On constitue alors un groupe unique « témoins non cancéreuses » en réunissant les catégories 3 et 4. Les données correspondant à cette catégorie figurent dans la dernière classe du tableau 50.

TABLEAU 50

	1 Cancer du col utérin	2 Témoins cancéreuses	3 Témoins malades	4 Témoins non malades	3 + 4 Témoins non cancéreuses
Nombre de cas (nombre de femmes mariées parmi les 169 femmes).	158	152	132	134	266
Age au mariage :					
Moyenne	22,46	22,73	23,03	24,05	23,55
Variance	20,85	25,87	34,44	57,46	46,13

2° On a comparé ensuite la catégorie 1 (cancer du col) et la catégorie témoin constituée ci-dessus. Les femmes atteintes d'un cancer du col se sont mariées plus tôt, le calcul de l'écart-réduit ($\varepsilon = 1{,}98$) montre que cette différence est significative à 5 %.

3° On doit se demander si ce résultat caractérise les cancers du col, ou l'ensemble des cancers, dont on connaît le mode de recrutement différent de celui des témoins (pour le niveau social par exemple). On a alors comparé la catégorie 2 à la catégorie témoin (3 + 4). On n'observe pas de différence significative.

On pourrait être tenté, dans ces conditions, de conclure qu'un âge au mariage relativement jeune caractérise les cancers du col, et pas les autres cancers. La réalité est plus complexe, car le groupe 2 (témoins cancéreuses) a un âge intermédiaire entre le groupe des cancers du col et le groupe témoin, sans différer significativement ni de l'un ni de l'autre. Il n'est pas question ici de pousser plus loin une interprétation, qui nécessiterait un nombre de sujets plus élevé, et des corrections pour tenir compte des différents facteurs de recrutement. Nous avons seulement voulu donner l'exemple d'un problème où les moyennes ne sont pas comparées par un test unique et global, comme dans l'exemple 1, mais par des tests successifs en fonction d'une véritable stratégie.

Chapitre XVII

COMMENT ABORDER LE PROBLÈME DE LA LIAISON ENTRE UN CARACTÈRE QUALITATIF ET UN CARACTÈRE QUANTITATIF

Nous avons traité, dans les chapitres précédents, des problèmes tels que : y a-t-il une relation entre parité et poids à la naissance? Les élèves qui suivent les travaux pratiques obtiennent-ils à l'examen une meilleure note que les autres? Divers milieux de culture sont-ils équivalents pour le B.C.G.? Un lot d'ampoules de ce vaccin est-il homogène dans ses effets cliniques? L'âge au mariage est-il un facteur dans l'étiologie du cancer du col?

Tous ces problèmes visent à éprouver la liaison statistique entre un caractère qualitatif (par exemple le type du milieu de culture) et un caractère quantitatif (le nombre de colonies). Ils présentent cependant des différences profondes, que nous ferons apparaître en examinant, pour chacun de ces problèmes, 3 questions.

1. *Le caractère qualitatif est-il réellement qualitatif?*

C'est le cas pour l'inscription aux travaux pratiques ou le milieu de culture. La comparaison des moyennes est alors la méthode adéquate. Par contre le rang de naissance est un caractère quantitatif, dont nous avons fait, en distinguant seulement les primipares et les multipares, un caractère qualitatif à 2 classes. Les inconvénients d'une telle transformation ont été soulignés au chapitre VIII : perte d'information, arbitraire de la limite entre les classes. Ainsi, dans ce cas, la comparaison des moyennes n'est-elle pas le test le plus approprié, et il y aurait lieu d'utiliser un test éprouvant la liaison entre 2 caractères quantitatifs (voir chap. XX).

2. *Les caractères sont-ils aléatoires ou contrôlés?*

Les problèmes traités sont classés ci-dessous en 2 catégories, selon qu'il y a ou non un caractère contrôlé, qui est alors souligné :

1 caractère contrôlé 1 caractère aléatoire	Pas de caractère contrôlé (2 caractères aléatoires)
<u>milieu de culture</u> — nombre de colonies	parité — poids à la naissance
<u>ampoule de vaccin</u> — diamètre de l'induration.	inscription aux travaux pratiques — note d'examen.
	cancer du col — âge au mariage.

Les problèmes à 1 caractère contrôlé sont de type *expérimental*, et si on prend soin pour ce caractère d'utiliser une répartition au hasard, l'interprétation causale est possible.

Lorsque les 2 caractères sont aléatoires, il s'agit uniquement d'*observation* et la liaison statistique, si elle existe, ne peut sans autres arguments être interprétée dans le sens causal.

3. *Choix de la stratégie*

Les divers exemples présentés dans les chapitres précédents n'ont pas tous été traités de la même manière : dans certains cas, donnant la même importance à toutes les colonnes du tableau de données, on a comparé les moyennes dans leur ensemble, par un test global de *F*. Au contraire, dans l'enquête sur le cancer du col, nous avons procédé à une série de comparaisons par deux, sans test global préalable.

Ce problème du choix de la stratégie a été suffisamment développé au chapitre VIII pour qu'il soit inutile d'y revenir.

Nous nous bornerons à discuter dans cette optique les conclusions de l'exemple des 5 milieux de culture : à la question posée « les milieux de culture sont-ils, dans l'ensemble, équivalents ? » nous avons répondu non, avec un risque connu (α nettement inférieur à 1 pour 1 000). Mais ensuite nous avons procédé à des comparaisons par deux, décidées *a posteriori* d'après l'examen des données ; la conclusion énoncée (milieux A, C, D, équivalents, E moins bon et B meilleur) ne peut être suggérée qu'avec un risque mal connu.

Chapitre XVIII

LES PLANS A PLUSIEURS FACTEURS. ORGANISATION DE L'EXPÉRIENCE OU DE L'OBSERVATION

Dans les problèmes envisagés jusqu'ici, nous comparions des groupes différant par *1 facteur* : tubes différant par le milieu de culture, nouveau-nés de rang différent, etc... C'étaient des plans à 1 facteur. Il est possible d'envisager des plans à *plusieurs facteurs.* Leur étude rigoureuse demande des développements mathématiques, mais leur utilisation obéit à des règles simples.

A. — ÉTUDE D'UN EXEMPLE

Position du problème

On désire savoir si les 20 ouvriers d'un certain atelier ont en moyenne la même numération globulaire à 4 périodes de l'année, qui sont : janvier-février (période 1), avril-mai, juin-juillet et septembre-octobre, ou s'il existe au contraire des différences systématiques. A cet effet, chacun d'eux a fait l'objet d'une numération à chacune des 4 périodes.

Le tableau 51 A indique les résultats, le nombre de globules rouges étant divisé par 100 000, ce qui ne change rien aux tests d'analyse de variance. Le tableau 51 B reproduit les mêmes mesures, auxquelles on a retranché 45; c'est sur ces mesures plus simples que sont effectués les calculs ultérieurs.

On pourrait d'abord chercher si la période joue un rôle, en comparant les moyennes des 4 périodes, sans tenir compte du fait qu'on a examiné *les mêmes* sujets aux différentes périodes, selon la méthode d'analyse de la variance exposée au chapitre XVI. Le résultat serait que les moyennes ne diffèrent pas significativement dans leur ensemble : on ne décèle donc pas de facteur « période ». On pourrait de même chercher s'il existe un facteur « personne », en comparant les moyennes des 20 sujets, sans tenir compte du fait qu'on a choisi pour les différentes personnes les *mêmes* périodes. Le résultat serait qu'il existe un facteur « personne ».

TABLEAU 51 A. — Numération globulaire de 20 personnes à 4 périodes (divisée par 100 000).

Personne	1	2	3	4	5	6	7	8	9	10	11	12	13	14	15	16	17	18	19	20	Moyenne
Période																					
1	46	38	42	47	48	40	43	43	42	49	45	51	47	52	50	48	47	47	47	45	45,85
2	46	42	44	39	49	38	47	45	47	55	50	42	47	51	45	47	50	47	44	48	46,15
3	47	42	42	51	54	40	49	46	45	47	39	51	45	49	45	49	49	44	45	51	46,50
4	48	47	44	45	51	44	47	48	47	57	49	55	48	48	46	48	54	54	44	48	48,60
																				Moyenne générale	46,775

TABLEAU 51 B. — Données du tableau 51 A, diminuées de 45, et calculs nécessaires à l'analyse de la variance.

Personne	1	2	3	4	5	6	7	8	9	10	11	12	13	14	15	16	17	18	19	20	T_i	T_i^2
Période																						
1	1	—7	—3	2	3	—5	—2	—2	—3	4	0	6	2	7	5	3	2	2	2	0	17	289
2	1	—3	—1	—6	4	—7	2	0	2	10	5	—3	2	6	0	2	5	2	—1	3	23	529
3	2	—3	—3	6	9	—5	4	1	0	2	—6	6	0	4	0	4	4	—1	0	6	30	900
4	3	2	—1	0	6	—1	2	3	2	12	4	10	3	3	1	3	9	9	—1	3	72	5 184
T_j	7	—11	—8	2	22	—18	6	2	1	28	3	19	7	20	6	12	20	12	0	12	$T_G = 142$	$\Sigma T_i^2 = 6\,902$
T_j^2	49	121	64	4	484	324	36	4	1	784	9	361	49	400	36	144	400	144	0	144	$\Sigma T_j^2 = 3\,558$	
$\Sigma_j x^2$	15	71	20	76	142	100	28	14	17	264	77	181	17	110	26	38	126	90	6	54	$\Sigma x^2 = 1\,472$	

Cependant ces deux analyses résolvent mal le problème posé, puisque dans chacune d'elles on a omis de prendre en considération une certaine correspondance entre les données, soit des diverses périodes, soit des diverses personnes.

Solution

On montre que la solution correcte est donnée par l'analyse de variance du tableau 52 où :

— la variance « entre périodes » est celle qu'on obtiendrait sans tenir compte du facteur « personne »,

— la variance « entre personnes » est celle qu'on obtiendrait sans tenir compte du facteur « période »,

— la 3e ligne (variance résiduelle) s'obtient en soustrayant la somme des lignes 1 et 2 de la ligne « total ».

On trouve alors qu'il existe un facteur « personne » et également un facteur « période »; ce dernier résultat aurait échappé dans l'analyse incorrecte où on considérerait seulement le facteur « période » sans tenir compte du facteur « personne ». La réponse à la question posée est donc finalement qu'il existe entre les périodes des différences systématiques; le sens de ces différences sera examiné plus loin.

TABLEAU 52

Analyse de la variance (données du tableau 51 B)

Origine	Somme des carrés des écarts	d.d.l.	Variance	F
Entre périodes	$\Sigma T_i^2/20 - T_G^2/80 = 93{,}1$	3	31,0	3,6
Entre personnes	$\Sigma T_j^2/4 - T_G^2/80 = 637{,}5$	19	33,5	3,9
Résiduelle (par différence)	$= 489{,}4$	57	8,6	
Total	$\Sigma x^2 - T_G^2/80 = 1\,220{,}0$	79		

A 2,5 % $F^3_{57} \# 3{,}4$ donc $F = 3{,}6 > F^3_{57}$. Conclusion : facteur « période » significatif à 2,5 %.
A 1 °/oo $F^{19}_{57} \# 3$ donc $F = 3{,}9 > F^{19}_{57}$. Conclusion : facteur « personne » significatif à 1 °/oo.

Conditions d'application

L'analyse de variance du tableau 52 suppose les données de base conformes à un modèle *purement additif*, où le nombre de globules, à la période *i*, pour le sujet *j*, serait la somme des termes suivants :

1) une valeur moyenne de base;

2) une contribution particulière de la période *i*, la même pour tous les sujets (s'il y a baisse en janvier-février, cette baisse est la même pour tous les sujets);

3) une contribution particulière du sujet *j*, la même pour toutes les périodes (si un sujet a un nombre plus élevé que la moyenne, ceci reste vrai, et d'une même quantité, à toutes les périodes);

4) enfin un élément de variation aléatoire; c'est ce dernier qui est responsable de la variation de la mesure, quand on la répète pour un sujet donné *j* à une époque donnée *i*. Le modèle suppose que cet élément aléatoire est distribué autour de 0 selon une loi normale, de variance égale pour tous les sujets à toutes les périodes, c'est-à-dire dans toutes les cases du tableau 51; cette variance, qui exprime la variabilité de la mesure quand les facteurs étudiés (sujet, période) sont fixés, n'est autre que la variance résiduelle qui apparaît au tableau 52.

Ce modèle est encore appelé *sans interaction* entre les facteurs parce qu'on y suppose que l'effet du facteur période, s'il existe, est le même pour tous les sujets, et que l'effet du facteur sujet, s'il existe, est le même pour toutes les périodes.

Ce modèle semble assez restrictif. On peut cependant supposer qu'il représente la réalité en première approximation; en outre le test est relativement « robuste », c'est-à-dire valable lorsque les conditions ne sont qu'à peu près vérifiées.

Comparaisons individuelles

Du fait que les périodes, dans l'ensemble, diffèrent significativement, on peut tenter des comparaisons par deux.

Les périodes étant inscrites ci-dessous (rangées par ordre croissant de leurs moyennes):

Période	1	2	3	4
Moyenne	45,85	46,15	46,50	48,60

indiquons comment une comparaison devra être effectuée.

La comparaison (1 — 2) par exemple sera effectuée à l'aide du test *t*; on montre que la variance à utiliser est la variance résiduelle du tableau 52 C. On a donc:

$$t = \frac{46,15 - 45,85}{\sqrt{\frac{8,6}{20} + \frac{8,6}{20}}} = \frac{0,30}{0,93} = 0,3$$

valeur très inférieure au seuil donné par la table de *t* pour le nombre de degrés de liberté de la variance résiduelle (d.d.l. = 57), qui, au risque 5 %, est environ 2.

D'une manière générale, pour qu'une différence Δ entre 2 périodes soit significative, il faut que $\frac{\Delta}{\sqrt{\frac{8,6}{20} + \frac{8,6}{20}}} = \frac{\Delta}{0,93}$ égale à peu près 2, ce qui donne $\Delta \# 1,9$.

Dans ces conditions, les périodes 1, 2 et 3 sont équivalentes. Seule la période 4 (septembre-octobre) se distingue par une numération plus élevée. (En fait cette conclusion ne peut être énoncée qu'avec les réserves mentionnées au chapitre précédent pour l'interprétation de comparaisons multiples.)

B. — PLANS USUELS

Le problème qui vient d'être traité montre qu'il est possible d'*étudier simultanément plusieurs facteurs dans un même plan*, et de *connaître ainsi le rôle propre de chacun d'eux*.

L'analyse statistique de ces plans à plusieurs facteurs (ou à plusieurs dimensions) n'est simple que pour certains types de plans, qui vont être passés en revue.

1. *Plans à nombre de répétitions constant*

Définition

Ce sont les plans où toutes les combinaisons des facteurs sont représentées le même nombre de fois : c'est le cas notamment pour l'exemple étudié au début de ce chapitre, puisque pour *tout sujet*, à *toute période*, on a le *même* nombre de mesures (1 mesure).

D'une manière générale, si on étudie k facteurs, avec C_1 classes pour le premier, C_2 classes pour le 2e, etc..., C_k classes pour le $k^{\text{ème}}$, le plan comporte $C_1 \times C_2 \times ... \times C_k$ combinaisons, ayant chacune r mesures; k est son *ordre*, r est le *nombre de répétitions*. Ainsi l'exemple des numérations globulaires est un plan d'ordre 2 (2 facteurs) à 1 répétition (1 mesure pour chaque combinaison sujet × période).

Le tableau 53 donne quelques exemples de tels plans.

TABLEAU 53

Exemples de plans à nombre de répétitions constant

Exemple 1 : Essai du phénobarbital et de l'alitement dans le traitement de l'ulcère gastrique; l'évolution est appréciée par diminution de l'image radiographique (d'après Doll).

		Administration de phénobarbital	
		Non	Oui
Alitement	Non	$r = 25$ sujets	$r = 25$
	Oui	$r = 25$	$r = 25$

C'est un plan d'ordre 2 à 25 répétitions.

Exemple 2 : **Même maladie, étude du phénobarbital, de l'acide ascorbique, et de l'alitement;** A **= alitement,** $\bar{A}$ **= pas d'alitement (d'après Doll).**

		Phénobarbital	
		Non	Oui
Acide ascorbique	Non	$\bar{A}$ $r = 10$	$\bar{A}$ $r = 10$
		A $r = 10$	A $r = 10$
	Oui	$\bar{A}$ $r = 10$	$\bar{A}$ $r = 10$
		A $r = 10$	A $r = 10$

C'est un plan d'ordre 3 à 10 répétitions.

Exemple 3 : **Comparaison de milieux de culture du B.C.G., étude du facteur opérateur et de la position du tube.**

		Milieux de culture				
		A	*B*	*C*	*D*	*E*
Opérateur	1					
	2	Endroit / Envers				
	3					
	4					

A chaque case correspondent 2 tubes, l'un en position à l'endroit, l'autre en position à l'envers, donnant lieu chacun à 1 résultat.

C'est un plan d'ordre 3 à 1 répétition.

Exemple 4 : Comparaison de la consommation de tabac de fumeurs atteints de cancer du poumon et témoins.

		Cancers du poumon	Témoins
Enquêteur	1	$r = 20$ sujets	$r = 20$
	2	$r = 20$	$r = 20$
	3	$r = 20$	$r = 20$
	4	$r = 20$	$r = 20$
	5	$r = 20$	$r = 20$

C'est un plan d'ordre 2 à 20 répétitions.

Plan d'ordre 2 à 1 répétition

C'est le plus simple. L'analyse statistique en a été indiquée sur l'exemple des numérations globulaires. Elle permet de connaître le rôle de chacun des facteurs, l'autre étant supposé constant; mais on doit invoquer un modèle dont il est difficile de vérifier le bien-fondé.

Dans le cas particulier où un des deux facteurs n'a que 2 classes, le plan se confond avec la *méthode des couples*; l'analyse de la variance donne alors le même résultat que le test de t dans la comparaison de 2 séries appariées.

On le vérifiera par exemple en comparant la numération globulaire des 20 sujets aux périodes 1 et 4 du tableau 51 A, problème qui a été traité au chapitre XIV par le test de t (p. 162).

L'analyse du plan donnerait ici, pour le facteur période, $F = 10{,}35$ avec 1 et 19 degrés de liberté. Cette valeur n'est autre que le carré de la valeur trouvée au chapitre XIV, soit $t = 3{,}22$. Par ailleurs, comme nous l'avons déjà signalé, les limites données par la table de F, colonne 1, sont les carrés des limites de t pour les mêmes nombres de degrés de liberté et les mêmes risques. Les méthodes sont donc absolument équivalentes.

L'analyse montre également qu'il existe un facteur « personne », c'est-à-dire que les sujets présentent entre eux des différences systématiques. Ce résultat, prévisible certes, apporte une justification du plan utilisé : c'est bien parce qu'il existe des différences systématiques entre les sujets qu'il est intéressant de comparer un sujet à *lui-même* d'une période à l'autre.

Plan d'ordre 2 à r répétitions ($r > 1$)

Le plan est schématisé par c colonnes et l lignes, déterminant $n = c \times l$ cases, contenant chacune r répétitions ($r > 1$). Ce serait le cas, par exemple, des numérations globulaires, si on avait procédé à r examens par personne au cours de chaque période. On disposerait ainsi de r mesures dans chaque case du tableau 51.

L'analyse d'un tel plan est comparable à celle du plan à 1 répétition, et on peut d'abord supposer un modèle additif; mais grâce à la multiplicité des mesures dans chaque case, il est possible de calculer directement la variance résiduelle, et de la comparer à celle qu'implique le modèle; si les deux résultats sont voisins, c'est que le modèle est acceptable, et que les 2 facteurs ajoutent leur contribution sans interaction. Dans le cas contraire, il existe une interaction. *C'est un avantage supplémentaire des plans à plusieurs répétitions que d'indiquer si les facteurs présentent une interaction.*

Ainsi, dans l'exemple 1 du tableau 53, on peut connaître l'effet propre de chacun des traitements, et leur interaction éventuelle, l'absence d'interaction signifiant que l'effet du phénobarbital est le même, que les sujets soient alités ou non, et que l'effet de l'alitement est le même, que les sujets aient ou non reçu du phénobarbital.

L'ensemble de ces résultats est donné par un tableau unique d'analyse de la variance.

Exemple

On veut comparer les effets biologiques de 2 goudrons de cigarettes (cigarettes normales et cigarettes traitées) en badigeonnage sur la peau de souris. Le test est fondé sur la diminution du nombre des glandes sébacées, le critère d'appréciation étant le nombre x de glandes restantes pour une surface donnée d'examen.

On a utilisé les 2 produits avec 3 méthodes différentes de badigeonnage chaque fois sur 20 souris, c'est donc un plan d'ordre 2 à 20 répétitions. Les résultats figurent au tableau 54, où on a inscrit dans chaque case, non les 20 valeurs de x correspondant aux 20 souris, mais la somme des x et la somme des x^2, qui suffiront pour les calculs.

TABLEAU 54

	Méthode 1	Méthode 2	Méthode 3
Goudron cigarettes normales	$r = 20$	$r = 20$	$r = 20$
$\Sigma x =$	868	602	250
$\Sigma x^2 =$	40 350	21 453	4 192
Goudron cigarettes traitées	$r = 20$	$r = 20$	$r = 20$
$\Sigma x =$	833	731	381
$\Sigma x^2 =$	34 292	28 455	9 636

a) Effectuons d'abord l'analyse sans tenir compte des répétitions, en raisonnant sur les moyennes par case, ou mieux, pour des questions de précision dans les calculs, sur les *totaux* par case. En prenant comme variable dans chaque case le total $X = \Sigma x$, on obtient un plan à 1 répétition, dont les données figurent au tableau 55 A et l'analyse, conformément à l'exemple des numérations globulaires, au tableau 55 B.

TABLEAU 55 A

Données du plan à 1 répétition pour la variable $X = \Sigma x$ par case.

	Méthode 1	Méthode 2	Méthode 3	T_i	T_i^2
Goudron cigarettes normales	868	602	250	1 720	2 958 400
Goudron cigarettes traitées	833	731	381	1 945	3 783 025
T_j	1 701	1 333	631	$T_G = 3\,665$	$\Sigma T_i^2 = 6\,741\,425$
T_j^2	2 893 401	1 776 889	398 161	$\Sigma T_j^2 = 5\,068\,451$	
$\Sigma_j X^2$	1 447 313	896 765	207 661	$\Sigma X^2 = 2\,551\,739$	

TABLEAU 55 B

Analyse à 2 dimensions du plan figurant en 55 A.

Origine	Somme des carrés	d.d.l.	Variance	F
Entre goudrons..........	$\Sigma T_i^2/3 - T_G^2/6 =$ 8 438	1	8 438	1,86
Entre méthodes	$\Sigma T_j^2/2 - T_G^2/6 =$ 295 522	2	147 761	32,6
Résiduelle (par différence).	9 075	2	4 538	
Total	$\Sigma X^2 - T_G^2/6 =$ 313 035	5		

A 5 % $F_2^1 = 18{,}5$ donc $F = 1{,}86 < F_2^1$. Conclusion : les goudrons ne diffèrent pas significativement.
A 5 % $F_2^2 = 19$ donc $F = 32{,}6 > F_2^2$. Conclusion : les méthodes diffèrent significativement à 5 %.

b) Tenons compte maintenant des 20 données par case pour estimer *directement* la variance par case ou variance résiduelle.

Dans la première case par exemple, la variance des mesures peut être estimée par :

$$\frac{\Sigma x^2 - (\Sigma x)^2/20}{19} = \frac{40\,350 - (868)^2/20}{19}$$

avec d.d.l. = 19. Les 6 cases fournissent ainsi 6 estimations, dont la moyenne est une estimation de la variance par case. On voit que sa formule est :

$$s^2 = \frac{\Sigma(\Sigma x^2) - \Sigma(\Sigma x)^2/20}{6 \times 19}$$

avec d.d.l. = 6 × 19 = 114.

Dans cette expression :

$\Sigma(\Sigma x^2)$ est la somme des Σx^2 par case, soit 40 350 + 21 453 + ... etc = 138 378
$\Sigma(\Sigma x)^2$ ou ΣX^2 a été calculé. C'est 2 551 739.
On en déduit $s^2 = 94{,}6$.

Il s'agit maintenant de comparer cette variance résiduelle, obtenue directement, à celle du tableau 55 B, obtenue indirectement par le calcul à partir d'un modèle mathématique sans interaction, en tenant compte du fait que cette dernière portait, non sur la mesure x, mais sur le total de 20 mesures x. De même qu'une moyenne de 20 mesures a une variance 20 fois plus faible que celle des mesures, on montre que le total de 20 mesures a une variance 20 fois plus forte. On doit donc finalement comparer les 2 estimations de s^2 :

— l'une déduite du tableau 55 B en divisant par 20; c'est :

$$\frac{4\,538}{20} = 226{,}9 \text{ avec d.d.l.} = 2$$

— l'autre obtenue directement :

$$s^2 = 94{,}6 \text{ avec d.d.l.} = 114$$

Pour effectuer la comparaison, on regardera si le rapport de ces 2 estimations est compatible avec les fluctuations d'échantillonnage du rapport F. En fait, on montre que s'il existe une interaction la variance résiduelle calculée à partir du modèle est *augmentée*. Si le rapport est effectué avec celle-ci au *numérateur*, le test consiste donc à voir si F dépasse la limite *supérieure* F_s.

On a ici :

$$F = \frac{226{,}9}{94{,}6} = 2{,}40.$$

Comme à 5 % $F_{114}^{2} \#\!\!\!\!= 3{,}1$ la variance déduite du modèle mathématique ne diffère pas significativement de la variance obtenue directement; ce modèle reste donc acceptable; on peut encore dire qu'il n'y a pas d'interaction significative.

L'analyse du tableau 55 B ainsi justifiée, on serait tenté de s'arrêter là. Ce ne serait pas correct, car la variance résiduelle qui y figure est de toute manière une moins bonne estimation que celle qui est obtenue directement. C'est à celle-ci qu'il convient de comparer finalement les variances « entre goudrons » et « entre méthodes ». Ce nouveau calcul figure au tableau 55 C, dont les 3 premières lignes reproduisent celles du tableau 55 B, les sommes de carrés et les variances étant divisées par 20 pour rapporter l'analyse à la mesure x au lieu du total X de 20 mesures.

On peut constater que *les éléments de la variance résiduelle directe coïncident avec le résultat de la différence entre les éléments de la ligne « Total » et ceux de la somme des 3 premières lignes :* c'est donc ainsi qu'il est le plus simple de les calculer, au lieu du procédé que nous venons d'employer.

En résumé, l'analyse d'un plan d'ordre 2 à r répétitions ($r > 1$) est effectuée comme suit :

1. On commence par l'analyse du plan à 1 répétition portant sur *les totaux* des cases (sans calculer les estimations des variances ni les F) en appelant « interaction » la ligne résiduelle.

TABLEAU 55 C

Analyse de la variance des données du tableau 54
(Plan d'ordre 2 à 20 répétitions).

Origine	Somme des carrés	d.d.l.	Variance	F
Entre goudrons.....	$\frac{8\,438}{20} = 422$	1	422	4,46
Entre méthodes.....	$\frac{295\,522}{20} = 14\,776$	2	7 388	78,0
Interaction.........	$\frac{9\,075}{20} = 454$	2	227	2,40
Résiduelle directe (par différence)	10 791	114	94,6	
Total	$\Sigma x^2 - T_G^2/120 =$ $138\,378 - \frac{3\,665^2}{120} = 26\,443$	119		

A 5 % $F_{114}^{1} = 3{,}9$ $F = 4{,}46 > F_{114}^{1}$. Les goudrons diffèrent significativement ($\alpha < 5\,\%$).

A 1 ‰ $F_{114}^{2} = 7{,}4$ $F = 78{,}0 > F_{114}^{2}$. Les méthodes diffèrent très significativement ($\alpha <$ 1 ‰).

A 5 % $F_{114}^{2} = 3{,}1$ $F = 2{,}40 < F_{114}^{2}$, il n'y a pas d'interaction significative.

2. On divise les sommes de carrés par le nombre de répétitions (ici 20).

3. On établit la ligne « Total », avec le numérateur et le dénominateur de la variance estimée sur l'ensemble de toutes les mesures (ici 120).

4. On déduit par différence la ligne de la variance résiduelle (directe).

5. On complète le tableau et on fait les tests.

Plans d'ordre supérieur à 2

Ils permettent de tester les interactions, même lorsqu'il n'y a que 1 mesure par case ($r = 1$). Mais il y a plusieurs interactions : entre facteurs 2 et 1, 2 et 3, etc... ce qui rend plus difficile, tant la conduite des calculs que l'interprétation des résultats.

2. *Plans à nombre variable de répétitions*

A partir des plans envisagés ci-dessus, on peut former des plans ayant la même disposition, mais où le nombre de répétitions diffère d'une case à l'autre. Malgré leur aspect semblable aux plans du type précédent, l'analyse en est beaucoup plus complexe. Elle peut toutefois être facilement effectuée avec les moyens informatiques dont on dispose actuellement.

L'analyse reste simple dans certains cas particuliers; par exemple si les effectifs sont les mêmes dans une même ligne, et proportionnels d'une ligne à l'autre (l'analyse est alors strictement la même que ci-dessus); ou s'il existe certaines symétries.

Un exemple de tels plans, classique en agriculture, est le carré latin.

Le tableau 56 montre un carré latin d'ordre 4; les 4 engrais à comparer *A*, *B*, *C*, *D*, sont par définition disposés de telle façon que chacun figure 1 fois et une seule dans chaque ligne et dans chaque colonne. Un tel schéma n'est évidemment pas à nombre de répétitions constant, puisque pour une ligne et une colonne données, donc pour une case donnée, on a, non pas chacun des traitements, mais un seul. Un plan à nombre de répétitions constant contrôlant 4 lignes, 4 colonnes et 4 traitements, demanderait $4 \times 4 \times 4 = 64$ cases, le carré latin actuel n'en comporte que 16. La disposition particulière des traitements permet une analyse de la variance extrêmement simple.

Les traitements sont ainsi comparés *pour une même ligne* et *pour une même colonne*, c'est-à-dire pour une même case : tout se passe comme si l'expérience avait porté sur la comparaison des 4 engrais à chaque fois dans une même case, c'est-à-dire dans une zone de fertilité donnée.

Il existe d'autres modèles, apparentés à celui-ci, tels que gréco-latin, etc..., étudiés de façon à permettre une analyse simple.

TABLEAU 56

D	*C*	*A*	*B*
B	*A*	*D*	*C*
C	*D*	*B*	*A*
A	*B*	*C*	*D*

C. — UTILISATION DES PLANS

Les chapitres précédents portaient sur la liaison entre 2 variables. Celui-ci est consacré à la liaison entre 2 variables, *un certain nombre d'autres variables étant supposées constantes*, par exemple entre la numération globulaire et l'époque, pour une personne donnée, ou entre la croissance du B.C.G. et le milieu de culture pour un opérateur et une position du tube donnés; plus précisément entre une variable quantitative aléatoire, et divers facteurs qualitatifs dont on détermine le rôle propre.

Ces facteurs qualitatifs peuvent être *aléatoires* ou *contrôlés* : ainsi, dans le tableau 53, les trois premiers exemples ne comportent que des facteurs contrôlés; dans le quatrième figurent 1 facteur contrôlé (l'enquêteur) et 1 facteur aléatoire (l'appartenance au groupe cancéreux ou témoin).

Cette distinction définit deux situations entièrement différentes : à tout facteur *contrôlé* correspond une situation *expérimentale*, dans laquelle on peut prétendre, si le facteur a été réparti par tirage au sort, à l'interprétation causale; à tout facteur *aléatoire* correspond une situation d'*observation*, où l'interprétation causale est impossible. Ainsi, dans l'exemple 1 du tableau 53, est-il possible de chercher l'*effet* du phénobarbital ou de l'alitement. Dans l'exemple 4 on a, pour le facteur enquêteur, une situation expérimentale et si les malades ont été répartis par tirage au sort entre les enquêteurs, les différences éventuellement observées entre eux seront bien dues à leur manière d'interroger; par contre l'appartenance au groupe cancéreux ou témoin définit une enquête d'observation et une différence éventuellement observée entre les deux groupes ne prouvera pas une relation causale.

Cependant, si les deux situations sont possibles, c'est pour la situation expérimentale que les plans ont d'abord été mis au point, qu'ils sont le plus généralement utilisés, et qu'ils rendent le plus de services. Ainsi, dans la majorité des cas, s'agit-il de *plans expérimentaux*, portant sur des *facteurs contrôlés*, dont on cherche l'*effet propre*.

Il existe deux éventualités où on a intérêt à introduire simultanément plusieurs facteurs contrôlés :

a) *Le contrôle de plusieurs facteurs intéressants permet de les étudier simultanément :* c'est le cas pour les trois premiers exemples du tableau 53 et pour celui des 2 goudrons utilisés avec 3 méthodes de badigeonnage différentes. Dans le premier exemple, la méthode classique, qui exige de ne faire varier qu'un facteur à la fois, aurait conduit à étudier :

— l'effet du phénobarbital sur des malades soumis à des conditions identiques vis-à-vis de l'alitement, dans un essai portant sur par exemple 100 sujets,

— l'effet de l'alitement, sur des malades soumis à des conditions identiques vis-à-vis du phénobarbital, dans un essai portant sur par exemple 100 sujets.

On aurait ainsi répondu aux deux questions avec 200 sujets. On peut montrer que l'analyse du plan à 2 dimensions figurant à l'exemple 1 répond avec une précision presque équivalente avec un seul essai comportant 100 sujets.

Ainsi l'étude simultanée de plusieurs facteurs apporte-t-elle une économie très importante dans le nombre des sujets par rapport à la méthode classique qui exigerait une étude par facteur.

Si l'on ajoute que l'étude simultanée apporte en outre un renseignement qu'on ne pourrait avoir autrement : l'*existence ou non d'une interaction entre les facteurs*, on comprendra l'intérêt considérable des plans expérimentaux.

b) *Le contrôle de facteurs de variation — inintéressants en eux-mêmes — permet de mieux étudier un facteur intéressant :* c'est le cas du problème des numérations globulaires, où le contrôle du facteur « personne », inintéressant en soi, permet de comparer les périodes *pour un même sujet*: la variabilité de la mesure est ainsi réduite (variance résiduelle plus faible), donc le test plus puissant. Il en est de même dans l'exemple 4 du tableau 53, où le contrôle du facteur enquêteur permet de mieux comparer les groupes cancéreux et témoin. Un exemple classique en agriculture est la méthode des blocs : on divise le champ en blocs relativement homogènes, et chacun d'eux en K parcelles, auxquelles sont affectés au hasard les K traitements à étudier. Un tel plan factoriel d'ordre 2 à 1 répétition permet de comparer les traitements dans des conditions de terrain semblables.

En définitive, qu'il s'agisse de contrôler certains facteurs de variation, ou d'étudier simultanément plusieurs facteurs intéressants, le plan expérimental présente des avantages incontestables.

En contrepartie, certains inconvénients doivent être signalés :

— Les plans supposent la réalité conforme à un modèle théorique, ce qui n'est pas forcément exact. Dans certains cas on peut vérifier le bien fondé de cette hypothèse, dans d'autres non (plan à 1 répétition).

— Les plans peuvent être d'exécution délicate, ce qui entraîne des risques d'erreur. En outre, ils imposent une ligne de conduite rigide que des imprévus peuvent fausser : qu'une seule mesure manque dans une seule case (sujet absent, éprouvette cassée), un plan avec nombre de répétitions constant n'est plus de ce type. Si les données manquantes sont très rares, des formules permettent de les estimer. Dès qu'elles ne sont pas très rares, cette ressource n'est plus possible et l'analyse devient difficile.

— Enfin les plans avec de nombreux facteurs font intervenir des interactions de divers ordres, dont l'interprétation n'est pas toujours très claire.

Ces divers inconvénients ne deviennent graves que si le plan est complexe. C'est dans l'utilisation des plans simples qu'on trouvera, en contrepartie d'inconvénients mineurs, des avantages incontestables.

TROISIÈME PARTIE

LIAISON ENTRE DEUX CARACTÈRES QUANTITATIFS

CHAPITRE XIX

TEST D'INDÉPENDANCE ENTRE DEUX VARIABLES QUANTITATIVES. CORRÉLATION ET RÉGRESSION

A. — DÉFINITION DE L'INDÉPENDANCE ET PRINCIPE DU TEST

Définition de l'indépendance

On désire savoir, dans une population déterminée, si au moment de la naissance l'âge x de la mère et le poids y de l'enfant sont deux variables indépendantes ou si, au contraire, elles sont liées.

Dire que les variables sont indépendantes signifie que y doit avoir, en moyenne, la même valeur quel que soit x, et inversement : pour les différents âges de la mère, représentés sur l'axe des abscisses (fig. 16), le poids moyen $\bar{y}$ de l'enfant, représenté en ordonnée, doit être le même; c'est le poids moyen μ_y des nouveau-nés dans la population; ainsi la courbe représentant la variation de $\bar{y}$ en fonction de x (appelée *courbe de régression de y en x*) est une droite horizontale, d'ordonnée μ_y. De même la courbe de régression de x en y, qui représente la variation de $\bar{x}$ en fonction de y, est une droite verticale, d'abscisse μ_x, âge moyen des mères dans la population des naissances.

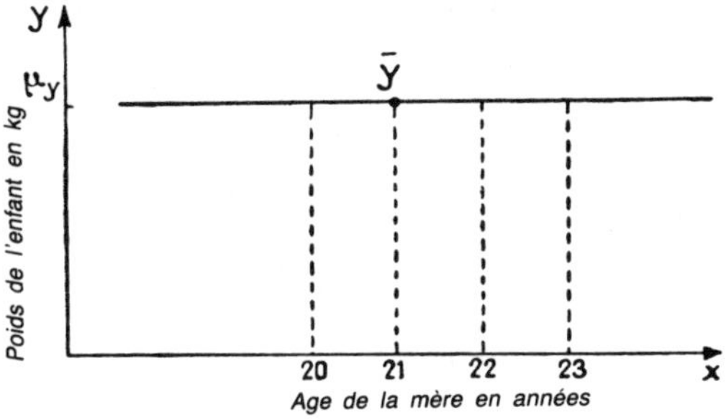

FIG. 16.

S'il n'en est pas ainsi, les variables sont liées.

Pour répondre au problème posé, on relève sur un échantillon de 200 naissances par exemple, l'âge de la mère et le poids de l'enfant. Il s'agira, d'après ces 200 couples de valeurs (x, y), de répondre à la question suivante : est-il plausible que, dans la population origine, la variation de $\bar{y}$ en fonction de x soit une droite horizontale (hypothèse nulle) ? Si la réponse est négative, on dira qu'entre les valeurs observées des variables il existe une liaison significative.

Sans doute faudrait-il également examiner s'il est plausible que, dans la population origine, la variation de $\bar{x}$ en fonction de y soit une droite verticale, mais il est intuitif, et nous vérifierons, qu'il suffit de répondre à l'une de ces deux questions.

Principe du test

Extrayons d'une population origine un échantillon de n couples (x, y), qu'on peut figurer par n points. Nous définirons d'abord, dans ce nuage de points, une droite représentant le mieux possible la variation de la moyenne de y en fonction de x (droite de régression observée).

Si, dans la population origine, y est indépendant de x (hypothèse nulle), c'est-à-dire si la courbe représentant $\bar{y}$ en fonction de x est une droite horizontale, la pente de la droite de régression observée va fluctuer autour de 0 (problème de fluctuations d'échantillonnage ou de pari). Si l'écart à 0 est trop grand, on rejettera l'hypothèse nulle et on conclura que x et y sont liés (problème de test).

En réalité nous considérerons d'abord, non la pente, mais un indice très voisin, le coefficient de corrélation observé, que nous désignerons par r. Nous présenterons ensuite un test basé plus directement sur la pente.

Droite de régression observée D_0

Nous avons d'abord à définir la droite représentant au mieux, dans le nuage de points d'un échantillon, la variation de la moyenne de y en fonction de x. Ceci pourrait être imaginé de diverses façons et demande une définition. La droite qui va être choisie est celle qui rend minimale la somme des carrés des écarts des points observés à cette droite, mesurés parallèlement à Oy, c'est-à-dire, sur la figure 17, la somme $\Sigma\,(y - \hat{y})^2$ pour l'ensemble des n points du nuage (*).

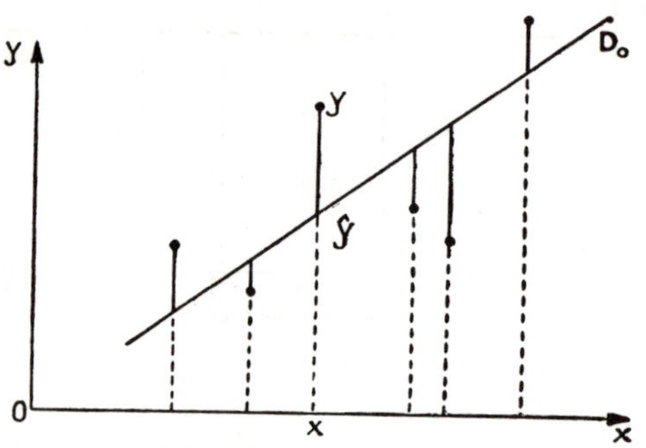

FIG. 17.

Les raisons d'un tel choix peuvent se concevoir : rappelons en particulier que pour représenter une série de valeurs par une quantité unique, il semble tout naturel de choisir leur moyenne; or, celle-ci n'est autre que la quantité rendant minimale la somme des carrés de ses écarts aux diverses valeurs. On a ici une extension à l'espace à deux dimensions.

(*) Les notations suivantes ont été adoptées dans ces chapitres pour les ordonnées :
μ_y est la moyenne de l'ensemble des y dans la population (moyenne vraie);
m_y est la moyenne des y de l'échantillon (moyenne estimée) et, *pour x donné :*
$\bar{y}$ est la moyenne des y pour cette valeur de x dans la population;
$\hat{y}$ est l'ordonnée du point situé sur la droite de régression observée.
Il y a aussi une moyenne des y observée pour cette valeur de x dans l'échantillon; mais elle n'est pas citée explicitement dans ces chapitres. Les notations analogues sont utilisées pour les abscisses, mais elles ne seront que rarement évoquées.

La droite ainsi définie est appelée droite de régression empirique, ou observée. Elle est également appelée *droite des moindres carrés*. Nous la désignerons par D_o (l'indice o veut dire observée).

Détermination de la droite D_0

On montre que la droite D_0 :

a) passe par le centre de gravité du nuage de points, c'est-à-dire par le point ayant pour coordonnées m_x et m_y (moyennes des x et des y sur l'échantillon des n points);

b) a pour pente :

$$(1) \qquad p_o = \frac{\Sigma(x - m_x)(y - m_y)}{\Sigma(x - m_x)^2}.$$

Le numérateur de cette fraction signifie qu'on doit, pour chaque couple (x, y), évaluer les écarts $(x - m_x)$, $(y - m_y)$, par rapport aux moyennes, multiplier ces 2 écarts l'un par l'autre, et ajouter les produits correspondant aux n couples.

Cette somme de produits d'écarts peut être rapprochée de la somme des carrés des écarts qui, dans le cas d'une variable, intervient dans la variance. Dans une population de N couples (x, y), de moyennes μ_x et μ_y, on appelle *covariance de x et y* l'expression :

$$\frac{\Sigma(x - \mu_x)(y - \mu_y)}{N}.$$

Cette covariance peut être estimée, sur un échantillon de n couples, de moyennes m_x et m_y, par la covariance observée :

$$\frac{\Sigma(x - m_x)(y - m_y)}{n - 1}.$$

De sorte que l'expression (1), en divisant le numérateur et le dénominateur par $(n - 1)$, peut être retenue sous la forme :

$$p_o = \frac{\text{estim. covariance } (x, y)}{\text{estim. variance } x}.$$

Exemple

Dans un échantillon de 200 couples (x = âge de la mère, y = poids de naissance) qui sera utilisé plusieurs fois au cours de ces chapitres, nous avons trouvé : $m_x = 26{,}5$ ans, $m_y = 3\,309$ g; par ailleurs, la somme des 200 produits $(x - 26{,}5)(y - 3\,309)$ vaut 145 620 et $\Sigma(x - m_x)^2$ vaut 7 200. La droite D_o est donc celle qui passe par le point de coordonnées $x = 26{,}5$ et $y = 3\,309$, et a la pente :

$$p_o = \frac{145\,620}{7\,200} = 20 \text{ g par année d'âge de la mère.}$$

B. — LE TEST DE r

Définition du coefficient r

Pour juger dans quelle mesure la droite D_o s'écarte trop de l'horizontale, on considérera, au lieu de sa pente p_o, l'expression :

$$r = p_o \frac{s_x}{s_y} \tag{2}$$

s_x et s_y étant les écarts-types observés de x et y.

On voit facilement que r s'obtient *en prenant pour les écarts* $(x - m_x)$ *et* $(y - m_y)$ *les unités* s_x *et* s_y respectivement (c'est-à-dire en leur substituant les écarts-réduits, comme on l'a fait dans des chapitres précédents). En effet, si dans la formule de p_o on divise les $(x - m_x)$ par s_x et les $(y - m_y)$ par s_y, on obtient bien :

$$\frac{\Sigma \dfrac{x - m_x}{s_x} \times \dfrac{y - m_y}{s_y}}{\Sigma \left(\dfrac{x - m_x}{s_x}\right)^2} = \frac{\dfrac{\Sigma(x - m_x)(y - m_y)}{\Sigma(x - m_x)^2}}{\dfrac{s_x\, s_y}{s_x^2}} = \frac{p_o}{s_y/s_x} = p_o \frac{s_x}{s_y}$$

Ainsi r est la valeur de la pente lorsque les x et les y, ou les $(x - m_x)$ et $(y - m_y)$, sont exprimés en prenant pour unités s_x et s_y; ce qui donne à r un grand avantage par rapport à p_o. En effet, la valeur de la pente est étroitement subordonnée au choix des unités; ainsi, dans notre exemple (âge de la mère, poids du bébé), la pente vaut 20 pour des poids en grammes, elle serait 1 000 fois plus faible avec des poids en kilogrammes, etc. Alors comment juger, dans l'absolu, si $|p_o|$ est « trop grand » dans le cas de l'hypothèse nulle ?

La valeur de r échappe à cet inconvénient. En effet, toujours dans cet exemple, si l'unité de poids est le gramme, $(y - m_y)$ est en grammes, s_y aussi, et $\dfrac{y - m_y}{s_y}$ n'a plus de dimension, sa valeur est indépendante de l'unité choisie; et de même pour $\dfrac{x - m_x}{s_x}$. Avec nos données, on trouve $s_x = 6$ ans et $s_y = 494$ g, la valeur de r pour $p_o = 20$ g/an est donc :

$$r = 20 \times \frac{6}{494} = 0{,}24 \text{ sans dimension.}$$

Dans ces conditions, il sera possible de donner plus loin, pour le test, des tables indépendantes du choix des unités pour décrire les fluctuations d'échantillonnage de r dans l'hypothèse nulle.

Au préalable, présentons la formule donnant r. On a d'après la formule (2), en remplaçant $\frac{s_x}{s_y}$ par sa valeur :

$$\frac{s_x}{s_y} = \frac{\sqrt{\Sigma(x - m_x)^2/n - 1}}{\sqrt{\Sigma(y - m_y)^2/n - 1}} = \frac{\sqrt{\Sigma(x - m_x)^2}}{\sqrt{\Sigma(y - m_y)^2}}$$

et p_o par sa valeur écrite en (1) :

$$r = \frac{\Sigma(x - m_x)\ (y - m_y)}{\Sigma(x - m_x)^2} \times \frac{\sqrt{\Sigma(x - m_x)^2}}{\sqrt{\Sigma(y - m_y)^2}}$$

ou, en divisant numérateur et dénominateur par $\sqrt{\Sigma(x - m_x)^2}$:

$$(3) \qquad r = \frac{\Sigma(x - m_x)\ (y - m_y)}{\sqrt{\Sigma(x - m_x)^2\ \Sigma(y - m_y)^2}}$$

L'indice r est appelé *coefficient de corrélation* (estimé ou observé). On montre que sa valeur est toujours comprise entre -1 et $+1$.

Après division du numérateur et du dénominateur par $(n - 1)$ dans la formule (3), on observe que :

$$r = \frac{\text{covariance } (x, y)}{\sqrt{\text{variance } x \times \text{variance } y}}$$

(il s'agit des covariance et variances estimées).

Fluctuations d'échantillonnage du coefficient r

Dans l'hypothèse nulle, où la courbe de régression donnant $\bar{y}$ en fonction de x est, dans la population origine, une droite horizontale, la droite de régression observée sur un échantillon fluctue autour de l'horizontale; et l'indice r, qui exprime sa pente en coordonnées réduites, fluctue autour de 0. La loi de probabilité précisant ces fluctuations est résumée par la « table du coefficient de corrélation » (table 6, en fin de livre) qui donne la correspondance entre un intervalle de pari $(-r, +r)$ et le risque d'erreur correspondant, en fonction du nombre de degrés de liberté. Celui-ci est :

$$\text{d.d.l.} = n - 2.$$

On y lit par exemple que, pour un échantillon de 32 couples (x, y) (d.d.l. = 30), on peut parier, au risque 5 %, que $|r|$ sera inférieur à 0,3494, c'est-à-dire r compris entre — 0,3494 et + 0,3494. De même, au risque 1 %, r sera compris entre — 0,4487 et + 0,4487.

Ceci va nous permettre de passer au test.

Le test de r

Le test se déduit, selon le mode habituel, du problème des fluctuations d'échantillonnage. Si nous disposons d'un échantillon de n couples (x, y), nous pouvons calculer r sur l'échantillon. Si la valeur trouvée sort de l'intervalle de pari à 95 %, nous dirons que r diffère significativement de 0 au seuil 5 %, ou que l'hypothèse d'indépendance doit être rejetée, avec le risque de 1re espèce $\alpha < 5$ %.

De même, si r dépasse le seuil indiqué par la table pour le risque 1 %, on dira que la liaison est significative avec le degré de signification 1 %, etc.

Cependant, la table 6 est d'un usage limité : elle ne donne pas de renseignements pour un nombre de degrés de liberté supérieur à 100 et pour les risques inférieurs à 1 %.

On montre qu'il est possible d'obtenir la réponse d'une manière générale en considérant l'expression :

$$t = \frac{r}{\sqrt{1 - r^2}} \sqrt{n - 2} \qquad (4)$$

et en lisant dans la table de t la probabilité correspondante pour d.d.l. $= n - 2$.

Exemple 1

Pour un échantillon de 27 couples (x, y) on a trouvé $r = 0{,}50$. Cette valeur diffère-t-elle significativement de zéro et, dans ce cas, avec quel degré de signification ? On peut lire la réponse dans la table du coefficient de corrélation : pour d.d.l. = 25 on voit que la valeur $r = 0{,}50$ est significative à un peu moins de 1 %.

Par ailleurs, l'application de la formule (4) donne

$$t = \frac{0{,}50}{\sqrt{1 - (0{,}50)^2}} \sqrt{25} = 2{,}886.$$

La table de t, pour d.d.l. = 25, indique également une signification avec un risque un peu inférieur à 1 %.

Exemple 2

Pour notre exemple des poids de naissance, nous avons vu qu'avec notre échantillon on trouvait $r = 0{,}24$. La valeur correspondante de t est :

$$t = \frac{0{,}24}{\sqrt{1 - (0{,}24)^2}} \sqrt{198} = 3{,}5$$

qui, pour d.d.l. = 198, est un écart-réduit ε, significatif à 1 ‰.

Dans cet exemple, la table 6 serait doublement insuffisante, ne s'étendant pas à d.d.l. >100 et à $\alpha < 1$ %.

L'utilisation de t est donc nécessaire.

Règle générale

En résumé :

Le test d'indépendance entre deux variables x et y, à partir d'un échantillon de n couples de valeurs, peut être basé sur la valeur de la pente en coordonnées réduites :

$$r = \frac{\Sigma(x - m_x)(y - m_y)}{\sqrt{\Sigma(x - m_x)^2 \, \Sigma(y - m_y)^2}}$$

où m_x et m_y désignent les moyennes observées des x et des y.

Le risque correspondant à r peut être obtenu, soit par la table du coefficient de corrélation pour d.d.l. $= n - 2$, soit, lorsque celle-ci est insuffisante, en formant :

$$t = \frac{r}{\sqrt{1 - r^2}} \sqrt{n - 2}$$

et en cherchant le risque correspondant dans la table de t pour d.d.l. $= n - 2$.

Si le risque est supérieur à 5 %, la liaison n'est pas significative (à 5 %); dans le cas contraire, elle est significative, et le risque mesure son degré de signification.

N.B. — Les conditions d'application de ce test seront précisées au sous-chapitre F.

Le test a été établi en étudiant la régression de y en fonction de x. On aurait aussi bien pu étudier la droite de régression de x et y. La symétrie de la formule montre que cette autre régression aurait conduit au même résultat. Ainsi, il est bien indifférent d'examiner si y est indépendant de x, ou si x est indépendant de y, le test étant le même.

Interprétation concrète de l'expression de r

On peut donner une interprétation concrète au numérateur de r. Celui-ci est formé par l'addition des produits $(x_i - m_x)(y_i - m_y)$ correspondant aux divers points M_i (x_i, y_i) du nuage de points. Les deux termes d'un tel produit sont l'abscisse et l'ordonnée du point M_i par rapport à des parallèles aux axes passant par le centre de gravité, de coordonnées m_x et m_y (fig. 18).

Si on examine les quatre quadrants délimités par ces axes, on note les résultats suivants (fig. 19 et tableau ci-après) :

Quadrant	Signe de l'abscisse $x_i - m_x$	Signe de l'ordonnée $y_i - m_y$	Signe du produit
1	+	+	+
2	—	+	—
3	—	—	+
4	+	—	—

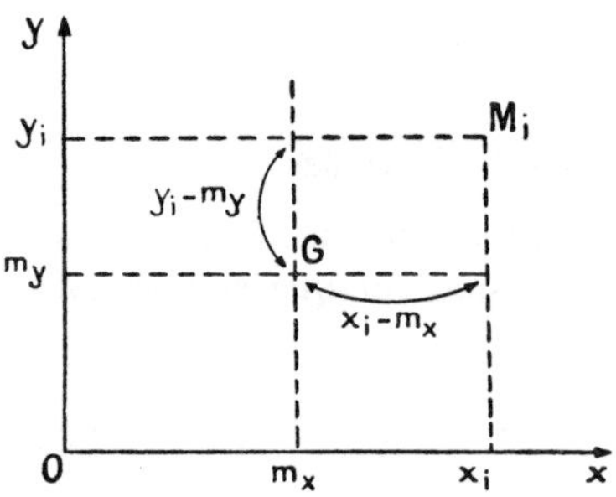

FIG. 18. — Pour le point $M_i(x_i, y_i)$ les différences $(x_i - m_x)$ et $(y_i - m_y)$ représentent les coordonnées par rapport à des parallèles aux axes de coordonnées passant par le point G (m_x, m_y).

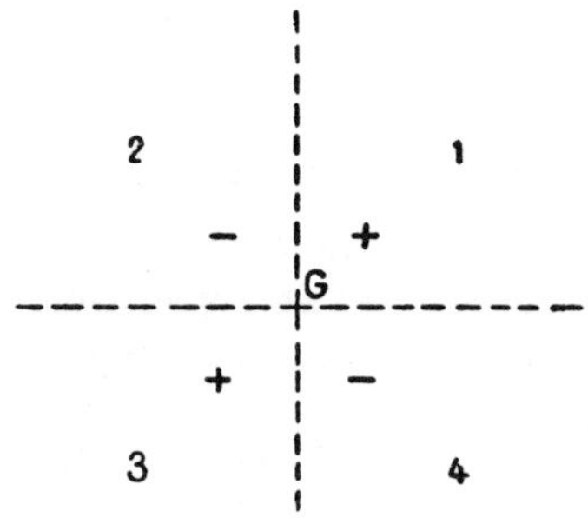

FIG. 19. — Signe du produit $(x_i - m_x)$ $(y_i - m_y)$ dans les quatre quadrants.

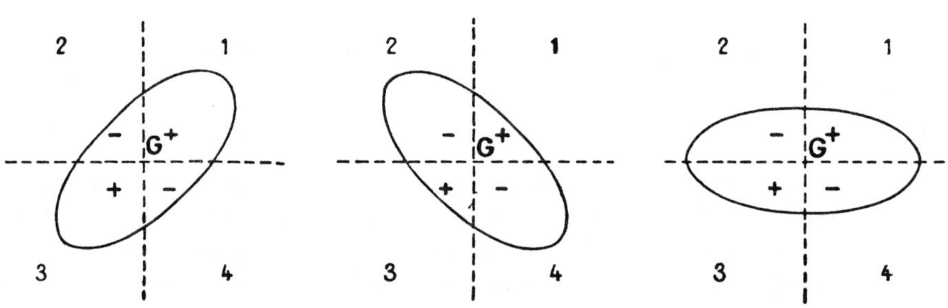

Cas *a*
liaison positive

Cas *b*
liaison négative

Cas *c*
pas de liaison

FIG. 20.

Le signe de r est celui de son numérateur (le dénominateur étant toujours positif). Par suite :

— si les points de la zone (1 + 3) l'emportent sur les points de la zone (2 + 4), r est positif; or, cette configuration (fig. 20, cas *a*), donne bien l'idée d'une liaison positive entre x et y : plus x augmente, plus y en moyenne augmente;

— si au contraire les points de la zone (2 + 4) l'emportent sur ceux de la zone (1 + 3), r est négatif. Or, cette configuration donne bien l'idée d'une liaison négative (fig. 20, cas *b*) : plus x augmente, plus y en moyenne diminue;

— si enfin les deux catégories de points s'équilibrent, r est nul, tandis que la configuration des points (fig. 20, cas *c*) donne l'idée d'indépendance entre x et y.

Ainsi conçoit-on bien pourquoi la formule de r révèle l'existence, le signe et, dans une certaine mesure, la grandeur de la liaison entre x et y.

Limitation du test

Imaginons que, dans la population origine, *y* soit lié à *x*, mais de façon décroissante d'abord et croissante ensuite, ou inversement (variation de type parabolique par exemple). La droite de régression observée sur un échantillon risque, dans certains cas de figure, d'être proche de l'horizontale et de faire conclure à une liaison non significative.

Ainsi le test *r* manque de puissance lorsqu'il s'agit de déceler une variation qui, dans l'intervalle étudié, n'est pas monotone (constamment croissante ou constamment décroissante).

C. — LE TEST DE LA PENTE

Dans notre exemple de l'âge de la mère et du poids de naissance, nous avions calculé la pente p_o de la droite de régression observée, le problème étant de savoir si p_o différait significativement de 0 ou non. A cet effet, nous avons substitué à cette pente p_o sa valeur en coordonnées réduites, en divisant les écarts $(x - m_x)$ par s_x et $(y - m_y)$ par s_y. On a ainsi une pente indépendante des unités, condition nécessaire pour juger si elle est trop grande ou non.

Mais il y a un autre moyen de neutraliser les unités, c'est de former l'écart-réduit de la pente p_o, soit $\dfrac{p_o - 0}{s_{p_0}}$.

On démontre que l'écart-type de p_o s'obtient à partir de la variance de p_o donnée par la formule :

$$s_{p_0}{}^2 = \frac{\left(\dfrac{s_y}{s_x}\right)^2 - p_o{}^2}{n - 2} \qquad (5)$$

et que l'écart-réduit $\dfrac{p_o - 0}{s_{p_o}}$ suit la loi du t de Student avec le d.d.l. utilisé pour la variance, soit $(n - 2)$. Ainsi, dans l'exemple de l'âge de la mère et du poids de naissance, nous avions :

$$n = 200 \qquad p_o = 20 \qquad s_x = 6 \qquad s_y = 494.$$

On trouve alors $s_{p_o}{}^2 = 32{,}2$; $s_{p_o} = 5{,}68$ et $t = \dfrac{20}{5{,}68} = 3{,}5$, significatif à 1 ‰.

Le résultat trouvé $t = 3{,}5$ est exactement le même que celui trouvé précédemment en utilisant le test de r par :

$$t = \frac{0{,}24}{\sqrt{1 - (0{,}24)^2}} \sqrt{198}$$

Cette identité est générale. On montre que le t de la pente est le même que le t de r.

En effet, en coordonnées réduites :

$p_o = r$ (r est la pente de D_o en coordonnées réduites)

$$s_{p_o}{}^2 = \frac{1 - r^2}{n - 2} \text{ d'après la formule (5)}$$

$$\text{d'où } t = \frac{p_o}{s_{p_o}} = \frac{r}{\sqrt{1 - r^2}} \sqrt{n - 2}$$

Nous voici donc, cela nous est déjà arrivé d'autres fois, en présence de deux formulations d'un même test. Laquelle adopter ? Le choix n'est pas dicté par une simplicité plus ou moins grande du calcul, car il est le même dans les deux cas : il faut la covariance et les variances. Il est en fait dicté par la nature du problème et le choix de celui des indices r ou p_o qui nous intéresse le plus pour décrire les résultats. Ce qui nous conduit à distinguer deux situations : la *corrélation* et la *régression*.

D. — CORRÉLATION ET RÉGRESSION

Considérons les notes obtenues par des étudiants à deux épreuves, l'une de mathématiques, l'autre de physique. On voudrait savoir si ces notes sont indépendantes, ou au contraire liées. Ce problème est entièrement symétrique par rapport aux deux variables que sont les notes. On dit qu'il s'agit d'un problème de *corrélation*.

Soit à examiner maintenant s'il existe une relation entre x, dose d'un produit toxique administré à des souris et y, durée de leur survie. Les deux variables jouent cette fois un rôle dissymétrique; la variable dose est antérieure à la variable y, elle peut être cause, la variable survie étant effet. La régression de y en x nous intéresse seule, la variation de la dose en fonction de la survie n'ayant pas d'intérêt, ni même de sens; on dit alors qu'il s'agit d'un problème de *régression*.

La différence principale entre ces deux exemples est que, dans le premier, les notes aux deux épreuves sont des variables aléatoires, tandis que dans le second, la variable dose est contrôlée par nous, la survie seule étant aléatoire. Le premier problème est une situation d'observation, le second une expérimentation. Cependant, il existe, entre ces deux exemples très clairs, des situations intermédiaires.

Revenons à l'exemple de l'âge de la mère et du poids du bébé. C'est un problème d'observation, les variables sont aléatoires. Toutefois, le rôle des variables n'est pas symétrique, on peut se demander si l'âge de la mère influe sur le poids du bébé, mais pas l'inverse. On peut donc hésiter entre les qualificatifs de corrélation et de régression.

Supposons en outre, pour forcer les choses, que nous ayons cherché dans les archives les poids de naissance pour 20 mères de 20 ans, 20 de 25 ans et 20 de 30 ans. Le rôle de x et de y est encore plus dissymétrique. La variable âge de la mère est toujours aléatoire, mais sa distribution est contrôlée. Dans ce cas, la régression de l'âge de la mère en fonction du poids de naissance, non seulement ne nous intéresse pas, mais n'a guère de sens, elle dépend entièrement de la distribution choisie pour les tranches d'âge. On n'hésite pas cette fois à parler de régression (du poids de naissance en fonction de l'âge de la mère).

Ainsi apparaît-il que :

1) si certaines situations méritent sans ambiguïté le nom de corrélation ou de régression, d'autres peuvent recevoir l'une ou l'autre des deux dénominations et être qualifiées d'intermédiaires;

2) les critères intervenant dans cet étiquetage ne peuvent se réduire à l'opposition observation-expérience, ou à la nature aléatoire ou contrôlée des variables. En fait, l'élément déterminant est la formulation du problème et éventuellement la façon dont on a récolté les données.

Le choix du qualificatif final utilisé, régression, corrélation, n'est d'ailleurs pas fondamental. Il intervient toutefois au niveau du langage et de l'interprétation.

Dans le problème des notes aux épreuves de mathématiques et de physique, avec ces variables mises sur le même plan, on utilisera sans hésiter le test symétrique du coefficient de corrélation. Dans le cas de la relation dose-effet chez la souris, où seule a un sens la régression de la survie y en fonction de la dose x, l'utilisation du coefficient r parfaitement symétrique aurait un aspect illogique et il est d'usage d'utiliser le test de la pente. D'autant que celle-ci nous intéresse particulièrement.

Dans les cas intermédiaires entre corrélation et régression, les deux solutions se défendent. Si on s'intéresse particulièrement à la variation du poids de naissance en fonction de l'âge, il y aura une certaine logique à utiliser le test de la pente. Mais pour d'autres raisons que l'on verra plus loin, quand on cherche la part que joue l'âge dans la variabilité du poids de naissance, on préférera utiliser r. Nous reviendrons ultérieurement sur ce point à propos de la régression linéaire (chapitre XXI).

E. — CALCUL PRATIQUE DE r ET DE p_o

Le calcul de r et celui de p_o, qui nécessitent en grande partie les mêmes opérations, seraient très longs si l'on appliquait les formules de définition. Ils peuvent, comme pour le calcul de la moyenne et de la variance, être considérablement facilités par diverses opérations. Celles-ci peuvent paraître démodées à l'époque des ordinateurs, mais de même que pour le calcul de la moyenne et de la variance, ces opérations restent bien utiles dans certaines circonstances et, de toute manière, leur principe ne saurait être ignoré. Elles sont décrites en détail au chapitre suivant.

F. — CONDITIONS D'APPLICATION

La distribution de y pour x donné est appelée *distribution* (de y) *liée* (à x), parce qu'elle dépend de la valeur de x, et la variance de y pour x donné est de même appelée *variance liée* de y. Pour qu'on puisse appliquer les tests, soit de r soit de la pente (ils sont équivalents, donc ont les mêmes conditions), il faut que *l'une au moins des distributions liées* (la distribution de y liée à x ou celle de x liée à y) *soit normale et de variance constante*. S'il s'agit par exemple de la distribution liée de y, cela veut dire que, pour toutes les valeurs de x, les distributions de y sont normales et de même variance.

Ainsi, si l'on veut étudier la corrélation entre poids de naissance et rang de naissance des enfants, on observe que :

— pour un poids de naissance donné, la distribution des rangs de naissance n'est absolument pas normale;

— en revanche, la distribution des poids de naissance pour un rang donné est à peu près normale, et de même variance pour tous les rangs.

Ce second résultat permet d'utiliser le test de r.

Si le problème est, par sa nature, typiquement de régression, mettons dans le sens de la régression de y par rapport à x c'est, en principe, la distribution liée de y qui devra vérifier les conditions de validité.

On montre que le test de r est robuste, et ceci d'autant plus que l'effectif de l'échantillon est plus grand.

Chapitre XX

CALCUL PRATIQUE DU COEFFICIENT DE CORRÉLATION r ET DE LA PENTE p_o DE LA DROITE DE RÉGRESSION

A. — LE COEFFICIENT DE CORRÉLATION

Le tableau 57 donne un exemple où le coefficient a été calculé, sans aucune simplification, à partir de la formule de définition :

$$r = \frac{\Sigma(x - m_x)(y - m_y)}{\sqrt{\Sigma(x - m_x)^2 \, \Sigma(y - m_y)^2}}$$

Tableau 57

Liaison entre les notes obtenues à deux épreuves, l'une de mathématiques, l'autre de physique. Échantillon de 10 copies.

N° de la copie	Note Épreuve n° 1 x	Note Épreuve n° 2 y	$x - m_x$	$y - m_y$	$(x - m_x) \times (y - m_y)$	$(x - m_x)^2$	$(y - m_y)^2$
1	2	3	— 3	— 3	9	9	9
2	5	7	0	1	0	0	1
3	3	5	— 2	— 1	2	4	1
4	2	4	— 3	— 2	6	9	4
5	6	5	1	— 1	— 1	1	1
6	8	9	3	3	9	9	9
7	3	4	— 2	— 2	4	4	4
8	9	10	4	4	16	16	16
9	5	7	0	1	0	0	1
10	7	6	2	0	0	4	0
Total	50	60	0	0	45	56	46
Moyenne	$m_x = 5$	$m_y = 6$					

$$r = \frac{\Sigma(x - m_x)(y - m_y)}{\sqrt{\Sigma(x - m_x)^2 \, \Sigma(y - m_y)^2}} = \frac{45}{\sqrt{56 \times 46}} = 0{,}89$$

La valeur obtenue $r = 0,89$ diffère significativement de 0 à mieux que 1 % (table de r pour d.d.l. = 8). Le calcul de t montrerait que, pour ce même d.d.l., il y a signification à mieux que 1 ‰.

Il s'agit là, de toute évidence, d'un exemple particulièrement facile : le nombre de couples (x, y) est faible, les valeurs de x et y sont petites, et leur moyenne est un nombre entier. Aussi n'a-t-il été donné que pour illustrer concrètement l'expression de r. Mais dans le cas général le calcul deviendrait vite malaisé. Il peut alors être facilité de façon considérable par trois simplifications, éventuellement utilisables simultanément : *a*) le changement d'origine et d'unité, *b*) une expression différente des sommes de carrés et de produits et *c*) le groupement des données.

Changement d'origine et d'unité

Le changement d'origine ne modifie évidemment pas la valeur de r, où n'interviennent que des différences : si on enlève 10 par exemple à chaque mesure x, la moyenne observée m_x est également diminuée de 10, et les différences $(x - m_x)$ sont inchangées. Par ailleurs, nous avons déjà fait remarquer que, d'après sa définition même, le coefficient r ne dépend pas des unités choisies pour mesurer x et y.

Si, dans ces conditions, on substitue aux variables x et y, par changement d'origines et d'unités, de nouvelles variables x' et y', on peut calculer sur celles-ci la valeur de r, qui est la valeur définitive, sans qu'on ait besoin en fin de calcul de revenir aux variables d'origine. Ainsi :

$$(1) \qquad r = \frac{\Sigma(x' - m_{x'})\,(y' - m_{y'})}{\sqrt{\Sigma(x' - m_{x'})^2\;\Sigma(y' - m_{y'})^2}}$$

Expression différente des sommes de carrés et de produits

Nous savons que les sommes de carrés figurant au dénominateur gagnent à être exprimées sous une forme plus simple. La même transformation peut être appliquée à la somme des produits. Nous indiquons ci-dessous les trois formules de transformation, dont on aperçoit facilement l'analogie (elles s'appliquent bien entendu aux x et aux y, aussi bien qu'aux x' et y') :

$$\Sigma(x' - m_{x'})^2 = \Sigma x'^2 - \frac{(\Sigma x')^2}{n}$$

$$\Sigma(y' - m_{y'})^2 = \Sigma y'^2 - \frac{(\Sigma y')^2}{n}$$

$$\Sigma(x' - m_{x'})\,(y' - m_{y'}) = \Sigma x'y' - \frac{\Sigma x' \cdot \Sigma y'}{n}$$

La dernière relation s'obtient en écrivant :

$$\Sigma(x' - m_{x'})(y' - m_{y'}) = \Sigma x'y' - m_{y'}\Sigma x' - m_{x'}\Sigma y' + nm_{x'}m_{y'}$$

$$= \Sigma x'y' - \frac{\Sigma y'}{n} \cdot \Sigma x' - \frac{\Sigma x'}{n} \cdot \Sigma y' + n\frac{\Sigma x'}{n}\frac{\Sigma y'}{n}$$

$$= \Sigma x'y' - \frac{\Sigma x' \cdot \Sigma y'}{n}$$

Compte tenu de ces nouvelles expressions, la formule de r peut être écrite :

$$r = \frac{\Sigma x'y' - \dfrac{\Sigma x' \cdot \Sigma y'}{n}}{\sqrt{\left[\Sigma x'^2 - \dfrac{(\Sigma x')^2}{n}\right]\left[\Sigma y'^2 - \dfrac{(\Sigma y')^2}{n}\right]}} \tag{2}$$

Exemple

Le tableau 58 montre un calcul de r utilisant les deux simplifications précédentes. Il porte sur les numérations globulaires de 20 sujets à 2 périodes. La valeur x' a été obtenue à partir du résultat x en divisant par 100 000 et en retranchant ensuite 45, ce qui correspond au changement de variable :

$$x' = \frac{x}{100\,000} - 45 \quad \text{ou} \quad x' = \frac{x - 4\,500\,000}{100\,000}$$

Pour la variable y on a retranché 48.

On remarquera que la valeur trouvée $r = 0{,}47$ dépasse le seuil donné par la table du coefficient de corrélation pour le risque 5 % et d.d.l. = 18. Il y a donc une liaison significative entre les numérations globulaires aux 2 périodes.

Elle exprime le facteur personnel de chaque sujet déjà mis en évidence, sur les mêmes données, par l'analyse de la variance, au chapitre XVIII (facteur « personne » significatif).

Groupement des données

Le groupement des données, surtout lorsqu'elles sont nombreuses, apporte une simplification importante des calculs.

Exemple

Au tableau 59, ou *tableau de corrélation*, figurent l'âge de la mère (x) et le poids de l'enfant (y) pour notre échantillon de 200 naissances, présentés avec un groupement à 2 dimensions en classes d'âge de 2 ans et en classes de poids de 200 g. Le nombre 4, par exemple, à l'intersection de la colonne 24,5 et de la ligne 2 900 indique qu'il y a, dans l'échantillon, 4 enfants de poids 2 900

TABLEAU 58

Corrélation entre numérations globulaires x et y aux périodes 1 (janvier-février) et 2 (septembre-octobre).

Sujet	Données de base Période 1 $x/100\,000$	Période 2 $y/100\,000$	$x' = \frac{x}{100\,000} - 45$	$y' = \frac{y}{100\,000} - 48$	$x'y'$	x'^2	y'^2
1	46	48	1	0	0	1	0
2	38	47	— 7	— 1	7	49	1
3	42	44	— 3	— 4	12	9	16
4	47	45	2	— 3	— 6	4	9
5	48	51	3	3	9	9	9
6	40	44	— 5	— 4	20	25	16
7	43	47	— 2	— 1	2	4	1
8	43	48	— 2	0	0	4	0
9	42	47	— 3	— 1	3	9	1
10	49	57	4	9	36	16	81
11	45	49	0	1	0	0	1
12	51	55	6	7	42	36	49
13	47	48	2	0	0	4	0
14	52	48	7	0	0	49	0
15	50	46	5	— 2	— 10	25	4
16	48	48	3	0	0	9	0
17	47	54	2	6	12	4	36
18	47	54	2	6	12	4	36
19	47	44	2	— 4	— 8	4	16
20	45	48	0	0	0	0	0
	Total		17	12	131	265	276

$$r = \frac{\Sigma x'y' - \Sigma x' \Sigma y'/n}{\sqrt{\left[\Sigma x'^2 - \frac{(\Sigma x')^2}{n}\right]\left[\Sigma y'^2 - \frac{(\Sigma y')^2}{n}\right]}} = \frac{131 - \frac{17 \times 12}{20}}{\sqrt{\left[265 - \frac{(17)^2}{20}\right]\left[276 - \frac{(12)^2}{20}\right]}} = 0{,}47$$

(en réalité compris entre 2 800 et 3 000) et dont l'âge de la mère est 24,5 (en réalité compris entre 23,5 et 25,5).

D'une façon générale, pour un âge de mère x_i (x'_i après changement d'origine et d'unité), et un poids y_j (y'_j après changement d'origine et d'unité), on trouve à l'intersection de la colonne i et de la ligne j l'effectif n_{ij} des sujets correspondants.

La formule de r, développée en fonction de ces notations, s'écrit alors :

$$r = \frac{\Sigma n_{ij} x'_i y'_j - \dfrac{\Sigma n_i x'_i \cdot \Sigma n_j y'_j}{n}}{\sqrt{\left[\Sigma n_i x_i'^2 - \dfrac{(\Sigma n_i x'_i)^2}{n}\right]\left[\Sigma n_j y_j'^2 - \dfrac{(\Sigma n_j y'_j)^2}{n}\right]}}$$

On a fait les changements d'origine et d'unité suivants :

— pour l'âge, origine = 24,5 ans, unité = 2 ans,
— pour le poids, origine = 3 100 g, unité = 200 g.

On voit facilement comment ont été remplies les lignes intitulées : n_i (effectif par colonne), x'_i (âge après changement d'origine et d'unité), $n_i x'_i$, et $n_i x_i'^2$. Les totaux figurent, pour chacune de ces lignes, à l'intersection avec la colonne « Total ». On y lit :

l'effectif total : $\Sigma n_i = 200$
la somme des x' : $\Sigma n_i x'_i = 199$
la somme des x'^2 : $\Sigma n_i x_i'^2 = 2\,045$

On voit de même comment ont été remplies les colonnes : n_j (effectif par ligne), y'_j (poids après changement d'origine et d'unité), $n_j y'_j$, et $n_j y_j'^2$. Les totaux figurent, pour chacune de ces colonnes, à l'intersection avec la ligne « Total ». On y lit :

l'effectif total : $\Sigma n_j = 200$
la somme des y' : $\Sigma n_j y'_j = 209$
la somme des y'^2 : $\Sigma n_j y_j'^2 = 1\,433$

Ces différentes sommes donnent les valeurs des 3 expressions suivantes figurant dans la formule de r :

$$\frac{\Sigma n_i x'_i \cdot \Sigma n_j y'_j}{n} = \frac{199 \times 209}{200} = 207{,}95$$

$$\Sigma n_i x_i'^2 - \frac{(\Sigma n_i x'_i)^2}{n} = 2\,045 - \frac{(199)^2}{200} = 2\,045 - 198 = 1\,847$$

$$\Sigma n_j y_j'^2 - \frac{(\Sigma n_j y'_j)^2}{n} = 1\,433 - \frac{(209)^2}{200} = 1\,433 - 218 = 1\,215.$$

On connaît ainsi tous les éléments de r, sauf $\Sigma n_{ij} x_i' y_j'$.

TABLEAU 59. — Âge de la mère (x) et poids de l'enfant (y) pour 200 naissances.

y	x	16,5	18,5	20,5	22,5	24,5	26,5	28,5	30,5	32,5	34,5	36,5	38,5	40,5	42,5	44,5	n_j	y'_j	$n_j y'_j$	$n_j y_j'^2$	$\Sigma n_{ij} x'_i$	$(\Sigma n_{ij} x'_i)\, y'_j$	Total
	y' \ x'	— 4	— 3	— 2	— 1	0	1	2	3	4	5	6	7	8	9	10							
2 100	— 5						3										3	— 5	— 15	75	3	— 15	
2 300	— 4		2		1				1	1							5	— 4	— 20	80	0	0	
2 500	— 3		2	2	1	2		1				1					9	— 3	— 27	81	— 3	9	
2 700	— 2			2	3	2	1	1	1	2	1						13	— 2	— 26	52	12	— 24	
2 900	— 1		2	3	3	4	2	1	1								16	— 1	— 16	16	— 8	8	
3 100	0	2	1	9	2	1	3	2	4	3		2		1			30	0	0	0	20	0	
3 300	1		2	9	7	6	4	6	1	1	1	3			1		41	1	41	41	24	24	
3 500	2	1	5	2	4	3	6	4	3	3		2	2	1			36	2	72	144	42	84	
3 700	3			3	3	2	2	3		1		1	1		1		17	3	51	153	25	75	
3 900	4		1	1		2	1		1	2	4				1	1	14	4	56	224	46	184	
4 100	5			1		3	1			1		2	1				9	5	45	225	22	110	
4 300	6					2		1			1						4	6	24	144	7	42	
4 500	7					1					1						2	7	14	98	5	35	
4 700	8																0	8	0	0	0	0	
4 900	9																0	9	0	0	0	0	
5 100	10									1							1	10	10	100	4	40	
n_i		3	15	32	24	28	23	19	12	15	8	11	4	2	3	1							200
x'_i		— 4	— 3	— 2	— 1	0	1	2	3	4	5	6	7	8	9	10							
$n_i x'_i$		— 12	— 45	— 64	— 24	0	23	38	36	60	40	66	28	16	27	10							199
$n_i x_i'^2$		48	135	128	24	0	23	76	108	240	200	396	196	128	243	100							2 045
$\Sigma n_{ij} y'_j$		2	0	18	8	46	12	23	4	25	28	17	12	2	8	4							209
$(\Sigma n_{ij} y'_j)\, x'_i$		— 8	0	— 36	— 8	0	12	46	12	100	140	102	84	16	72	40							572
Total																	200		209	1 433	199	572	

Cette somme est la seule qui dépende à la fois des x et des y, les éléments précédents de r se rapportant aux variables considérées séparément (distributions marginales) et se calculant par les méthodes déjà vues à propos de la moyenne et de la variance pour 1 variable.

Le calcul de $\Sigma n_{ij} x_i' y_j'$ doit en principe se faire de la façon suivante : les n_{ij} sujets d'une case (i, j) située à l'intersection de la colonne i et de la ligne j fournissent, comme contribution à la somme des produits le produit $x_i' y_j'$ répété n_{ij} fois, soit :

$$n_{ij} x_i' y_j'$$

Nous devons, pour avoir $\Sigma n_{ij} x_i' y_j'$, totaliser les contributions de toutes les cases.

Dans la pratique ce calcul est simplifié si on balaie le tableau par colonnes. Dans chaque colonne x_i', les produits $n_{ij} x_i' y_j'$ des différentes cases ont tous le même x_i', qui peut être mis en facteur, ce qui donne pour contribution de la colonne x_i' :

$$x_i' \; \Sigma n_{ij} y_j'$$

La contribution de la 1re colonne par exemple est :

$$2 \times 0 \times (-4) + 1 \times 2 \times (-4)$$

ou, en mettant en facteur la valeur (— 4) correspondant à cette colonne :

$$(-4) \, [2 \times 0 + 1 \times 2]$$

La somme des produits est ainsi calculée en 2 temps :

1er temps : on calcule dans chaque colonne l'expression :

$$\Sigma n_{ij} y_j'$$

obtenue en multipliant pour chaque case (i, j) son effectif par la valeur de y_j', et en ajoutant la contribution des diverses cases.

Le total de chaque colonne est marqué dans la ligne $\Sigma n_{ij} y_j'$. Si on considère les différents nombres figurant dans cette ligne, leur total (marqué à l'intersection avec la colonne « Total ») permet une vérification indispensable : il représente finalement la somme des y', effectuée colonne par colonne, il doit donc redonner la valeur déjà calculée

$$\Sigma n_j y_j' = 209$$

2e temps : les nombres indiqués dans les cases de la ligne $\Sigma n_{ij} y_j'$, multipliés pour chaque colonne par la valeur x_i' correspondante, sont portés dans la ligne $x_i' \cdot \Sigma n_{ij} y_j'$.

Le total de cette ligne, soit 572, représente la somme $\Sigma n_{ij} x_i' y_j'$ cherchée.

Vérification

On a calculé ci-dessus $\Sigma n_{ij} x_i' y_j'$ en balayant le tableau par colonnes. La même opération peut être refaite par lignes, en utilisant les 2 colonnes intitulées

$\Sigma n_{ij}x'_i$ et y'_j. $\Sigma n_{ij}x'_i$ prévues à cet effet, et doit redonner pour $\Sigma n_{ij}x'_i y'_j$ la même valeur 572 que ci-dessus.

La valeur de r est finalement, en remplaçant dans la formule les expressions littérales par les valeurs trouvées dans le calcul ci-dessus :

$$r = \frac{572 - 207,95}{\sqrt{1\,847 \times 1\,215}} = 0,24.$$

C'est la valeur indiquée, pour cet exemple, au chapitre précédent.

B. — LA PENTE

Les trois simplifications apportées au calcul de r sont applicables à celui de p_o. La seule différence est que, si le test t de la pente p_o est indépendant des unités, il n'en est pas de même en revanche pour p_o, ni pour son écart-type. On peut donc faire le calcul de t avec les x' et y', mais il faut calculer ensuite p_o et son écart-type, qui nous intéressent, en revenant aux coordonnées initiales.

Si l'on a utilisé les changements de variable $x' = \frac{x - x_o}{h}$, $y' = \frac{y - y_o}{k}$, on passe de la pente p'_o calculée dans le système provisoire (x', y') à la pente p_o dans le système initial par la relation :

$$p_o = \frac{k}{h} \times p'_o.$$

On a de même :

$$\text{écart-type } p_o = \frac{k}{h} \times \text{écart-type } p'_o.$$

Exemple

L'exemple choisi correspond à un problème de régression typique.

Il s'agit d'étudier la relation entre la dose d'une substance toxique et la survie chez des souris. Le tableau 60 indique les résultats obtenus sur 3 groupes de 24 animaux correspondant à des doses d, $2d$, $3d$, que nous appellerons 1, 2 et 3.

Comme il arrive souvent dans les régressions, on a un petit nombre de valeurs de x ($x_1 = 1$, $x_2 = 2$, $x_3 = 3$), auxquelles correspondent différentes valeurs de y (ici 24 valeurs de y pour chaque x).

Le tableau 60, pour la présentation des données et pour le calcul, utilise

TABLEAU 60
Liaison entre la dose x d'une substance toxique et la durée y de survie chez des souris.

Dose x_i	1	2	3	Dose x_i	1	2	3	Total
Survie en jours (y)	11	4	1	$y' = y - 15$	— 4	— 11	— 14	
	11	5	2		— 4	— 10	— 13	
	13	7	5		— 2	— 8	— 10	
	14	9	6		— 1	— 6	— 9	
	16	9	6		1	— 6	— 9	
	16	10	7		1	— 5	— 8	
	17	11	7		2	— 4	— 8	
	17	12	8		2	— 3	— 7	
	18	12	9		3	— 3	— 6	
	19	13	10		4	— 2	— 5	
	19	13	10		4	— 2	— 5	
	19	13	10		4	— 2	— 5	
	19	13	10		4	— 2	— 5	
	20	13	10		5	— 2	— 5	
	20	13	11		5	— 2	— 4	
	20	15	12		5	0	— 3	
	21	15	12		6	0	— 3	
	23	17	13		8	2	— 2	
	24	18	14		9	3	— 1	
	26	20	17		11	5	2	
	27	21	17		12	6	2	
	29	21	18		14	6	3	
	29	24	21		14	9	6	
	31	27	21		16	12	6	
				$\Sigma_i y'$	119	— 25	— 103	$\Sigma y' = -9$
				$x_i \Sigma_i y'$	119	— 50	— 309	$\Sigma xy' = -240$
				$\Sigma_i y'^2$	1 289	775	1 093	$\Sigma y'^2 = 3\,157$

$$p'_o = \frac{\Sigma xy' - \dfrac{\Sigma x \Sigma y'}{n}}{\Sigma x^2 - \dfrac{(\Sigma x)^2}{n}} = \frac{-240 - \dfrac{144 \times (-9)}{72}}{336 - \dfrac{(144)^2}{72}} = -4,625.$$

$$s_{y'}^2 = \frac{\Sigma y'^2 - (\Sigma y')^2/n}{n-1} = \frac{3\,157 - (-9)^2/72}{71} = \frac{3\,156}{71}$$

$$s_x^2 = \frac{\Sigma x^2 - (\Sigma x)^2/n}{n-1} = \frac{336 - (144)^2/72}{71} = \frac{48}{71}$$

$$\frac{s_{y'}^2}{s_x^2} = \frac{3\,156}{48} = 65,75$$

$$\text{variance } p'_o = \frac{65,75 - (-4,625)^2}{70} \doteq 0,6337 \text{ et } s_{p'_o} = \sqrt{0,6337} = 0,796$$

ainsi un groupement par valeurs de x (groupement à 1 dimension). Il en résulte des simplifications :

a) pour les calculs relatifs aux x, on a 24 fois la valeur 1, 24 fois la valeur 2, et 24 fois la valeur 3, ce qui donne immédiatement :

$$\Sigma x = 24\ (1 + 2 + 3) = 144 \text{ et } \Sigma x^2 = 24\ (1 + 4 + 9) = 336$$

b) enfin et surtout pour le calcul de Σxy (ici $\Sigma xy'$). Dans le cas de la dose $x = 2$ par exemple, on a 24 valeurs de y' telles que -11, -10, -8, etc. pour lesquelles les produits xy' valent $2 \times (-11)$, $2 \times (-10)$, $2 \times (-8)$, etc. Pour avoir leur somme, il suffit donc de multiplier par 2 la somme :

$$(-11) + (-10) + (-8) \text{ etc.}$$

des termes de la colonne $x = 2$, qui est $\Sigma_2 y' = -25$. Le total des xy' dans la colonne $x = 2$ est finalement $2 \times (-25) = -50$. On peut opérer de même pour les 2 autres colonnes. C'est pourquoi on a calculé :

— les 3 sommes $\Sigma_1 y' = 119$, $\Sigma_2 y' = -25$, $\Sigma_3 y' = -103$;

— les produits $1 \times \Sigma_1 y'$, $2 \times \Sigma_2 y'$, et $3 \times \Sigma_3 y'$ dont le total fournit la somme $\Sigma xy'$ cherchée.

On aboutit finalement aux valeurs de la pente $p'_o = -4{,}625$ et de son écart-type $s_{p'_o} = 0{,}796$. On en déduit pour le test :

$$|t| = \frac{|-4{,}625-0|}{0{,}796} = \frac{4{,}625}{0{,}796} = 5{,}8 \text{ (liaison hautement significative).}$$

Pour le retour aux coordonnées initiales, comme il y a eu changement d'origine, mais pas d'unités ($h = k = 1$), on a : $p_o = p'_o = -4{,}625$ (jours de survie en moins par unité de dose), et $s_{p_o} = s_{p'_o}$.

CHAPITRE XXI

UNE DES RÉGRESSIONS EST LINÉAIRE

Nous supposons, dans ce chapitre, que dans la population une au moins des deux courbes de régression, disons celle de y en x, est une droite. Il sera possible, dans ce cas, de conduire une réflexion approfondie sur le coefficient de corrélation, la variance liée, la relation entre les deux et l'intensité de la liaison entre x et y.

Le titre du chapitre pourrait laisser croire qu'il traite uniquement des problèmes de régression. En fait il concerne autant, voire davantage les problèmes de corrélation. Ce sera le cas en particulier pour les paragraphes relatifs au coefficient de corrélation.

A. — LA DROITE DE RÉGRESSION

Estimation de la droite de régression

Il est intuitif que la vraie droite D de régression dans la population est estimée par la droite de régression D_o observée sur l'échantillon, telle que nous l'avons définie au chapitre précédent, c'est-à-dire la droite des moindres carrés. On rappelle que celle-ci est déterminée par les deux résultats suivants :

1) elle passe par le centre de gravité (m_x, m_y) du nuage de points;

2) sa pente p_o est le rapport des estimations de la covariance (x, y) et de la variance de x.

On peut facilement en déduire son équation. Pour tout point $M(x, y)$ de la droite, la pente du segment joignant le centre de gravité (m_x, m_y) à M étant p_o, on a : $\dfrac{\hat{y} - m_y}{x - m_x} = p_o$, d'où :

$$(1) \qquad \hat{y} - m_y = p_o\,(x - m_x)$$

qui est l'équation cherchée.

Ainsi, dans l'exemple de la relation dose-survie chez des souris traité au chapitre précédent, les données du tableau 60 conduisent à trois points :

— pour la dose 1,

$$x_1 = 1, \text{ moyenne de } y = 15 + \frac{119}{24} = 19{,}96 \text{ (point } m_1\text{)};$$

— pour la dose 2,

$$x_2 = 2, \text{ moyenne de } y = 15 - \frac{25}{24} = 13{,}96 \text{ (point } m_2\text{)};$$

— pour la dose 3,

$$x_3 = 3, \text{ moyenne de } y = 15 - \frac{103}{24} = 10{,}71 \text{ (point } m_3\text{)}.$$

Le tracé des points m_1, m_2, m_3, (fig. 21) suggère l'hypothèse d'une relation dose-effet linéaire, qu'on représentera donc par la droite de régression observée, c'est-à-dire la droite :

a) passant par le centre de gravité des données

$$\begin{cases} m_x = \dfrac{\Sigma x}{n} = \dfrac{144}{72} = 2 \\ m_y = 15 + \dfrac{\Sigma y'}{n} = 15 - \dfrac{9}{72} = 14{,}88 \end{cases}$$

b) ayant la pente calculée au tableau 60 : $p_o = -4{,}625$.

On pourra tracer la droite à l'aide de 2 points : le point $G(m_x, m_y)$ et par exemple l'intersection avec l'axe des y. On utilisera à cet effet l'équation de la droite de régression indiquée ci-dessus :

$$\hat{y} - m_y = p_o\,(x - m_x)$$

L'intersection avec l'axe des y est le point vérifiant $x = 0$, son ordonnée est donnée par : $\hat{y} - m_y = p_o\,(0 - m_x)$ ou :

$$\hat{y} = m_y - p_o m_x.$$

C'est ici $\hat{y} = 14{,}88 - (-\,4{,}625 \times 2) = 24{,}13$.

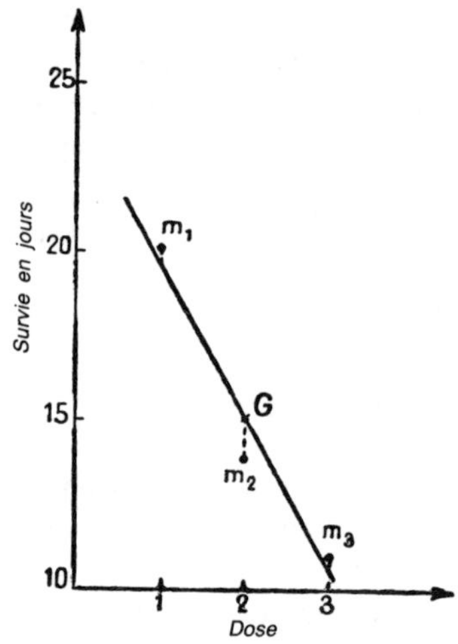

FIG. 21. — Survie en fonction de la dose. Données observées et droite de régression empirique.

D'où le tracé de la figure 21. Il va de soi qu'on ne prétend ainsi représenter la variation de l'effet en fonction de la dose que dans l'intervalle des doses étudié.

Dans l'exemple des poids de naissance, si l'on s'intéresse particulièrement à la régression du poids de naissance en fonction de l'âge de la mère, on peut constater que la variation du poids de naissance moyen en fonction de l'âge de la mère est pratiquement linéaire. On peut donc représenter cette variation par la droite D_o passant par le point (m_x = 26,5 ans, m_y = 3 309 g) et de pente p_o = 20 g par année d'âge de la mère, d'équation :

$$\hat{y} - 3\,309 = 20\,(x - 26{,}5)$$

Cette droite est représentée figure 22.

Utilisation de la droite de régression

Dans l'exemple ci-dessus, si nous voulons estimer le poids de naissance moyen des enfants pour un âge donné de la mère, nous utiliserons cette droite D_o. Si, par exemple, l'âge de la mère est la valeur moyenne 26,5 ans, le poids moyen estimé de l'enfant est 3 309 g. Si cet âge est 36,5 ans, c'est-à-dire 10 ans de plus, le poids moyen estimé est augmenté, à raison de 20 g par an, de $10 \times 20 = 200$ g, c'est donc $3\ 309 + 200 = 3\ 509$ g. (On pourrait obtenir directement ces valeurs par l'équation de la droite écrite ci dessus : pour $x = 26{,}5$, $\hat{y} = 3\ 309$; et pour $x = 36{,}5$, $\hat{y} = 3\ 309 + 200$).

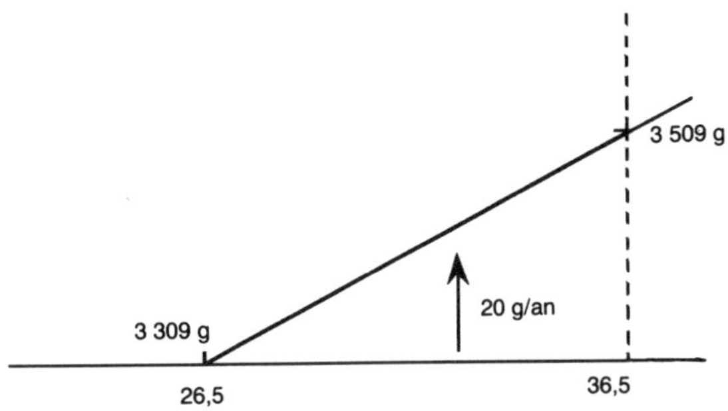

FIG. 22. — Poids moyen des bébés en fonction de l'âge de la mère.

Ainsi, nous connaissons bien la variation de $\bar{y}$ en fonction de x, nous pouvons utiliser cette connaissance en particulier pour des prédictions. Ici la modification relative de poids apportée par la connaissance de l'âge est faible (200 g pour 10 ans), mais c'est parce que, nous le verrons, une corrélation de 0,24 est faible.

On notera que, pour les bébés pesant 3 509 g, l'âge moyen des mères n'est pas 36,5 ans, parce que la moyenne de x en fonction de y est donnée par l'autre courbe de régression, celle de x en y (courbe qui peut être une droite ou non).

Comparaisons portant sur la pente

On peut, pour une droite de régression, se poser une question telle que : est-il plausible que sa pente ait une valeur donnée p ? C'est-à-dire encore : la valeur observée p_o diffère-t-elle significativement de p ? La réponse est donnée par le rapport $t = \dfrac{p_o - p}{\text{écart-type } p_o}$ avec d.d.l. $= n - 2$, l'écart-type de p_o étant calculé comme indiqué plus haut. On peut de même comparer les pentes de deux droites indépendantes.

B. — LE COEFFICIENT DE CORRÉLATION EXACT ρ

Comme, dans ce chapitre, une des courbes de régression est une droite, nous l'avons abordé par l'estimation de cette droite, et nous avons focalisé notre attention sur p_o et non sur r. Mais nous allons voir que le coefficient de corrélation présente, dans le cas linéaire, un intérêt majeur.

Nous avons jusqu'ici appelé coefficient de corrélation r la pente p_o en coordonnées réduites, soit $r = p_o \dfrac{s_x}{s_y}$, de la droite de régression *observée dans l'échantillon*. Si l'on remplace les estimations p_o, s_x et s_y par leurs valeurs vraies dans la population p, σ_x et σ_y, l'expression $p \dfrac{\sigma_x}{\sigma_y}$, que nous appellerons ρ, est la vraie valeur de la pente de la droite de régression en coordonnées réduites *dans la population;* ρ est le vrai coefficient de corrélation, r est son estimation. Ainsi apparaît-il que r n'est pas seulement un instrument de test, comme t ou χ^2, il est en outre l'estimation d'une quantité concrète, la pente en coordonnées réduites de la droite exprimant la variation de $\bar{y}$ en fonction de x dans la population. On peut certes se demander quel est l'intérêt, pour décrire la relation entre y et x, d'exprimer la pente en coordonnées *réduites :* ce qui nous intéresse, c'est la pente avec les vraies unités, c'est-à-dire p; mais ρ présente un intérêt autre que la valeur d'une pente. C'est ce qui va apparaître plus loin, notamment en F.

C. — LA VARIANCE LIÉE

Nous avons parlé de la variance liée (variance de y pour x donné) dans les conditions d'application des tests r et p_o. Il faut nous étendre un moment sur cette notion dont on verra l'importance. Nous allons le faire d'abord quelle que soit la courbe de régression, linéaire ou non.

Reportons-nous au chapitre de l'analyse de la variance. Nous avons vu que la variance des mesures est la résultante de deux sources, celle qui est due à l'effet du facteur étudié, s'il y en a un, et celle qui reste quand le facteur est fixé, la variance résiduelle. S'il n'y a pas d'effet dû au facteur, la variance totale se réduit à la résiduelle. Si au contraire il y a un effet du facteur, la variance résiduelle n'est qu'une part de la variance totale, elle est donc inférieure à la variance totale, d'autant plus que l'effet du facteur est plus grand.

Revenons à la régression de y en x. Le test n'est applicable que si la distribution liée de y est normale et de variance constante. Cette hypothèse est exactement la même que dans l'analyse de la variance, seulement au lieu d'être exigée pour un nombre limité de colonnes, elle doit l'être pour une série de valeurs de x qui peut être infinie si x est une variable continue comme l'âge de la mère (fig. 23).

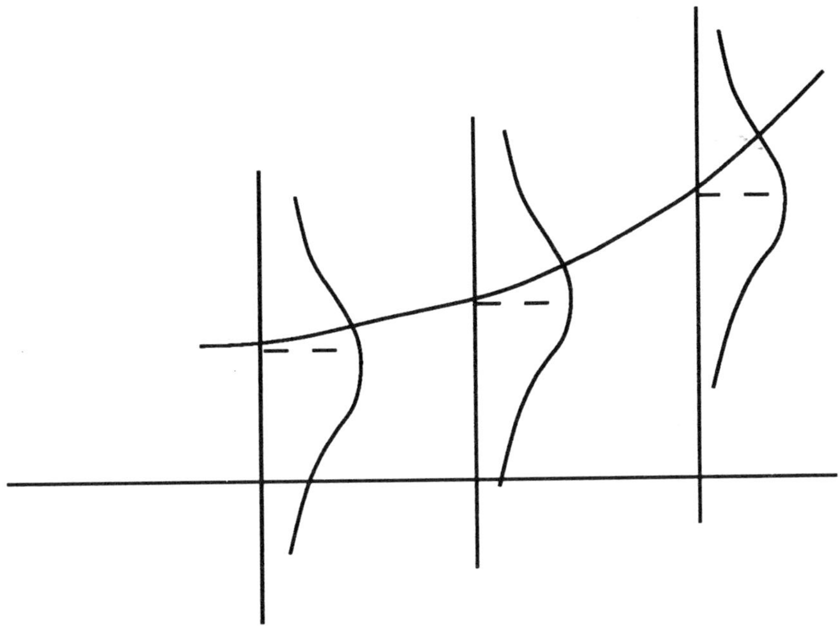

FIG. 23. — Représentation de distributions liées de y pour 3 valeurs de x : elles sont normales et de même variance (variance liée).

Et, exactement comme dans l'analyse de la variance, la variance totale de y est la résultante des deux variances, celle qui est due à l'effet de x et celle qui subsiste pour x donné, la résiduelle, qu'on appelle ici la variance liée.

Ainsi la variance des poids de naissance dans une population est la résultante de la variance due à l'effet « âge de la mère » (le poids de naissance, nous l'avons vu, est en moyenne d'autant plus grand que l'âge est plus grand) et de la variance qui subsiste pour un âge donné, la variance liée. Si nous avions trouvé que ces deux variables étaient indépendantes, la variance due à l'âge serait nulle, et la variance totale des mesures se réduirait à la variance liée. Mais puisque nous avons trouvé une relation, la variance liée n'est qu'une part de la variance totale des poids de naissance, d'autant plus faible que la liaison est plus forte. On peut donc écrire, entre σ_y^2, variance totale des y et σ'^2_y, variance liée, l'inégalité :

$$\sigma'^2_y < \sigma_y^2$$

Et σ'^2_y va être d'autant plus inférieure à σ_y^2 que l'effet du facteur est plus fort.

On comprend donc le rôle important que va jouer la variance liée dans la liaison entre les deux variables. Ceci peut être traduit par des formules simples dans le cas de la régression linéaire. C'est à elle que nous allons maintenant revenir. *Ainsi, tous les développements qui suivent s'appliquent uniquement à la relation linéaire.*

Calcul de la variance liée

La formule donnant la variance liée σ'^2_y peut être établie facilement.

Soit $\bar{y} = px + q$ l'équation de la droite D, de pente p, représentant la variation de $\bar{y}$ en fonction de x dans la population. Pour un couple (x_i, y_i) de la population, le point correspondant à une abscisse x_i fluctuant autour de $\bar{y}_i$, on peut écrire (fig. 24) :

$$y_i = \bar{y}_i + \varepsilon = px_i + q + \varepsilon$$

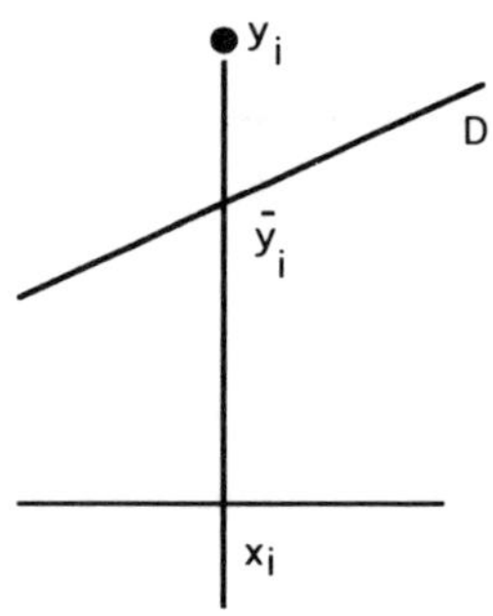

FIG. 24. — *D* est la droite de régression vraie; y_i fluctue autour de $\bar{y}_i$.

La variance totale de y est donc la somme des variances de ces trois termes indépendants.

La variance de q, qui est une constante, vaut 0.

Pour celle de px_i, on sait que si on multiplie une variable par une constante p, sa variance est multipliée par p^2, la variance de px_i est donc $p^2\sigma_x^2$.

Quant à la variance de ε, elle traduit la variation autour de la moyenne $\bar{y}_i$ pour x donné, c'est la variance liée σ'^2_y. Donc :

$$(2) \quad \sigma_y^2 = p^2\sigma_x^2 + \sigma'^2_y \text{ mais } \rho = p\,\frac{\sigma_x}{\sigma_y} \text{ entraîne } p\sigma_x = \rho\sigma_y$$

$$\text{D'où } \sigma_y^2 = \rho^2\sigma_y^2 + \sigma'^2_y \quad \text{et} \quad \sigma'^2_y = (1 - \rho^2)\,\sigma_y^2$$

Ainsi, la formule cherchée est : (3) $\boxed{\sigma'^2_y = (1 - \rho^2)\,\sigma_y^2}$

Nous constatons que la variance liée est :

1) comme prévu, inférieure à σ_y^2;

2) d'autant plus inférieure à σ_y^2 que le coefficient de corrélation est plus grand en valeur absolue.

Cette démonstration avec addition des variances suppose que x soit une variable aléatoire. Si on choisit des x déterminés, par exemple des doses dans un problème de loi dose-effet, on montre que la formule reste valable.

De (3), on peut déduire la relation approchée :

$$(4) \qquad s'^2_y = (1 - r^2)\ s_y^2 \text{ avec d.d.l.} = n - 2$$

En réalité, on montre qu'une estimation plus correcte de σ'^2_y est :

$$(5) \qquad s'^2_y = \frac{n-1}{n-2}(1 - r^2)\ s_y^2$$

Cependant cette estimation, peu différente de la précédente, et de toute manière approchée comme toute estimation, est source de quelque difficulté quand on aborde la décomposition de la variance (voir E ci-après). Nous retiendrons donc, par la suite, pour l'estimation de $\sigma_y'^2$, la formule (4).

Exemple

Pour le poids de naissance et l'âge de la mère, on a : $r = 0{,}24$, $s_y = 494$, pour $n = 200$, donc :

$$s'^2_y = (1 - 0{,}24^2)\ s_y^2 = 0{,}94\ s_y^2.$$

La variance à âge de la mère donné est donc, comme indiqué, plus faible que la variance totale des y, mais à peine plus faible, puisqu'elle est multipliée par 0,94, c'est-à-dire diminuée de 6 % seulement. Ceci tient à ce que le coefficient de corrélation 0,24 est, comme nous le verrons en D, un coefficient très faible.

Remarque

Si, dans une régression franche (par exemple : loi dose-effet), on souhaite, dans un souci de logique, éviter l'usage du coefficient de corrélation, on pourra, pour la variance liée, utiliser l'expression déduite de (2) :

$$(6) \qquad \sigma'^2_y = \sigma_y^2 - p^2\ \sigma_x^2$$

et l'estimation correspondante $s_y^2 - p_o^2\ s_x^2$.

D. — RELATION ENTRE VARIANCE LIÉE ET COEFFICIENT DE CORRÉLATION

Cette relation est donnée pour différentes valeurs de ρ dans le tableau 61, dans lequel nous nous bornerons pour l'instant à regarder les deux premières colonnes.

On voit que pour $\rho = 0$, $\sigma'^2_y = \sigma_y^2$, la variance de y n'est pas diminuée quand x est donné. On voit ensuite, quand ρ croît en valeur absolue de 0 à 1,

TABLEAU 61

$\|\rho\|$	σ'^2_y *	Fraction de variance	
		Expliquée (ρ^2)	Non expliquée ($1 - \rho^2$)
0	σ_y^2	0	100 %
0,25	0,94 σ_y^2	6 %	94 %
0,50	0,75 σ_y^2	25 %	75 %
0,90	0,19 σ_y^2	81 %	19 %
1	0	100 %	0

* Soit : $(1 - \rho^2)\ \sigma_y^2$.

la diminution imposée à la variance de y pour x donné, faible d'abord, puis moyenne, et très forte pour $\rho = 0{,}90$, enfin totale pour $\rho = 1$ (alors y ne varie plus pour x donné).

Cette réduction de la variabilité « permise » à y quand x est donné est une façon forte d'exprimer l'intensité de la liaison entre x et y. Aussi considère-t-on que ρ mesure l'intensité de la liaison entre x et y.

On notera que les liaisons entre variables biologiques donnent lieu, en général, à des coefficients de corrélation peu importants : le plus souvent inférieurs en valeur absolue à 0,50.

E. — DÉCOMPOSITION DE LA VARIANCE

Dans l'exemple des poids de naissance, on va vu que, *pour un âge donné de la mère,* la variance estimée des poids est :

$$s'^2_y = 0{,}94\ s_y^2$$

Si la variance a diminué de $(0{,}24)^2 = 6\ \%$, par rapport à la variance totale s_y^2 lorsque l'âge est fixé, cela veut dire que l'âge est « responsable » de 6 % de la variabilité, et que la part restante, soit 0,94 s_y^2 donc 94 % de la variabilité, est imputable aux facteurs subsistant quand l'âge est fixé, c'est-à-dire aux autres facteurs. On dit encore que la fraction (estimée) de variance *expliquée* par l'âge est 6 % c'est-à-dire r^2, et la fraction due aux autres facteurs 94 % $= 1 - r^2$.

La variation des fractions expliquée et non expliquée en fonction de ρ figure au tableau 61 pour diverses valeurs de ρ (colonnes 3 et 4). On notera bien que ρ^2 et $(1 - \rho^2)$ chiffrent non pas les *variances* expliquée et non expliquée, mais les *fractions de la variance totale* expliquée et non expliquée par le facteur.

F. — LE COEFFICIENT ρ ET L'INTENSITÉ DE LA LIAISON

Nous avons dit que ρ mesurait l'intensité de la liaison, parce que plus ρ est grand en valeur absolue, plus la part de variabilité permise à y pour x donné est réduite. Nous disons maintenant que plus ρ est grand, plus la part de variabilité de y expliquée par x est grande, c'est une autre façon de dire que ρ exprime l'intensité de la liaison entre x et y.

Ces considérations invitent à revenir sur le choix de r ou de p_o en fonction de la nature – corrélation ou régression – du problème. Il reste entendu qu'on préférera r pour la corrélation franche et p_o pour la régression franche. C'est pour les situations « intermédiaires », où l'on hésite entre les deux indices, qu'un éclairage nouveau nous est maintenant apporté. Dans beaucoup de problèmes, en épidémiologie notamment, on cherche à « expliquer » la valeur d'une variable à partir de différents facteurs, le rôle de r paraît alors tout indiqué. Aussi préférera-t-on bien souvent utiliser r plutôt que p_o. C'est ce qu'on fera par exemple pour la relation âge de la mère-poids du bébé, malgré le rôle dissymétrique des deux variables.

G. — LE TEST DE LINÉARITÉ

Étant donné les développements poussés que permet le cas linéaire, mais que ne permet pas, nous le verrons, le cas non linéaire, il est important pour un problème donné de savoir si, dans l'intervalle étudié, la courbe de régression de y en x peut être considérée comme une droite. Il existe à cet effet un test, dit test de linéarité. Ce test est possible à condition que l'on dispose de plusieurs valeurs de y pour les diverses valeurs de x.

La méthode est exposée, dans le cas général, au tableau 62. On voit qu'elle comporte deux étapes :

— la première (tableau 62 A) est l'analyse de variance habituelle telle qu'on l'utiliserait pour comparer les moyennes de y pour les différentes valeurs de x. On calcule ainsi la variance résiduelle;

— la seconde (tableau 62 B) est une analyse de variance d'un type particulier, permettant de calculer par différence une variance « déviation par rapport à la droite ».

Le test est basé sur le rapport F de la seconde variance à la première, l'hypothèse de linéarité étant rejetée, avec un risque donné, lorsque F dépasse une certaine limite.

Cette limite est F_{n-c}^{c-2}, c étant le nombre de colonnes (c'est-à-dire de valeurs de x), et n le nombre total de mesures (pour « point 5 % » si l'on adopte le risque 5 %).

Le tableau 63 est une application numérique, correspondant aux données présentées pour le calcul pratique de la pente (chapitre XX, tableau 60).

Les tableaux A et B peuvent au besoin être résumés en un seul, commençant par la partie B, suivie de la partie A, dont la première ligne est la ligne « total » de la partie B. On a ainsi, d'abord le numérateur, ensuite le dénominateur de F.

Le principe du test ne peut guère être expliqué que dans ses grandes lignes. On pourra considérer que les variances « déviation par rapport à la droite » et « résiduelle » traduisent la variabilité des y autour des moyennes vraies correspondant aux x_i :

— la première seulement dans l'hypothèse où la courbe de régression vraie est une droite;

— la seconde en dehors de toute hypothèse.

Dans ces conditions, si l'hypothèse de linéarité est vraie, ces deux estimations doivent être voisines. On montre que, si elle n'est pas vraie, la première estimation a tendance a être augmentée. On comprend donc pourquoi une trop grande valeur de F permet de rejeter l'hypothèse de linéarité.

TABLEAU 62

Test de linéarité de la régression d'après les données pour c valeurs de x.

62 A. — *Analyse de la variance des données* (tableau à c colonnes).

Origine	Somme des carrés	d.d.l.	Variance
Entre colonnes	$\Sigma(T_i^2/n_i) - T_G^2/n$	$c - 1$	
Résiduelle (par différence)		$n - c$	
Total	$\Sigma y^2 - T_G^2/n$	$n - 1$	

62 B. — *Analyse de la variance entre colonnes.*

Origine	Somme des carrés	d.d.l.	Variance
Régression linéaire.	$p_o^2 \Sigma(x - m_x)^2 = p_o^2 \left[\Sigma x^2 - \frac{(\Sigma x)^2}{n} \right]$	1	
Déviation p. r. droite (par différence)		$c - 2$	
Entre colonnes	$\Sigma(T_i^2/n_i) - T_G^2/n$	$c - 1$	

$$F = \frac{\text{variance « déviation p. r. droite »}}{\text{variance résiduelle}} \text{ est comparé à } F^{c-2}_{n-c}$$

Légende :

n_i = nombre de mesures par colonne $n = \Sigma n_i$ = nombre total de mesures

T_i = total des mesures par colonne $T_G = \Sigma T_i$ = total général des mesures

Conditions d'application : la distribution de y pour x donné doit être normale et de variance constante quel que soit x.

TABLEAU 63. — Test de linéarité de la régression d'après les données du tableau 60.

63 A. — *Analyse de la variance des données du tableau 60.*

Origine	Somme des carrés	d.d.l.	Variance
Entre doses	$\Sigma T_i^2/24 - T_G^2/72 = \dfrac{(119)^2 + (-25)^2 + (-103)^2}{24} - \dfrac{(-9)^2}{72} = 1\,057$	$3 - 1 = 2$	
Résiduelle (intra-colonne) par différence	2 099	69	30,42
Total	$\Sigma y'^2 - T_G^2/72 = 3\,157 - \dfrac{(-9)^2}{72} = 3\,156$	$72 - 1 = 71$	

63 B. — *Analyse de la variance entre doses.*

Origine	Somme des carrés	d.d.l.	Variance
Régression linéaire	$p_o^2\,\Sigma(x - m_x)^2 = p_o^2\left[\Sigma x^2 - \dfrac{(\Sigma x)^2}{n}\right] = (-4{,}625)^2\left[336 - \dfrac{(144)^2}{72}\right] = 1\,026{,}75$	1	
Déviation p. r. droite (par différence)	30,25	1	30,25
Entre doses	1 057	2	

$F = \dfrac{30{,}25}{30{,}42} < F^1_{69}$ à 5 %. Conclusion : l'hypothèse de linéarité est admissible.

H. — UN CAS PARTICULIER : LA LOI BINORMALE

Un cas particulier intéressant est celui de la loi « binormale ».

De même qu'une variable x peut suivre une distribution normale, on peut définir pour un couple (x, y) une distribution binormale.

Si, pour chaque couple (x, y) du plan, on porte perpendiculairement à ce plan un segment égal à la densité de probabilité en ce point dans la population, on obtient une surface qui, pour la loi binormale, a une forme « en cloche » dont l'équation est – avec deux variables – l'équivalent de celle qui représente la courbe de Gauss dans l'espace à une dimension. Une telle distribution se traduit, entre autres, par les propriétés suivantes :

a) chacune des distributions « marginales » (distribution de x considéré isolément, et de même pour y) est normale;

b) chacune des deux régressions (y en x et x en y) est linéaire;

c) les distributions liées de y et x sont normales et de variance constante.

De telles distributions se rencontrent pour certains couples de variables. C'est le cas, par exemple, en première approximation du moins, pour le couple (âge de la mère, poids de naissance).

Dans de tels cas, tout ce qui a été exposé pour la régression linéaire s'applique à la régression de y en x et à celle de x en y.

Chapitre XXII

RETOUR AU CAS GÉNÉRAL

Nous avons mené une discussion très poussée sur le cas linéaire. Mais les régressions, souvent, ne sont pas linéaires. Que reste-t-il alors de ce qui a été exposé dans le cas de la linéarité ? (On supposera de toute manière vérifiées les conditions de validité des tests : pour une au moins des variables la distribution liée est normale et de variance constante. Mettons que ce soit celle de y en x.)

En premier lieu tout subsiste de ce qui a été dit avant l'étude du cas linéaire : possibilité de tester l'indépendance entre x et y par r ou par p_o selon que l'on préfère parler corrélation ou régression. C'est déjà là une possibilité considérable, si l'on admet que la recherche vise essentiellement à tester des liaisons et, pour les tests précédents, χ^2, F, nous ne demandions pas davantage.

C'est pour aller plus loin, connaître la forme et l'intensité de la liaison, que nous nous sommes focalisés sur le cas linéaire, et que se pose la question : que pourrons-nous dire dans le cas général ? La réponse peut se résumer ainsi : les résultats énoncés restent encore à peu près vrais dans la mesure où la courbe de régression de y en x peut, dans l'intervalle étudié, être représentée en première approximation par une droite, ce qui est souvent possible; si par contre l'écart à la droite est flagrant, par exemple si la courbe est de type parabolique, les résultats énoncés pour la linéarité ne sont plus valables.

Regardons pour commencer ce cas extrême, où la courbe de régression serait, par exemple dans une loi dose-effet d'une substance, une parabole symétrique autour d'une parallèle à l'axe des y. La droite de régression de y en x observée dans un échantillon sera, par raison de symétrie, proche de l'horizontale (horizontale aux fluctuations d'échantillonnage près). Donc sa pente p_o sera quasi nulle, r qui l'exprime en coordonnées réduites sera également quasi nul (c'est le manque de puissance déjà signalé). Si on appliquait les formules présentées pour la régression linéaire, on conclurait que l'intensité de la liaison et la fraction de variabilité expliquée par x, toutes deux exprimées par r^2, sont quasi nulles, et pourtant, si la variance résiduelle est faible, y est fortement lié à x, et la variabilité expliquée par x est très forte. Ainsi, dans ce cas extrême, tout ce qui a été dit pour le cas linéaire sera totalement faux.

En revanche, dans les cas où, en première approximation, on peut admettre qu'on n'est pas loin de la linéarité, tout ce qui a été dit à ce propos est « à peu près » vrai. La pente de la droite de régression observée est intéressante, elle traduit une « tendance ». La formule donnant la variance liée reste une approximation valable, ρ^2 exprime approximativement la part de variance expliquée par le facteur et l'intensité de la liaison. Plus on est proche du cas linéaire, meilleures sont les approximations.

Ajoutons que, dans certains cas de régression non linéaire, on peut se ramener à la linéarité par un changement de variable : si par exemple la ligne de régression a une allure exponentielle $y = Ka^x$, le changement de variable $Y = \log y$ la transforme en droite; de même, si elle a l'allure $y = \frac{a}{x} + b$, le changement de variable $X = \frac{1}{x}$; si la courbe est de type $y = Kx^\alpha$, on effectuera les changements de variable $X = \log x$ et $Y = \log y$.

Chapitre XXIII

COMMENT ABORDER LE PROBLÈME DE LA LIAISON ENTRE DEUX CARACTÈRES QUANTITATIFS

Ce chapitre, pour une grande part, résume des considérations exposées dans les chapitres précédents. On distinguera deux éventualités.

A. — PREMIÈRE ÉVENTUALITÉ

C'est celle où sont (à peu près) vérifiées les conditions suivantes : pour une au moins des deux régressions, disons celle de y en x, la distribution liée est normale et de variance constante.

Pour traiter le problème de la liaison, on distinguera trois cas de figure.

1. Il s'agit clairement d'un problème de régression

Exemple : relation, chez des souris, entre dose de toxique et durée de survie.

a) Pour tester l'indépendance, on utilisera le test de la pente p_o.

b) Le coefficient de corrélation ne sera pas utilisé pour le test (pour des raisons de logique et de langage). Il ne le sera pas non plus pour traduire l'intensité de la liaison ou la part expliquée par le facteur (parce que ce sont là, en général, des problèmes sans intérêt : on est intéressé par la variation de survie des souris en fonction de la dose, mais pas par l'intensité de la liaison entre les deux variables, ou la part de variabilité de la survie expliquée par la dose...).

c) On pourra tester la linéarité et, si elle est acceptable, utiliser :

— la droite de régression observée pour représenter la variation de $\bar{y}$ en fonction de x;

— le coefficent de corrélation r pour connaître l'intervalle de confiance de $\bar{y}$ pour x donné, à partir de la formule :

$$s'^2_y = s_y^2 \ (1 - r^2)$$

Toutefois, pour éviter l'usage de r dans ce cas de régression nette, on pourra préférer, pour exprimer la variance liée, une des estimations déduites de la formule $\sigma'^2_y = \sigma_y^2 - p^2\sigma_x^2$ indiquées au chapitre XXI (le résultat est bien sûr le même).

d) Si la linéarité est à peu près vérifiée, les démarches (c) sont encore possibles en première approximation.

On notera d'ailleurs qu'une autre estimation de la variance liée est possible, c'est celle de la variance résiduelle calculée comme dans l'analyse de la variance, à condition qu'il y ait des répétitions pour diverses valeurs de x. Son nombre de degrés de liberté est $(n - c)$, c étant le nombre de colonnes (valeurs) de x. Cette estimation est moins précise que l'autre, mais a l'avantage de ne pas exiger l'hypothèse de linéarité. Elle ne fait pas intervenir le coefficient de corrélation.

2. Il s'agit clairement d'un problème de corrélation

Exemples : relations entre notes obtenues à deux épreuves, ou entre numérations globulaires à deux dates.

a) Pour tester l'indépendance, on utilisera le test de r.

b) Si la linéarité est à peu près vérifiée, on est intéressé par r, qui traduit l'intensité de la liaison; la décomposition de la variance en parts expliquée et non expliquée n'est en général pas intéressante.

c) La pente n'est pas utilisée pour le test (pour des raisons de logique et de langage). La (les) droite(s) de régression est (sont) le plus souvent sans intérêt.

3. Cas intermédiaire

Exemple : relation entre âge de la mère et poids de naissance de l'enfant (c'est soit une corrélation, soit une régression dans le sens : poids de naissance en fonction de l'âge de la mère).

a) On peut effectuer le test d'indépendance par r ou par p_o.

b) Si la linéarité est à peu près vérifiée, le coefficient r sera utilisé pour traduire l'intensité de la liaison, et surtout la fraction de la variance totale expliquée par le facteur.

c) Dans ce cas également, on pourra s'intéresser à la droite de régression, notamment à sa pente, ainsi qu'à sa variance liée, à partir des formules (3) ou (6) du chapitre précédent.

B. — SECONDE ÉVENTUALITÉ

Les démarches précédentes supposent que les conditions de validité du test d'indépendance sont vérifiées.

Si ces conditions ne sont pas vérifiées, il est possible dans certains cas qu'elles le soient après un changement de variable, par exemple $Y = \log y$, ou

$1/y$, sinon, on aura recours pour tester l'indépendance à un test non paramétrique.

Si on a procédé à des changements de variable, ce sont les variables nouvelles qu'il faudra utiliser pour le test de linéarité.

Dans le cas de la régression, on pourra en déduire l'allure de la variation de $\bar{y}$ en fonction de x par retour aux variables initiales; par exemple, si le changement de variable $Y = 1/y$ a conduit à une régression linéaire $y = px + q$, on pourra exprimer la relation entre x et y par $y = \dfrac{1}{px + q}$.

CHAPITRE XXIV

LIAISON ENTRE PLUSIEURS CARACTÈRES QUANTITATIFS. CORRÉLATIONS PARTIELLES

Reprenant l'exemple du poids de naissance, nous introduisons une nouvelle variable z : le rang de naissance de l'enfant. Si on estime le coefficient de corrélation entre poids de naissance et rang de naissance sur l'échantillon des chapitres précédents, on trouve :

$r_{yz} = 0{,}28$ — valeur très significative.

Le poids à la naissance est donc lié positivement, d'une part à l'âge de la mère, d'autre part au rang de naissance de l'enfant. Mais ces 2 variables elles-mêmes sont très liées; leur liaison, évidente *a priori,* est chiffrée par le coefficient de corrélation, qu'on peut encore estimer sur le même échantillon. On trouve :

$r_{xz} = 0{,}60$ — valeur très significative.

Il est donc intéressant de connaître le rôle relatif des variables x et y : pour des naissances *de même rang,* le poids est-il encore lié à l'âge de la mère ? Et pour des mères d'*âge donné,* le poids est-il encore lié au rang de naissance ?

On pourrait répondre à ces questions en examinant d'abord des séries de naissances d'un rang donné (par exemple des premiers-nés) et en calculant le coefficient de corrélation entre le poids à la naissance et l'âge de la mère; puis des séries correspondant à un même âge de la mère et en calculant le coefficient de corrélation entre le poids et le rang de naissance.

Mais il n'est pas nécessaire de recourir à de telles séries car on peut, à partir des 3 coefficients de corrélations r_{xy}, r_{yz}, r_{zx} estimer les *coefficients de corrélation partielle* par les formules suivantes :

coefficient de corrélation entre x et y pour z constant :

$$r_{xy,\,z} = \frac{r_{xy} - r_{xz} \cdot r_{yz}}{\sqrt{(1 - r_{xz}^2)\,(1 - r_{yz}^2)}}$$

coefficient de corrélation entre y et z pour x constant :

$$r_{yz,\,x} = \frac{r_{yz} - r_{yx} \cdot r_{zx}}{\sqrt{(1 - r_{yx}^2)\,(1 - r_{zx}^2)}}$$

et de même (bien que le coefficient nous intéresse moins dans l'exemple choisi) :

$$r_{zx,\,y} = \frac{r_{zx} - r_{zy} \cdot r_{xy}}{\sqrt{(1 - r_{zy}^2)\,(1 - r_{xy}^2)}}.$$

Le sens de ces coefficients est le suivant : $r_{xy,\,z}$ par exemple est une estimation du coefficient de corrélation entre x et y pour une valeur donnée de z, en supposant que ce coefficient soit le même quelle que soit la valeur de z.

On a ici :

$$r_{xy} = 0{,}24 \qquad r_{yz} = 0{,}28 \qquad r_{zx} = 0{,}60$$

d'où :

$$r_{xy,\,z} = \frac{0{,}24 - 0{,}60 \times 0{,}28}{\sqrt{(1 - \overline{0{,}60}^2)\,(1 - \overline{0{,}28}^2)}} = 0{,}09$$

$$r_{yz,\,x} = \frac{0{,}28 - 0{,}24 \times 0{,}60}{\sqrt{(1 - \overline{0{,}24}^2)\,(1 - \overline{0{,}60}^2)}} = 0{,}18.$$

Le test des coefficients de corrélation partielle est semblable à celui des coefficients de corrélation entre 2 variables, le nombre des degrés de liberté étant toutefois, pour 3 variables, d.d.l. $= n - 3$. On peut utiliser, soit la table de r, soit la table de t pour un t qui est non plus :

$$\frac{r}{\sqrt{1 - r^2}}\sqrt{n - 2},$$

mais :

$$t = \frac{r}{\sqrt{1 - r^2}}\sqrt{n - 3}.$$

On trouve ainsi :

pour $r_{xy,z}$

$$t = \frac{0{,}09}{\sqrt{1 - \overline{0{,}09}^2}}\sqrt{197} = 1{,}26 \text{ non significatif;}$$

pour $r_{yz,\,x}$

$$t = \frac{0{,}18}{\sqrt{1 - \overline{0{,}18}^2}}\sqrt{197} = 2{,}57 \text{ significatif à 1 \%.}$$

D'où les résultats suivants :

— Pour des séries de naissances correspondant à *un âge donné* de la mère, le poids à la naissance augmente de façon significative en fonction du rang de naissance.

— Par contre pour une série de naissances de *rang donné* (des premiers nés, ou des seconds, etc...) il n'y a pas de relation significative entre le poids à la naissance et l'âge de la mère (ou elle n'existe pas, ou elle doit être faible).

Ces résultats apportent une clarification certaine à l'étude du poids de naissance : des 2 variables qui paraissaient intervenir, il semble bien qu'une seule, le rang de naissance, soit intéressante, l'âge de la mère n'étant lié au poids que par l'intermédiaire du rang de naissance.

Sans doute avons-nous rencontré ici une simplification particulière, du fait qu'un des coefficients de corrélation partielle n'est pas significatif. Dans d'autres problèmes les 2 coefficients pourraient être significatifs, ce qui ne permettrait pas d'éliminer une des variables; mais on aurait alors une information également intéressante en apprenant que chacune des 2 variables a une liaison propre avec le caractère étudié, l'autre variable étant maintenue constante.

La méthode des corrélations partielles — qui est généralisable à un plus grand nombre de variables — apporte donc un moyen d'investigation original et puissant : alors que la méthodologie classique ordonnait d'étudier un phénomène en fonction de chaque variable, *toutes les autres étant maintenues constantes* — ce qui, dans le domaine biologique, peut être difficile ou impossible — la méthode statistique donne la possibilité de laisser varier spontanément tous les facteurs, le calcul permettant de connaître le rôle qu'aurait chacun d'eux si tous les autres avaient été expérimentalement maintenus constants.

La méthode des corrélations partielles est ainsi à rapprocher de celle des plans à plusieurs facteurs. Ces plans permettaient d'étudier l'influence, sur un caractère quantitatif, de plusieurs variables qualitatives : il s'agit ici d'étudier l'influence de plusieurs variables quantitatives. A côté de cette différence, il faut en souligner une autre : à l'inverse des plans expérimentaux, la méthode des corrélations partielles est surtout utilisée dans le cas de variables aléatoires. On est alors en situation d'observation, et l'interprétation causale n'est pas possible.

C'est ainsi que, dans notre exemple, la clarification apportée n'est pas définitive : on a éliminé l'âge de la mère, et conservé le rang de naissance; mais ceci ne lui confère pas pour autant un rôle causal : le rang de naissance n'est-il pas seulement le reflet d'une troisième variable plus intéressante, par exemple la dimension de la fratrie? C'est bien ce qui se passe, en effet, car on a pu montrer que le poids à la naissance est plus faible pour un enfant unique que pour un premier né non unique, ce qui suggère de rechercher l'explication dans le complexe de facteurs liés à la fécondité maternelle.

Sans doute cette approche, facteur par facteur, reproduit-elle une démarche générale de la recherche. Encore faut-il être certain de progresser dans la bonne direction. La liste des facteurs à envisager au départ, l'ordre dans lequel on les étudie (deux par deux, tous ensemble...) ne sont pas sans importance sur le résultat.

La méthode des corrélations partielles peut être très fructueuse à condition d'être utilisée avec prudence et esprit critique.

QUATRIÈME PARTIE

LES TESTS NON PARAMÉTRIQUES

Chapitre XXV

LES TESTS NON PARAMÉTRIQUES. BUT ET PRINCIPAUX TESTS

Dans les associations étudiées aux chapitres précédents, dès que l'une des variables est quantitative, les tests nécessitent certaines hypothèses (normalité des distributions, égalité des variances...); ceci d'autant plus que les effectifs sont plus faibles, mais c'est dans ces cas-là précisément qu'elles sont très difficiles, voire impossibles à vérifier.

C'est pourquoi on a été conduit à mettre au point toute une série de méthodes qui permettent de traiter les problèmes sans rien exiger des lois de probabilité des variables considérées : ce sont les méthodes « non paramétriques » (en anglais *distribution-free*).

En fait, on a déjà rencontré une méthode non paramétrique dans les pages précédentes, lorsqu'on a utilisé le χ^2 au lieu de la comparaison de deux moyennes, en rendant la variable qualitative à k classes; on a d'ailleurs déconseillé ce procédé, qui perd beaucoup d'information.

La presque totalité des problèmes faisant intervenir une variable quantitative peuvent être traités par une méthode non paramétrique. Par ailleurs, pour chaque problème, plusieurs tests sont souvent disponibles. On décrira seulement les plus importants sur le plan théorique et pratique.

A. — LIAISON ENTRE UN CARACTÈRE QUANTITATIF ET UN CARACTÈRE QUALITATIF A DEUX CLASSES

C'est le problème appelé précédemment « comparaison de deux moyennes ».

Soit par exemple à comparer les deux séries suivantes, les observations, notées x pour la première et y pour la seconde, étant, après rangement par ordre croissant :

x	11, 21, 25, 52, 71, 79
y	22, 43, 72, 91, 116

Les effectifs des échantillons sont $n_A = 6$, $n_B = 5$, en tout $n_A + n_B = N = 11$.

Pour comparer les deux moyennes, il faudrait utiliser le test t, qui suppose la normalité des distributions et l'égalité des variances; hypothèses bien entendu invérifiables avec des effectifs aussi faibles. C'est donc bien dans un tel cas que les méthodes non paramétriques doivent rendre des services.

Les principaux tests vont être exposés en utilisant cet exemple numérique.

Test U de Mann et Whitney

Effectuons la comparaison entre chaque observation x et chaque observation y ($n_A n_B$ comparaisons) et considérons l'indice U_{yx} égal au nombre des couples (x, y) où $y < x$. Pour le calculer, il suffit de ranger les 11 observations par valeurs croissantes, ce qui donne dans notre exemple le classement :

$$(1) \qquad x \quad x \quad y \quad x \quad y \quad x \quad x \quad y \quad x \quad y \quad y \ ,$$

puis de compter pour chaque x le nombre des y qui lui sont inférieurs, et de faire la somme des résultats trouvés. Ici :

$$U_{yx} = 0 + 0 + 1 + 2 + 2 + 3 = 8$$

On pourrait aussi considérer U_{xy}, nombre de couples où $x < y$. On aurait trouvé $U_{xy} = 22$, puisque

$$U_{xy} + U_{yx} = \text{nombre de comparaisons} = n_A n_B = 30.$$

On vérifiera plus loin que l'utilisation de U_{xy} et celle de U_{yx} conduisent au même résultat. On examinera également plus loin la démarche à suivre lorsque le classement présente des « ex-æquo ».

L'indice U_{yx} peut prendre toutes les valeurs entières entre 0 (tous les x inférieurs à tous les y) et $n_A n_B$ (cas inverse). Une valeur observée « trop petite » ou « trop grande » indiquera que les x sont en moyenne plus petits ou plus grands que les y. On comprend donc la raison d'être de cet indice.

Pour savoir si la valeur est « trop petite » ou « trop grande », il faut, comme dans tout test, la comparer à la valeur théorique dans l'hypothèse nulle où les deux échantillons proviennent d'une même population.

Dans l'hypothèse nulle, pour un y déterminé, un x a autant de chances de lui être inférieur que supérieur; le nombre de x qui lui sont supérieurs vaut donc en moyenne $\frac{n_A}{2}$, et comme ceci est vrai pour tous les y, au nombre de n_B, l'indice U_{yx} a pour valeur attendue :

$$(2) \qquad U_0 = \frac{1}{2} n_A n_B$$

(Il en est de même, évidemment, pour U_{xy}.)

Quant à la variance de U (U désigne soit U_{yx} soit U_{xy}), on montre qu'elle vaut :

$$\sigma_U^2 = n_A n_B \frac{N+1}{12} \tag{3}$$

Si on peut admettre que la distribution de U est normale, on saura si U s'écarte significativement de U_0 en formant l'écart-réduit :

$$\varepsilon_U = \frac{U - U_0}{\sigma_U} = \frac{U - \frac{1}{2} n_A n_B}{\sqrt{n_A n_B \frac{N+1}{12}}} \tag{4}$$

et en consultant la table de l'écart-réduit (table 1).

En fait, on montre que U tend très rapidement vers une variable normale quand n_A et n_B croissent, la formule étant pratiquement applicable dès que n_A et n_B atteignent la dizaine.

Les tables 8 donnent la limite inférieure du plus petit des deux nombres U_{xy} et U_{yx}, pour les risques $\alpha \leqslant 5\,\%$ et $\alpha \leqslant 1\,\%$, et pour différentes valeurs de n_A et n_B.

Dans notre exemple, la table 8*A* donne pour n_1 (le plus petit des deux effectifs) $= 5$, et $n_2 - n_1 = 1$, la valeur 3. Puisqu'il s'agit là d'une limite inférieure, il n'y a signification que si la valeur observée, pour le plus petit des deux U, est plus faible; ce n'est pas le cas ici, puisque le plus petit des deux U, qui est U_{yx}, vaut 8; les deux séries ne diffèrent donc pas significativement.

Les formules utilisées, tant pour la valeur attendue U_0 que pour la variance σ_U^2, ne font appel à aucune hypothèse sur la distribution des x et des y (il suffit seulement que celle-ci soit la même, ce qui est vrai par définition dans l'hypothèse nulle). Le test est donc bien non paramétrique.

Test W de Wilcoxon

Dans cette méthode, on classe encore l'ensemble des observations x et y, et on compare le rang moyen des x et celui des y, ou ce qui revient au même les sommes de ces rangs.

En fait les sommes des rangs des x et des rangs des y sont liées, leur somme étant celle des N premiers nombres entiers, soit, rappelons-le, $\frac{N(N+1)}{2}$. Il suffit donc de considérer l'une d'entre elles, par exemple la somme des rangs des x, soit W_x. Celle-ci vaut, dans notre exemple, d'après (1) :

$$W_x = 1 + 2 + 4 + 6 + 7 + 9 = 29$$

(W_y valant $3 + 5 + 8 + 10 + 11 = 37$).

Un W_x « trop petit » ou « trop grand » indique que les x sont en moyenne plus petits ou plus grands que les y. On comprend, ici encore, la raison d'être de cet indice.

En fait l'utilisation de W et celle de U ne sont qu'apparemment différentes; on peut facilement montrer que W_x et U_{yx} sont liés par :

$$U_{yx} = W_x - \frac{1}{2} n_A(n_A + 1) \tag{5}$$

qu'on vérifie dans notre exemple : $8 = 29 - \frac{1}{2} \times 6 \times 7$.

Il en résulte que le test basé sur W est strictement équivalent au test basé sur U; nous aurions donc pu ne donner qu'un d'entre eux. Si nous décrivons les deux c'est parce qu'on rencontre, tantôt l'un tantôt l'autre, dans la littérature.

Pour savoir si la valeur de W_x est « trop petite » ou « trop grande », il faut ici encore comparer la valeur observée à la valeur théorique dans l'hypothèse nulle.

Dans cette hypothèse, la valeur attendue est :

$$(W_x)_0 = \frac{1}{2} n_A(N + 1)$$

résultat qu'on peut établir, soit directement, soit à partir des relations (5) et (2).

Par ailleurs la variance de W_x est :

$$\sigma_{W_x}{}^2 = n_A n_B \frac{N+1}{12}$$

comme celle de U, d'après (5).

Si on peut admettre que la distribution de W_x est normale, on saura que W_x s'écarte significativement de la valeur attendue d'après la valeur de l'écart-réduit :

$$\varepsilon_{W_x} = \frac{W_x - \frac{1}{2} n_A(N + 1)}{\sqrt{n_A n_B \frac{N+1}{12}}} \tag{6}$$

Comme pour U, on peut admettre que W est une variable normale dès que n_A et n_B atteignent la dizaine.

Pour de plus petites valeurs des effectifs, on doit consulter des tables. Nous ne les donnons pas, conseillant au lecteur d'utiliser d'une manière générale le test U, parfaitement équivalent, pour lequel il dispose des tables 8.

Efficacité du test de Mann-Whitney-Wilcoxon

Ce test perd évidemment une certaine quantité d'information, puisqu'il n'utilise que le rang des observations, et non leur valeur réelle. Il est intéressant de chiffrer cette perte d'information en comparant la puissance du test à celle du test habituel de comparaison de deux moyennes. Nous supposerons d'abord les effectifs élevés ; ce test de référence est alors le test classique de l'écart-réduit ε du chapitre XIII.

Un test est d'autant plus puissant que l'écart-réduit est plus grand. La comparaison de puissance du test U et du test classique ε peut donc se faire en considérant le rapport $\frac{\varepsilon_U}{\varepsilon}$ ou mieux encore $\left(\frac{\varepsilon_U}{\varepsilon}\right)^2$; ce sont en effet les carrés des écarts-réduits qui sont proportionnels aux nombres des observations, leur rapport permet donc de connaître le nombre de sujets nécessaire dans les deux cas pour obtenir une même puissance.

Si on suppose les distributions de x et de y normales et de même variance (cas classique), on peut montrer que :

$$\left(\frac{\varepsilon_U}{\varepsilon}\right)^2 = 0{,}95.$$

Ainsi le test non paramétrique demande 100 sujets, là où il en faudrait 95 avec le test classique de comparaison des moyennes, pour une même aptitude à déceler une différence. La perte d'efficacité ou d'information est donc insignifiante. Et encore on peut ajouter que, dans ce cas des distributions normales et de même variance, le test de l'écart-réduit est le meilleur possible et ne perd aucune information, bien qu'il utilise seulement la moyenne et la variance, et non toutes les valeurs individuelles.

Lorsque les distributions ne sont plus normales, le test de l'écart-réduit perd lui aussi de l'information, et la perte d'information relative du test non paramétrique peut être encore plus faible, voire négative, le test non paramétrique étant alors plus efficace. Le test non paramétrique peut aussi, bien entendu, être moins efficace, mais on montre que dans ce cas le rapport $\left(\frac{\varepsilon_U}{\varepsilon}\right)^2$ ne descend jamais au-dessous de 0,86 ; ce minimum n'étant par ailleurs atteint que pour des distributions de x et y extrêmement peu plausibles en pratique courante (distributions en forme de U).

Les résultats précédents ne sont vrais en toute rigueur que pour des effectifs importants ; pour des effectifs faibles, il faudrait répéter le raisonnement en remplaçant l'écart-réduit habituel par le test t. On montre que si les distributions sont normales et de même variance, le test non paramétrique ne perd qu'une information négligeable par rapport au test t. Si ces conditions sont loin d'être vérifiées, le test non paramétrique est seul utilisable, mais les considérations qui précèdent sont rassurantes quant à son efficacité.

Cas des ex-æquo

Ils peuvent intervenir de différentes manières : à l'intérieur d'une série, ou entre les deux séries, ces deux manières pouvant en outre être combinées, par exemple :

$$a)\ \dots\ x\quad y\begin{cases} x \\ y \\ x \end{cases}\ x\ \dots\ \text{(à l'intérieur d'une série)}$$

$$b)\ \dots\ x\begin{cases} x \\ \\ y \end{cases}\ x\ \dots\ \text{(entre les deux séries)}$$

On peut recourir à deux procédés.

1) Dans le premier on départage les ex-æquo par tirage au sort, ce qui revient à remplacer simplement $\begin{cases} x \\ x \end{cases}$ par xx dans les cas (*a*), et à remplacer $\begin{cases} x \\ y \end{cases}$ soit par xy soit par yx, selon le résultat du tirage au sort, dans les cas (*b*). Cette méthode est simple, mais on montre qu'elle perd un peu de puissance.

2) Dans le deuxième procédé, on attribue aux ex-æquo un rang commun moyen si on utilise W, et on compte $\frac{1}{2}$ pour tout couple $\begin{cases} x \\ y \end{cases}$ si on utilise U.

$$\text{Exemple :}\quad x\quad x\quad y\quad x\begin{cases} x \\ y \\ x \end{cases}\ y\quad x\quad y\quad y$$

Si on utilise W, on donnera aux trois ex-æquo, qui occupent les places 5, 6 et 7, le rang moyen 6, et :

$$W_x = 1 + 2 + 4 + 6 + 6 + 9 = 28$$
$$W_y = 3 + 6 + 8 + 10 + 11 \quad = 38$$

(s'il n'y a que deux ex-æquo, le rang moyen est bien entendu non entier; 5,5 par exemple s'ils occupent les places 5 et 6).

Si on utilise U, pour chacun des deux x du triplet d'ex-æquo, le y du triplet compte pour 0,5 et :

$$U_{yx} = 0 + 0 + 1 + 1{,}5 + 1{,}5 + 3 = 7$$

On notera qu'on a toujours $U_{yx} = W_x - \frac{1}{2}\,n_A(n_A + 1)$.

Avec ce procédé, les valeurs attendues de U et W ne sont pas modifiées. On montre que par contre la variance est diminuée, d'une certaine quantité Q qu'on peut calculer. Cette quantité est toutefois faible, sauf lorsque le nombre des ex-æquo est élevé. Comme d'autre part elle introduit une diminution de la variance, l'ignorer revient à prendre une variance un peu trop grande, donc à consentir une légère perte de puissance.

La valeur exacte de Q est : $$Q = \frac{n_A n_B \Sigma T}{12N(N-1)}$$

où T vaut, pour un groupe d'ex-æquo, $t^3 - t$, t étant le nombre d'ex-æquo du groupe, la somme étant étendue à tous les groupes d'ex-æquo; ainsi, s'il y a un groupe seulement, de 3 ex-æquo, $\Sigma t = 3^3 - 3 = 24$.

Si on utilise la correction, on applique les formules de l'écart-réduit, de U ou de W, avec le dénominateur modifié en conséquence, à condition que l'approximation par la loi normale soit permise. Si elle ne l'est pas, on ne peut donner de tables simples, en raison du nombre des éventualités possibles.

En définitive, le procédé 2 avec correction sera préféré au procédé 1 lorsque les effectifs sont suffisants pour l'approximation normale, et qu'on désire une très bonne précision, notamment quand on se trouve près du seuil de signification. Sinon on pourra employer, soit le procédé 1, soit le procédé 2 en utilisant pour la conclusion finale les tables ou la formule de la variance correspondant au cas où il n'y a pas d'ex-equo.

Test C_1 de Fisher-Yates-Terry

Ce test, un peu surprenant au premier abord, est justifié par son efficacité. Reprenons notre exemple, qui a abouti au classement (1) des 11 valeurs :

$$x \quad x \quad y \quad x \quad y \quad x \quad x \quad y \quad x \quad y \quad y$$

Au lieu de considérer le rang de chaque x ou y, comme dans le test W, on va considérer la fonction de ce rang ainsi définie : soit une urne de valeurs distribuées normalement avec moyenne 0 et variance 1; supposons qu'on en extraie $N = 11$ valeurs et qu'on les classe par valeurs croissantes, Z_1 étant la première (la plus faible), puis Z_2, etc... jusqu'à Z_{11}; si cette opération est répétée de nombreuses fois, il est possible de calculer la moyenne, ou valeur attendue, du plus petit Z, du suivant, etc... Ce sont ces valeurs théoriques qu'on substitue aux N rangs. En d'autres termes, on effectue sur chaque rang un changement de variable, en lui substituant « l'espérance mathématique de la variable ayant même rang dans un échantillon tiré au sort de N valeurs de la variable normale réduite ».

La variable Z peut être lue, pour chaque rang, dans la table 9A, en fonction de $N = n_A + n_B$; ainsi, dans notre exemple, on y lit, pour $N = 11$, la correspondance entre les 11 valeurs et leurs Z :

Série	x	x	y	x	y	x	x	y	x	y	y
Rang	1	2	3	4	5	6	7	8	9	10	11
Z	— 1,59	— 1,06	— 0,73	— 0,46	— 0,22	0	0,22	0,46	0,73	1,06	1,59

L'indice utilisé est la somme des Z pour les différents x, soit $C_1(x)$; il vaut ici :

$$C_1(x) = -1,59 - 1,06 - 0,46 + 0 + 0,22 + 0,73 = -2,16.$$

En fait il est donc utile de rechercher les Z seulement pour les x. On pourrait bien entendu opérer sur $C_1(y)$, et on trouverait la valeur opposée à $C_1(x)$, soit $+ 2,16$.

Ici encore, un $C_1(x)$ « trop petit » ou « trop grand » indique que les x sont en moyenne plus petits ou plus grands que les y; et on saura s'il en est ainsi en comparant la valeur observée à la valeur attendue dans l'hypothèse nulle.

La valeur attendue de C_1 est bien entendu zéro. Quant à sa variance, on montre qu'elle vaut :

$$\sigma_{C_1}{}^2 = \frac{n_A n_B}{N(N-1)} \Sigma Z^2$$

La somme Σ étant étendue à l'ensemble des x et des y; elle peut d'ailleurs être lue dans la table $9B$ (on trouverait ici, pour $N = 11$, $\Sigma Z^2 = 8,8892$).

Si l'approximation par la loi normale est permise, on a le résultat par l'écart-réduit de C_1 :

$$\varepsilon_{C_1} = \frac{C_1}{\sqrt{\dfrac{n_A n_B}{N(N-1)} \Sigma Z^2}}$$

Comme pour les test précédents, l'approximation est valable dès que n_A et n_B atteignent la dizaine.

Les tables $9C_1$ et $9C_2$ donnent la limite supérieure de $|C_1|$ pour des risques voisins de 5 % et 1 % et différentes valeurs des effectifs.

Dans notre exemple, on lit sur la table $9C_1$ que, pour $N = 11$ et $n_1 = 5$, la limite supérieure pour le risque $\alpha \leqslant 5\%$, est 3,00. La valeur trouvée $|C_1| = 2,16$ étant inférieure à cette limite, la différence n'est pas significative.

Cas des ex-æquo. En cas d'ex-æquo, on utilisera le procédé appelé 1 à propos des test U et W (on les départage par tirage au sort).

Efficacité du test C_1

On l'étudie comme précédemment en le comparant au test classique de comparaison des moyennes par le rapport des carrés des écarts-réduits des deux tests. On trouve que le rapport vaut 1 si la distribution des x et des y est normale, et qu'il est supérieur à 1 pour toute autre distribution, le test non paramétrique étant alors le meilleur. Ce résultat n'est finalement pas surprenant, puisque le test C_1 revient en quelque sorte à « normaliser » les observations et à leur appliquer ensuite le test de l'écart-réduit, qui est alors le meilleur.

Étude d'un exemple

Deux groupes, de 10 lapins chacun, nourris avec un régime enrichi en cholestérol, ont été soumis à deux traitements différents X et Y. On voudrait savoir si les résultats diffèrent. Les cholestérolémies observées, en dg/l, sont les suivantes :

avec X : 23, 15, 28, 26, 13, 8, 21, 25, 24, 29 ;
avec Y : 18, 22, 33, 34, 19, 12, 27, 32, 31, 30.

Le problème va être abordé avec les différents tests; on va voir que les résultats sont très voisins.

1. *Test t de comparaison des moyennes.* Le calcul classique donne ici $t = 1{,}39$ qui, avec 18 degrés de liberté, indique une différence non significative ($\alpha = 17\,\%$).

2. *Test U de Mann et Whitney.* Le classement des observations est :

8,	12,	13,	15,	18,	19,	21,	22,	23,	24,	25,	26,	27,	28,	29,	30,	31,	32,	33,	34
x	y	x	x	y	y	x	y	x	x	x	x	y	x	x	y	y	y	y	y

D'où :

$$U_{yx} = 0 + 1 + 1 + 3 + 4 + 4 + 4 + 4 + 5 + 5 = 31$$
$$U_{xy} = 1 + 3 + 3 + 4 + 8 + 10 + 10 + 10 + 10 + 10 = 69$$

(vérification : $U_{yx} + U_{xy} = 31 + 69 = 100$, $n_A n_B = 10 \times 10 = 100$)

L'approximation normale étant valable, on calcule :

$$U_0 = \frac{1}{2} n_A n_B = \frac{1}{2} \times 10 \times 10 = 50$$

$$\sigma_U{}^2 = \frac{1}{12} n_A n_B (N + 1) = \frac{1}{12} \times 10 \times 10 \times 21 = 175$$

et $$|\varepsilon_U| = \frac{|31 - 50| \text{ ou } |69 - 50|}{\sqrt{175}} = 1{,}44.$$

La différence est donc non significative, avec $\alpha = 15\,\%$.

3. *Test de Wilcoxon*

Après même classement que ci-dessus, et en considérant les rangs des x et des y, on a :

$$W_x = 1 + 3 + 4 + 7 + 9 + 10 + 11 + 12 + 14 + 15 = 86$$
$$W_y = 2 + 5 + 6 + 8 + 13 + 16 + 17 + 18 + 19 + 20 = 124$$

$$\left(\text{vérification : } W_x + W_y = 210, \quad \frac{N(N + 1)}{2} = \frac{20 \times 21}{2} = 210\right)$$

L'approximation normale étant valable, on calcule :

$$(W_x)_0 = \frac{1}{2} n_A (N + 1) = \frac{1}{2} \times 10 \times 21 = 105$$

$$\sigma_W{}^2 \text{ (comme ci-dessus } \sigma_U{}^2) = 175$$

$$|\varepsilon_W| = \frac{|86 - 105|}{\sqrt{175}} = 1{,}44 \text{ comme ci-dessus,}$$

d'où le même résultat bien entendu puisque les tests sont identiques.

4. *Test C_1 de Fisher-Yates-Terry*

On a la correspondance ci-dessous entre les 20 valeurs et leurs Z :

x	y	x	x	y	y	x	y	x	x ...
− 1,87	− 1,41	− 1,13	− 0,92	− 0,75	− 0,59	− 0,45	− 0,31	− 0,19	− 0,06

... x	x	y	x	x	y	y	y	y	y
0,06	0,19	0,31	0,45	0,59	0,75	0,92	0,13	1,41	1,87

D'où :

$$C_1 = -1{,}87 - 1{,}13 - 0{,}92 - 0{,}45 - 0{,}19 - 0{,}06 + 0{,}06 + 0{,}19 + 0{,}45 + 0{,}59$$

ou, après suppression des valeurs opposées, $-1{,}87 - 1{,}13 - 0{,}92 + 0{,}59 = -3{,}33$.
L'approximation normale étant valable, on calcule :

$$\sigma_{C_1}{}^2 = \frac{n_A n_B}{N(N-1)} \Sigma Z^2,$$

où ΣZ^2, d'après la table 9*B*, pour $N = 20$ vaut 17,71. D'où

$$\sigma_{C_1}{}^2 = \frac{10 \times 10}{20 \times 19} \times 17{,}71 = 4{,}661$$

Finalement

$$|\varepsilon_{C_1}| = \frac{3{,}33}{\sqrt{4{,}661}} = 1{,}54$$

ce qui indique une différence non significative, avec $\alpha = 12\ \%$.

Cas des séries appariées, test T de Wilcoxon

On forme pour chaque paire la différence, puis on classe les différences par valeurs *absolues* croissantes, en mentionnant par ailleurs pour chacune si elle est positive ou négative (les différences nulles sont éliminées). Les quantités à considérer sont :

M = somme des rangs des différences de signe moins
P = somme des rangs des différences de signe plus

Si n est le nombre des paires non nulles, M et P sont liés par $M + P$ = somme des n premiers entiers $= \frac{n(n+1)}{2}$.

Dans l'hypothèse nulle, où les deux séries proviennent d'une même population, il doit y avoir en moyenne autant de différences positives que négatives et les valeurs absolues de ces différences doivent être en moyenne les mêmes;

les valeurs « attendues » de M et P doivent donc être égales, leur valeur commune étant $\frac{1}{2}\frac{n(n+1)}{2}\cdot$ Si au contraire les deux séries diffèrent, P (ou M) aura tendance à être plus grand, ou plus petit, pour deux raisons : d'abord il y aura beaucoup de différences d'un signe donné, ensuite elles seront grandes en valeur absolue.

Le test (test T de Wilcoxon) consiste donc à comparer P (ou M) à sa valeur théorique $\frac{n(n+1)}{4}\cdot$ On montre que la variance de P (ou de M) est :

$$\sigma_P{}^2 = \sigma_M{}^2 = \frac{1}{24}\, n(n+1)(2n+1)$$

Si on peut admettre que la distribution de P (ou M) est normale, on saura si la différence est significative en formant l'écart-réduit :

$$\varepsilon_P = \varepsilon_M = \frac{P - \dfrac{n(n+1)}{4}}{\sqrt{\dfrac{1}{24}\, n(n+1)(2n+1)}} \tag{8}$$

Cette approximation est permise pratiquement dès que $n > 20$. Si le nombre de paires est plus faible, on utilisera la table 10, qui donne pour les risques $\alpha \leqslant 5\ \%$ et $\alpha \leqslant 1\ \%$, la limite inférieure de T, T étant le plus petit des deux totaux M ou P.

Cas des ex-æquo. Ici encore, on les départage par tirage au sort.

B. — LIAISON ENTRE UN CARACTÈRE QUANTITATIF ET UN CARACTÈRE QUALITATIF A K CLASSES ($K > 2$)

C'est le problème appelé, dans les chapitres précédents, « comparaison de plusieurs moyennes », et traité par analyse de la variance.

Le test non paramétrique correspondant le plus usuel est le test H de Kruskall et Wallis.

Test H de Kruskall et Wallis

On classe les observations de l'ensemble des k séries, comme on le faisait pour les deux séries dans les test précédents, puis on calcule les rangs moyens $\overline{W}_1, \overline{W}_2, \ldots, \overline{W}_k$, et le rang moyen $\overline{W}$, ce dernier valant $\frac{N+1}{2}$ si N représente le nombre total d'observations.

Dans l'hypothèse nulle, $\overline{W}_1, \overline{W}_2, ..., \overline{W}_k$ ne doivent pas trop s'écarter de $\overline{W}$, de sorte que les quantités $(\overline{W}_1 - \overline{W})^2$, $(\overline{W}_2 - \overline{W})^2$, etc... ne doivent pas être trop grandes. On montre que, sous l'hypothèse nulle,

$$H = \frac{1}{N} \frac{\Sigma n_i(\overline{W}_i - \overline{W})^2}{(N+1)/12} \tag{9}$$

suit approximativement une loi de χ^2 à $(k - 1)$ degrés de liberté.

Dans cette expression, les n_i désignent les effectifs des diverses séries. L'approximation n'est valable que s'ils atteignent tous la dizaine, à la rigueur 5 (*).

La formule (9) permet ainsi de répondre au problème posé. On pourra vérifier que, pour $k = 2$, H est le carré de ε_W, le test est donc parfaitement équivalent à celui de Wilcoxon-Mann-Whitney.

C. — LIAISON ENTRE DEUX CARACTÈRES QUANTITATIFS

Ici encore, l'utilisation du coefficient de corrélation fait appel à des hypothèses, difficilement vérifiables ou invérifiables si les effectifs sont petits. Le test non paramétrique de remplacement le plus courant est alors le coefficient de corrélation des rangs, dû à Spearman.

Coefficient de corrélation des rangs, ou de Spearman

Les données de base sont une série de n couples (x_i, y_i). On classe séparément les x et les y, à chaque x correspond ainsi un rang, de 1 à n, et de même pour les y.

L'opération consiste à substituer à chaque valeur, x ou y, son rang, et à calculer sur ces variables nouvelles, x', y', le coefficient de corrélation habituel.

Il n'est toutefois pas utile de faire le calcul selon le procédé usuel, car du fait que les variables prennent uniquement les valeurs entières de 1 à n, la formule peut être simplifiée. On pourra vérifier qu'elle devient :

$$r' = 1 - \frac{6\Sigma d_i^2}{n(n^2 - 1)} \tag{10}$$

où les d_i représentent les différences $y'_i - x'_i$ des rangs.

Si le nombre de paires est assez grand, on pourra tester la signification de r' par les méthodes (table ou calcul) utilisées pour un coefficient de corrélation classique, le nombre de degrés de liberté étant donc $(n - 2)$. On peut admettre que cette approximation est valable dès que n dépasse 10.

(*) Pour les petits effectifs, on trouvera des tables dans SIEGEL S. *Non parametric Statistics for the behavioral Sciences*, Mc Graw-Hill, N. Y., 1956.

La table 11 donne la limite de r' pour les risques $\alpha \leqslant 5\,\%$ et $\alpha \leqslant 1\,\%$ jusqu'à $n = 10$.

Cas des ex-æquo. Ici encore on les départage par tirage au sort.

D. — CONCLUSION

Les tests non paramétriques ont l'avantage de ne faire aucune hypothèse sur les distributions, tout en conservant dans la majorité des cas une puissance comparable à celle des tests classiques.

Mais ils présentent par ailleurs des inconvénients :

1) la nécessité de classer les observations, opération longue si celles-ci sont nombreuses ;

2) des complications quand il y a beaucoup d'ex-æquo, ce qui arrive fréquemment si les effectifs ne sont pas très faibles ;

3) le calcul des moyennes et variances des échantillons, inutile pour ces tests, doit cependant être fait en plus, car ce sont des données qu'on veut connaître en pratique.

En définitive, les tests non paramétriques ne méritent d'être utilisés que lorsque les effectifs sont faibles et qu'on a des doutes sur la réalisation des hypothèses nécessitées par les tests classiques.

CINQUIÈME PARTIE

CONCLUSION

Chapitre XXVI

COMMENT ABORDER, SOUS L'ANGLE STATISTIQUE, UN PROBLÈME DE RECHERCHE

Qui dit recherche pense comparaison. Sans doute est-il important, pour la Santé Publique, de connaître la fréquence du cancer broncho-pulmonaire, mais la recherche commence le jour où on compare cette fréquence chez les fumeurs et les non fumeurs. Le médecin désire connaître la survie moyenne dans le cancer du sein, mais la recherche commence le jour où il étudie cette survie selon l'extension, ou l'envahissement ganglionnaire, ou l'histologie. La recherche d'ordre étiologique, pronostique, thérapeutique, diagnostique, la recherche dans son acception la plus large, se ramène presque toujours à des comparaisons; disons plus généralement qu'elle vise à établir s'il existe ou non, entre 2 variables, une *association* : existe-t-il une association entre la couleur des yeux et la couleur des cheveux, entre un mode de traitement et la survie, entre l'époque et le nombre de globules rouges, entre la parité et le poids à la naissance?

Ces associations, dès qu'elles portent sur des grandeurs biologiques, donc fluctuantes, sont nécessairement dépourvues du caractère rigide des liaisons fonctionnelles. Ce sont des *associations statistiques*, qu'on ne peut éprouver qu'en tenant compte de la marge des fluctuations par des tests statistiques. Si elles sont réelles, on ne peut les interpréter qu'en fonction de la manière dont l'expérience, ou l'observation, a été organisée.

La première préoccupation du chercheur sera donc de choisir pour les 2 variables, d'une part le meilleur test statistique, d'autre part la meilleure organisation de l'expérience ou de l'observation. A cet effet, il portera son attention sur ces 2 variables, et examinera chacune d'elles sous un double aspect :

1. Le type d'information qu'elle apporte (la variable est-elle qualitative ou quantitative?)

2. Son mode de variabilité (la variable est-elle aléatoire ou contrôlée?)

A. — TYPE D'INFORMATION (QUALITATIVE, QUANTITATIVE) ET CHOIX DU TEST STATISTIQUE

Information qualitative ou quantitative

Si la plupart des problèmes examinés dans ce livre se ramenaient à une même question, l'épreuve d'association entre 2 variables, pourquoi a-t-on utilisé des tests aussi différents dans leur aspect mathématique que le χ^2, l'analyse de la variance, la corrélation? Uniquement à cause de la nature, qualitative ou quantitative, des 2 variables.

Le tableau 64 résume la situation, en indiquant le mode de traitement pour les 3 combinaisons possibles, selon que les variables sont toutes deux qualitatives, ou quantitatives, ou que l'une est qualitative et l'autre quantitative; ceci en considérant seulement les tests exposés dans les trois premières parties de ce livre, c'est-à-dire en excluant les tests non paramétriques.

Quand on parcourt ce tableau de haut en bas, les données de base ont un contenu de plus en plus riche, le quantitatif apportant plus d'information que le qualitatif. Aussi est-il possible de dégager des conclusions de plus en plus fines. Cependant les tests utilisés nécessitent des hypothèses de plus en plus rectrictives, et dont on ne sait pas toujours si elles sont vérifiées.

Ces considérations dictent la conduite à suivre ; *il faut se placer le plus bas possible dans le tableau, compte tenu de la conformité aux hypothèses.*

Soit par exemple à comparer plusieurs groupes pour une variable quantitative, la méthode indiquée est l'analyse de la variance. Mais elle suppose une distribution normale de variance constante. Dans certains cas, on ne saura pas si cette hypothèse est vérifiée, ou même on saura qu'elle ne l'est pas. On pourra recourir alors à des procédés tels que les suivants :

a) On remonte plus haut dans le tableau 64 : se bornant à classer la variable quantitative en catégories (faible, moyenne, forte...) et la transformant ainsi en variable qualitative, on traitera le problème par la méthode du χ^2. On aura ainsi gagné en rigueur, mais perdu en information.

b) Dans certains cas, un changement de variable ($\log x$, $\sqrt{x}$...) conduira à une distribution normale de variance constante. On pourra alors recourir à l'analyse de la variance, dans des conditions rigoureuses cette fois et sans perte d'information. Mais ce procédé n'est pas toujours possible.

c) Enfin un procédé très général est le recours aux tests non paramétriques. Rappelons que le procédé (*a*) en est un, mais parmi les moins bons, et que le chapitre XXV en indique toute une série d'autres qui, sans faire appel à aucune hypothèse sur la distribution des variables, ne perdent pratiquement pas d'information. On a toutefois montré que leur emploi ne va pas sans certaines limitations.

TABLEAU 64

Choix du test statistique approprié.

Nature des 2 variables	Méthode	Hypothèses nécessaires sur la distribution des variables	Conclusions possibles
2 qualitatives	Test du χ^2. (Cas particulier : chacune des variables a 2 classes = comparaison de 2 pourcentages.)	Effectifs théoriques suffisants.	Existence de l'association.
1 qualitative 1 quantitative	Analyse de la variance. (Cas particulier : la variable qualitative a 2 classes = comparaison de 2 moyennes.)	Pour les différentes classes de la variable qualitative, la variable quantitative doit avoir une distribution normale de même variance. Cette hypothèse est d'autant moins nécessaire que les effectifs des diverses séries sont plus grands, et plus voisins les uns des autres.	Existence de l'association. Les différences entre moyennes donnent une idée de l'importance de l'association.
2 quantitatives	Test du coefficient de corrélation ou de la pente de la droite de régression.	Une des distributions liées au moins doit être normale avec une variance constante. Cette hypothèse est d'autant moins nécessaire que l'effectif de l'échantillon est plus grand. Cas particulier : une au moins des régressions est linéaire	Existence de l'association, tracé de la ou des courbes de régression. Degré d'association.

Il va de soi que les considérations précédentes ne suggèrent la conduite à suivre que dans ses grandes lignes. Elles ne s'appliquent par ailleurs que dans les conditions d'échantillonnage maintes fois définies, assurant en particulier l'indépendance des divers sujets.

Autres types d'information

Le classement des caractères en qualitatifs et quantitatifs recouvre la majorité, mais non la totalité des situations possibles. La cotation en faible, moyen, fort, donne une information intermédiaire entre le qualitatif et le quantitatif. Un nombre de colonies bactériennes, comptable par exemple jusqu'à 100 et incomptable au-delà, donne un résultat quantitatif jusqu'à cette limite seulement. Il en est de même dans l'évaluation de survie d'un groupe de malades dont les uns sont décédés (survie connue quantitativement) et les autres encore vivants (on sait seulement que la survie dépasse tel délai).

Les statisticiens ont mis au point, pour la plupart de ces éventualités, des tests permettant d'utiliser le mieux possible l'information apportée par chaque sujet.

Choix du type d'information

Le type d'information n'est pas toujours une donnée *a priori* d'un caractère, il peut aussi résulter d'une décision du chercheur. C'est ainsi qu'une cotation en faible, moyen, fort, peut souvent être remplacée par une évaluation quantitative. Il appartient au chercheur de choisir le mode de description qui apporte le plus d'information possible.

Conclusion

En définitive, *il faut d'abord choisir une définition des variables qui apporte le contenu le plus riche en information, et choisir ensuite le test statistique utilisant au maximum cette information en évitant le plus possible de faire appel à des hypothèses non vérifiées ou invérifiables.*

B. — NATURE DE LA VARIABILITÉ (ALÉATOIRE, CONTRÔLÉE) ET ORGANISATION DE L'EXPÉRIENCE OU DE L'OBSERVATION

Rappelons que les 2 variables étudiées ne pouvant être simultanément contrôlées, on peut avoir :

— 1 variable contrôlée et 1 variable aléatoire,

— 2 variables aléatoires,

la deuxième éventualité caractérisant l'observation, où l'interprétation causale est impossible, tandis que la première définit une situation expérimentale, où l'interprétation causale est possible si la variable contrôlée a été répartie par tirage au sort.

Dans l'observation, où x et y sont aléatoires, une distinction peut en outre être opérée selon que ces variables ont une *distribution* aléatoire ou contrôlée, avec le sens donné à ces termes à propos de la régression et de la corrélation.

Les 2 variables aléatoires ne pouvant avoir simultanément une *distribution* contrôlée, les cas possibles sont :

— 2 distributions aléatoires,

— 1 distribution aléatoire et 1 distribution contrôlée, qui est, soit celle des x, soit celle des y.

Examinons à titre d'application les éventualités correspondantes dans l'enquête étiologique, en prenant comme exemple le problème de l'association entre les 2 variables : x = consommation de tabac et y = cancer des bronches. Les 3 combinaisons possibles sont :

1. x et y entièrement aléatoires. On examine un échantillon aléatoire de la population, et on y teste l'association entre consommation de tabac et cancer des bronches.

2. x aléatoire à distribution contrôlée, y entièrement aléatoire. On examine par exemple un groupe de fumeurs et un groupe de non fumeurs, qu'on comparera quant à la proportion de cancer des bronches.

3. x entièrement aléatoire, y aléatoire à distribution contrôlée. On examine 2 groupes, atteint et indemne de cancer des bronches, et on les compare pour la quantité fumée.

Ainsi obtient-on une classification logique des enquêtes en étiologie.

C. — CONCLUSION

Les règles de conduite qui précèdent sont naturellement schématiques. Elles concernent en outre le cas simple où on considère les 2 variables comme seules, négligeant l'étude du rôle possible de variables supplémentaires, c'est-à-dire les plans à plusieurs facteurs, qui constituent à eux seuls un des plus riches domaines de la méthode statistique, et les tests correspondants (analyse de variance à plusieurs dimensions, corrélations partielles).

Cependant, les règles de conduite ainsi mises en lumière concernent des points si essentiels et si généraux qu'elles offrent une conclusion suffisante à ce livre élémentaire. Elles méritent d'être résumées :

Le chercheur doit être intimement convaincu que son problème se ramène presque toujours à une étude d'association qui, dans le cas le plus simple,

porte sur 2 variables. Il examinera avec attention chacune de ces 2 variables sous un double aspect :

***a*) Le type d'information (qualitative, quantitative) qu'elle apporte. Cette question intervient, pour une faible part, au stade initial dans la mesure où on peut choisir l'échelle de cotation de la variable, mais surtout au moment du test statistique qu'elle détermine entièrement.**

***b*) La nature (aléatoire, contrôlée) de sa variabilité. Cette question n'intervient pas au moment du test statistique, mais elle conditionne l'interprétation des résultats, et à un stade bien antérieur intervient pour séparer la situation expérimentale de la situation d'observation ; elle permet également un classement logique des situations d'observation.**

Comme dans l'enseignement de la statistique la part dévolue aux tests est généralement la première et la plus apparente, l'aspect qualitatif ou quantitatif semble le plus important. Par contre, l'aspect aléatoire ou contrôlé risque de passer inaperçu; en fait, il concerne l'essentiel.

ANNEXE I

ÉPREUVE GRAPHIQUE DE LA NORMALITÉ D'UNE DISTRIBUTION. DÉTERMINATION RAPIDE DE LA MOYENNE ET DE LA VARIANCE. APPLICATION AU CHANGEMENT DE VARIABLE

Épreuve de normalité

Dans de nombreux tests nous avons été amenés à supposer la normalité ou la quasi-normalité d'une distribution. Il est important de pouvoir vérifier cette hypothèse.

Ce problème peut être traité par une méthode rigoureuse : les effectifs observés dans les différentes classes sont comparés, par un test de χ^2, aux effectifs, calculés à l'aide de la table de l'écart-réduit, de la distribution normale ayant la moyenne et la variance observées; mais cette méthode est longue.

Parmi les méthodes rapides, rappelons une des plus simples : en portant, de part et d'autre de la moyenne observée, le double de l'écart-type observé, on doit englober environ 95 % des mesures; mais ce test est très peu spécifique, car le même résultat est obtenu avec des distributions notablement écartées de la normale (en fait ce test mérite surtout d'être utilisé pour vérifier qu'on n'a pas commis, dans le calcul de la variance, une erreur importante).

Une vérification rapide et suffisamment puissante pour une première approximation peut être obtenue par une méthode graphique. Son principe est le suivant (voir fig. 25) : quand une variable X a une distribution normale, la loi des probabilités cumulées (probabilité que $X \leqslant x$) est une courbe en S qu'on peut, par changement d'échelle sur l'axe des ordonnées, transformer en droite. L'équation de la courbe en S est telle que *le même* changement d'échelle est valable pour toutes les courbes normales, quelles que soient leur moyenne et leur variance, c'est-à-dire qu'avec un papier portant l'échelle voulue, toute courbe normale sera représentée par une droite. On reconnaîtra donc qu'un échantillon est extrait d'une distribution normale, au fait que le graphique des fréquences cumulées sera sensiblement linéaire.

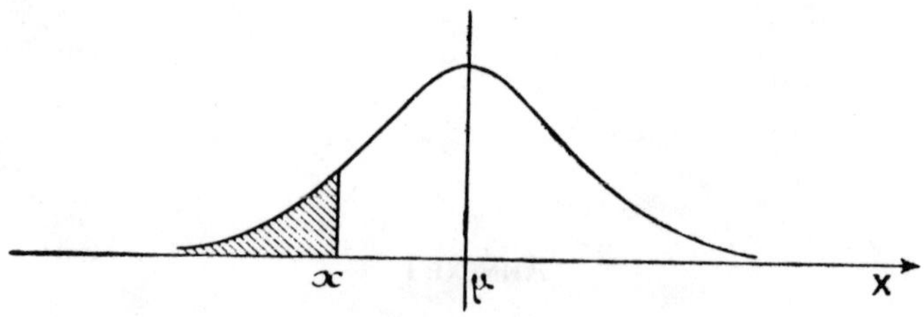

1

Loi de probabilité de la variable X (normale)

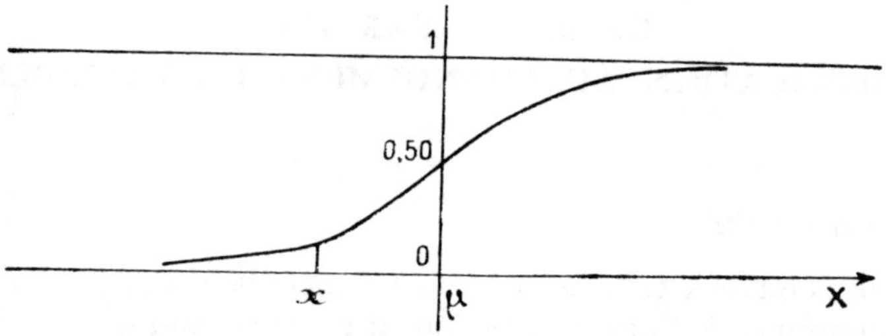

2

Loi des probabilités cumulées (courbe en S)
Elle représente, pour chaque valeur de x, la probabilité que $X \leqslant x$, ou aire hachurée de (1).

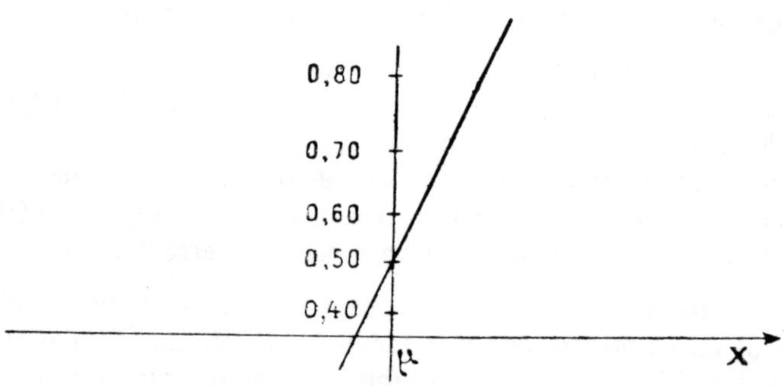

3

Transformation de la courbe en S en droite
par un changement d'échelle approprié sur l'axe des ordonnées.

FIG. 25.

Appliquons cette méthode à l'échantillon des 200 poids à la naissance utilisé au chapitre XI (p. 129). Le tableau 65 indique la répartition des fréquences, des fréquences cumulées (nombre de sujets de poids $\leqslant x$) et des fréquences cumulées relatives (quotient de la fréquence cumulée par le nombre total de sujets).

Le report des points à l'échelle voulue (fig. 26) fait apparaître un alignement très correct; c'est donc que la distribution d'où provient l'échantillon est à peu près normale.

La transformation graphique utilisée est appelée *anamorphose*; la droite obtenue est la *droite de Henry* (*).

Détermination rapide de la moyenne et de la variance

Lorsque la distribution est normale, la droite de Henry donne immédiatement :

— la moyenne qui correspond à l'ordonnée 50 %; on trouve ici $m = 3\,280$;

— l'écart-type, à partir des valeurs correspondant aux ordonnées 2,5 % et 97,5 % (ou 250/10 000 et 9 750/10 000 sur la figure 26). Ces 2 valeurs déterminent un intervalle de 4 écarts-types, d'où celui-ci. On trouve ici :

$$s = \frac{4\,300 - 2\,300}{4} = 500.$$

Ces valeurs, $m = 3\,280$ et $s = 500$, sont très voisines de celles que nous avions obtenues par le calcul exact au tableau 29 (3 309 et 494).

On notera que, si Δ désigne la distance, sur le papier utilisé, des ordonnées 2,5 % et 97,5 % et s l'écart-type, la pente de la droite est :

$$p = \frac{\Delta}{4s}$$

D'une distribution normale à l'autre, la pente varie donc en raison inverse de l'écart-type. *Deux distributions normales de même variance, ne différant que par leurs moyennes, sont représentées par 2 droites parallèles,* dont la distance horizontale figure l'écart des moyennes.

Application au changement de variable

Considérons, à titre d'exemple, la distribution du taux de cholestérol, dans un groupe de sujets bien portants. D'après les données de base (tableau 66 A), on a porté les points, avec échelle d'anamorphose, sur la figure 27 : on voit

(*) Des papiers à l'échelle voulue existent dans le commerce.

TABLEAU 65
Distribution de 200 poids à la naissance.

Limites des classes	Centres des classes	Effectifs	Effectifs cumulés	Effectifs cumulés relatifs (quotient par 200)
	2 100	3		
2 200			3	0,0150
	2 300	5		
2 400			8	0,0400
	2 500	9		
2 600			17	0,0850
	2 700	13		
2 800			30	0,1500
	2 900	16		
3 000			46	0,2300
	3 100	30		
3 200			76	0,3800
	3 300	41		
3 400			117	0,5850
	3 500	36		
3 600			153	0,7650
	3 700	17		
3 800			170	0,8500
	3 900	14		
4 000			184	0,9200
	4 100	9		
4 200			193	0,9650
	4 300	4		
4 400			197	0,9850
	4 500	2		
4 600			199	0,9950
	4 700	0		
4 800			199	0,9950
	4 900	0		
5 000			199	0,9950
	5 100	1		
5 200			200	1,0000
Total		200		

qu'il n'est pas possible de représenter correctement le tracé par une droite, la distribution s'écarte donc notablement de la normale.

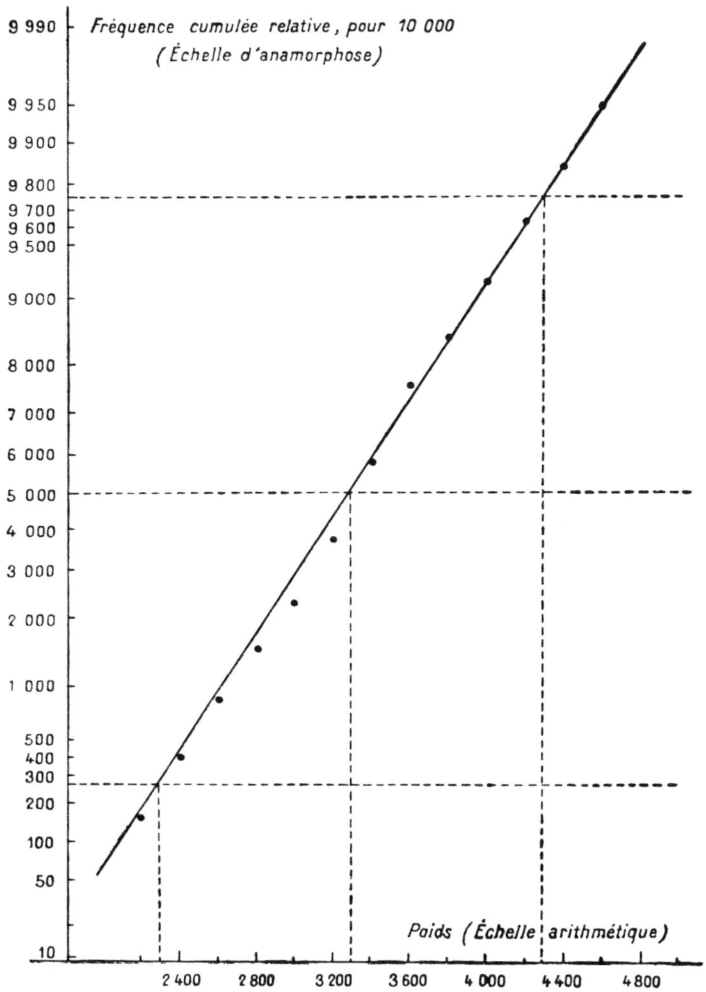

FIG. 26.

Prenons par contre comme variable le logarithme du taux de cholestérol; la distribution de cette variable $X = \log x$ figure au tableau 66 B (on a calculé pour chaque sujet la valeur de X, puis classé ces valeurs en un certain nombre d'intervalles égaux, selon le procédé habituel du groupement); le tracé d'anamorphose correspondant est représenté en figure 28; on voit qu'il est cette fois sensiblement linéaire; la variable X a donc une distribution pratiquement normale.

Dans ces conditions, lorsqu'on désire comparer la cholestérolémie de différents groupes, il est préférable d'utiliser, non le taux de cholestérol, mais son logarithme.

En fait l'expérience montre que cet avantage est double ; on constate en

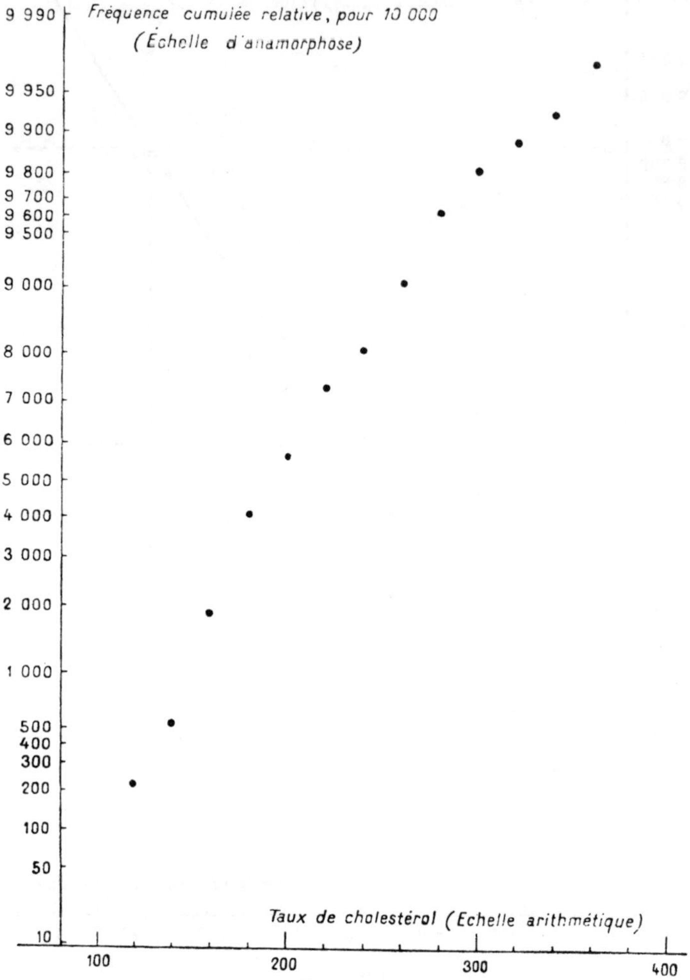

FIG. 27.

effet que les distributions de taux de cholestérol dans différents groupes : *a*) ne sont pas normales et *b*) ont des variances différentes (la variance étant d'autant plus grande que la moyenne est plus élevée); tandis qu'avec le logarithme de ce taux on observe pratiquement, non seulement la normalité, mais en outre l'égalité des variances; ce résultat se lit facilement sur le graphique d'anamorphose : les tracés correspondant aux divers groupes sont pratiquement des droites parallèles.

D'une manière générale, le changement de variable $X = \log x$ pourra être tenté lorsque l'on rencontrera des distributions dissymétriques avec

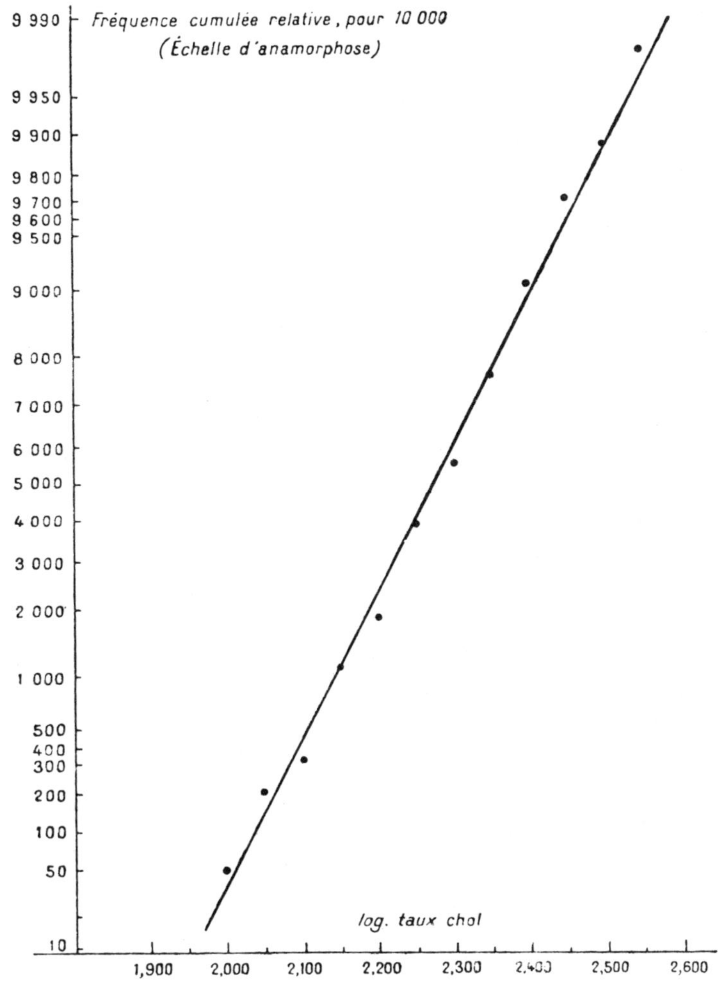

FIG. 28.

étalement vers la droite, et des variances croissant avec les moyennes d'un groupe à l'autre. Dans d'autres cas des considérations théoriques suggéreront d'autres changements de variable, de type $\log(x + a)$, ou $\sqrt{x}$, etc... Les tracés d'anamorphose donneront toujours de précieuses indications.

TABLEAU 66

Distribution de la cholestérolémie dans un groupe de sujets bien portants (dosage par la méthode de Grigaut).

66 A

variable x = taux de cholestérol (en cg)

x	Effectif	Effectif cumulé	Effectif cumulé relatif
90	2	2	0,0053
110	6	8	0,0213
130	11	19	0,0507
150	50	69	0,1840
170	79	148	0,3947
190	60	208	0,5547
210	58	266	0,7093
230	35	301	0,8027
250	39	340	0,9067
270	20	360	0,9600
290	7	367	0,9787
310	3	370	0,9867
330	2	372	0,9920
350	2	374	0,9973
370	0	374	0,9973
390	0	374	0,9973
410	0	374	0,9973
430	0	374	0,9973
450	1	375	1,0000
TOTAL	375		

66 B

variable $X = \log x$

X	Effectif	Effectif cumulé	Effectif cumulé relatif
1,975	2	2	0,0053
2,025	6	8	0,0213
2,075	4	12	0,0320
2,125	30	42	0,1123
2,175	27	69	0,1840
2,225	79	148	0,3947
2,275	60	208	0,5547
2,325	79	287	0,7653
2,375	53	340	0,9067
2,425	24	364	0,9707
2,475	6	370	0,9867
2,525	4	374	0,9973
2,575	0	374	0,9973
2,625	1	375	1,0000
TOTAL	375		

ANNEXE II

LA NOTION DE RISQUE EN STATISTIQUE

L'expression « risque d'erreur » est si parlante qu'elle conduit de la manière la plus constante à de fausses interprétations. Appuyer une conclusion d'un argument chiffré tel que $\alpha < 0{,}02$ donne au chercheur le sentiment qu'il a « 2 chances sur 100 de se tromper » et « 98 chances sur 100 de dire vrai ». Rien n'égale la force de ce sentiment, ni le contenu apparemment concret de ces phrases, si ce n'est la difficulté d'expliquer quel sens elles pourraient bien avoir.

Il apparaît donc nécessaire de préciser ce que le risque veut dire, et ce qu'il ne veut pas dire. Les pages qui suivent gagnent à être lues une première fois en complément au chapitre III; et à nouveau lorsque le lecteur, ayant terminé l'ouvrage, aura acquis une pratique plus courante des tests statistiques.

Nous reprendrons le problème posé au chapitre III. Il s'agit de savoir si un agent donné modifie la fréquence des cancers pour une variété de souris, pour laquelle ce taux est habituellement $p = 20\,\%$. On procède à une expérience sur, par exemple, 100 souris, qui conduit à une proportion observée p_0 d'animaux cancéreux. Il faut, au vu de ce résultat, dire si, pour les souris traitées, il est raisonnable de penser que la probabilité de cancer est encore 20 % (hypothèse nulle), ou si elle a une valeur différente (hypothèse alternative); en termes d'urnes, on se demande si un échantillon observé peut raisonnablement provenir d'une urne ayant 20 % de boules noires, ou si cette hypothèse doit être rejetée.

La démarche adoptée est tout à fait logique : partant du modèle que nous voulons tester (ici l'hypothèse $p = 20\,\%$), nous en évaluons les conséquences (le pourcentage observé doit fluctuer autour de 20 % selon une loi connue); puis nous étudions si le pourcentage observé entre dans la catégorie des conséquences possibles.

La difficulté fondamentale du problème, qui a été soulignée au chapitre III, est que les fluctuations autour de 20 % peuvent parfaitement mener à des pourcentages très écartés de 20 %, allant jusqu'à 0 % et 100 %. Cependant toutes les éventualités possibles ne sont pas également vraisemblables. C'est le rejet de situations peu vraisemblables qui constitue le principe essentiel du raisonnement; l'opération à laquelle il conduit, le « test statistique » a été exposée au chapitre III. Nous nous proposons d'y ajouter trois commentaires.

1) On pourrait d'abord penser, d'après ce qui précède, que le critère adopté serait la faible probabilité *du pourcentage observé* p_0. Cette démarche serait critiquable : tout pourcentage, individuellement, a une probabilité faible; même la probabilité d'obtenir 20 %, si elle est plus forte que les autres, reste faible; cette objection serait plus valable encore dans le cas des caractères quantitatifs, où la probabilité d'obtenir une valeur donnée est infiniment faible. Il est préférable de juger l'invraisemblance de la situation en distinguant deux zones; celle des pourcentages *proches* de 20 %, et celle des pourcentages *lointains*; le critère d'invraisemblance étant la présence du pourcentage dans la deuxième zone.

C'est bien ce qui est fait dans le test, en traçant *a priori* un intervalle autour de 20 % qui dicte la décision : l'hypothèse nulle est rejetée (si p_0 sort de l'intervalle), ou non (si p_0 reste dans l'intervalle).

Ainsi *le test est basé sur la faible probabilité, non de la valeur observée* p_0, *mais de sa présence dans une catégorie de valeurs fixée à l'avance : les pourcentages éloignés de p.*

2) Revenons à notre chercheur, et supposons-le préoccupé d'examiner toute une série d'agents. S'il utilise le test avec le seuil de 5 % :

— sur 100 agents inactifs, il conclura 5 fois environ à l'activité, commettant alors une erreur ;

— pour les agents actifs, ou il ne conclura pas, ou il conclura à l'activité : dans aucun cas il ne commettra d'erreur (au sens strict où ne pas conclure est un manque de puissance et non une erreur).

Ainsi, dans une série d'expériences au long cours, il se trompera 5 fois sur 100 agents inactifs, et moins de 5 fois en tout. L'écart à 5 % sera d'autant plus grand que le chercheur étudiera plus de produits actifs et moins de produits inactifs; rapport qui dépend de sa chance — et aussi de son « flair ». Si sa connaissance du problème l'amène à étudier surtout des agents actifs, son risque d'erreur sera beaucoup inférieur à 5 %.

Bien entendu, le problème est le même si le chercheur utilise le test à 5 %, non dans une série homogène d'expériences, mais dans un ensemble d'expériences différentes. Ainsi :

— *pour le chercheur qui utilise habituellement le seuil de 5 %, la probabilité de conclure à tort à une signification n'est pas 5 % : elle est égale à 5 % dans le sous-ensemble des problèmes où l'hypothèse nulle est vérifiée, et inférieure à 5 % dans l'ensemble des problèmes traités.*

3) Le risque d'erreur apparaît très clairement, dans ce qui précède, comme un pourcentage d'erreurs sur une série d'expériences. Le problème est plus

compliqué quand on se limite à une expérience isolée. Dans ce cas l'hypothèse nulle *est* vraie ou fausse, et selon la conclusion donnée, on se trompe ou on ne se trompe pas. On ne voit donc pas très bien comment définir le « risque d'erreur ».

Ce qu'on peut faire par contre est d'essayer de chiffrer le degré d'invraisemblance de l'hypothèse nulle, compte tenu des résultats observés. On utilise à cet effet un procédé *indirect*, qui consiste à calculer la probabilité d'obtenir sous l'hypothèse nulle, par les seules fluctuations d'échantillonnage, un écart égal *ou supérieur* (cf. commentaire 1) à celui qu'on a *observé*. C'est cette probabilité qu'on appelle le *degré de signification* (p. 40). Il est bien clair que *plus cette probabilité est petite, et plus on a de raisons de rejeter l'hypothèse nulle*. Cependant rien, dans le raisonnement fait, ne permet de dire qu'elle caractérise « la probabilité qu'a l'hypothèse nulle d'être vraie ».

Quant au procédé de calcul de cette probabilité, il est formellement très voisin du test statistique, mais il s'en distingue essentiellement par le fait qu'on ne détermine pas ici *a priori* un intervalle de rejet.

***

Les trois commentaires précédents peuvent être ainsi résumés :

Si on considère une expérience isolément, on ne peut pas attacher à la conclusion un risque d'erreur, mais seulement un degré d'invraisemblance de l'hypothèse nulle; c'est le « degré de signification », qui est la probabilité de rencontrer, sous l'hypothèse nulle, un écart égal ou supérieur à celui qu'on a observé.

Si on place l'expérience dans le cadre d'un ensemble d'expériences, on peut attacher à chaque conclusion un risque d'erreur; si le « seuil de signification » habituellement adopté est 5 %, le risque d'erreur, qui chiffre la fréquence des significations prononcées à tort, est inférieur ou au plus égal à 5 % sur l'ensemble des expériences.

On notera que si, pour l'expérience considérée isolément, le degré de signification est par exemple 1 pour mille, le risque d'erreur lorsqu'on la place dans une série d'expériences reste pour cette série le seuil adopté, soit habituellement 5 %.

TABLES

TABLE 1

Table de l'écart-réduit (loi normale) (*).

La table donne la probabilité α pour que l'écart-réduit égale ou dépasse, en valeur absolue, une valeur donnée ε, c'est-à-dire la probabilité extérieure à l'intervalle (— ε, + ε).

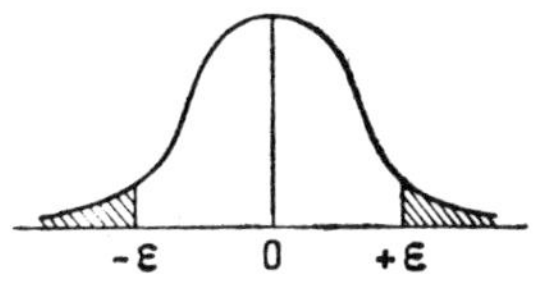

α	0,00	0,01	0,02	0,03	0,04	0,05	0,06	0,07	0,08	0,09
0,00	∞	2,576	2,326	2,170	2,054	1,960	1,881	1,812	1,751	1,695
0,10	1,645	1,598	1,555	1,514	1,476	1,440	1,405	1,372	1,341	1,311
0,20	1,282	1,254	1,227	1,200	1,175	1,150	1,126	1,103	1,080	1,058
0,30	1,036	1,015	0,994	0,974	0,954	0,935	0,915	0,896	0,878	0,860
0,40	0,842	0,824	0,806	0,789	0,772	0,755	0,739	0,722	0,706	0,690
0,50	0,674	0,659	0,643	0,628	0,613	0,598	0,583	0,568	0,553	0,539
0,60	0,524	0,510	0,496	0,482	0,468	0,454	0,440	0,426	0,412	0,399
0,70	0,385	0,372	0,358	0,345	0,332	0,319	0,305	0,292	0,279	0,266
0,80	0,253	0,240	0,228	0,215	0,202	0,189	0,176	0,164	0,151	0,138
0,90	0,126	0,113	0,100	0,088	0,075	0,063	0,050	0,038	0,025	0,013

La probabilité α s'obtient par addition des nombres inscrits en marge.

Exemple : pour $\varepsilon = 1{,}960$ la probabilité est $\alpha = 0{,}00 + 0{,}05 = 0{,}05$.

Table pour les petites valeurs de la probabilité.

α	0,001	0,000 1	0,000 01	0,000 001	0,000 000 1	0,000 000 01	0,000 000 001
ε	3,29053	3,89059	4,41717	4,89164	5,32672	5,73073	6,10941

(*) D'après Fisher et Yates, Statistical tables for biological, agricultural, and medical research (Oliver and Boyd, Edinburgh) avec l'aimable autorisation des auteurs et des éditeurs.

TABLE 2 A

Intervalle de confiance à 95 % d'un pourcentage(*).

Effectif de l'échantillon	Pourcentage observé									
	5 %	10 %	15 %	20 %	25 %	30 %	35 %	40 %	45 %	50 %
10		0-45	1-50	3-56	5-60	7-65	9-70	12-74	15-78	19-81
20	0-25	1-32	3-38	6-44	9-49	12-54	15-59	19-64	23-68	27-73
30	0-20	2-27	5-33	8-39	11-44	15-49	19-54	23-59	27-64	31-69
40	1-17	3-24	6-30	9-36	13-41	17-47	21-52	25-57	29-62	34-66
50	1-15	3-22	6-28	10-34	14-39	18-45	22-50	26-55	31-60	36-64
60	1-14	4-21	7-27	11-32	15-38	19-43	23-48	28-53	32-58	37-63
70	1-13	4-20	8-26	11-31	15-37	20-42	24-47	28-52	33-57	38-62
80	1-12	4-19	8-25	12-30	16-36	20-41	25-46	29-52	34-57	39-61
90	2-12	5-18	8-24	12-30	16-35	21-41	25-46	30-51	34-56	39-61
100	2-11	5-18	9-24	13-29	17-35	21-40	26-45	30-50	35-55	40-60
150	2-10	6-16	10-22	14-27	18-33	23-38	27-43	32-48	37-53	42-58
200	2-9	6-15	10-21	15-26	19-32	24-37	28-42	33-47	38-52	43-57
500	3-7	8-13	12-18	17-24	21-29	26-34	31-39	36-44	41-49	46-54
1 000	4-7	8-12	13-17	18-23	22-28	27-33	32-38	37-43	42-48	47-53
2 000	4-6	9-11	13-17	18-22	23-27	28-32	33-37	38-42	43-47	48-52

Exemple : sur 100 sujets, on a observé 10 cas positifs, soit $p_o = 10\ \%$. La table indique que le pourcentage théorique est compris dans l'intervalle 5 % — 18 % (au risque 5 %). Quand le pourcentage observé dépasse 50 %, il suffit de travailler sur le pourcentage complémentaire.

Les intervalles qui correspondent à des résultats impossibles (par exemple 15 % de cas positifs sur 10 cas) ne figurent que pour permettre des interpolations entre les lignes ou les colonnes.

(*) Données extraites des tables de Mainland, Herrera et Sutcliffe, Department of Medical Statistics, New York University College of Medicine, avec l'aimable autorisation des auteurs. Les intervalles correspondant à des résultats impossibles, qui ne figuraient pas dans ces tables, ont été calculés par interpolation.

TABLE 2 B

Intervalle de confiance à 99 % d'un pourcentage(*).

Effectif de l'échantillon	Pourcentage observé									
	5 %	10 %	15 %	20 %	25 %	30 %	35 %	40 %	45 %	50 %
10		0-54	1-60	1-65	2-69	4-74	6-77	8-81	10-84	13-87
20	0-32	1-39	2-45	4-51	6-56	8-61	11-66	15-70	18-74	22-78
30	0-25	1-32	3-38	5-44	8-50	11-55	15-60	19-65	22-69	26-74
40	0-21	2-28	4-35	7-41	10-46	13-51	17-57	21-61	25-66	29-71
50	0-19	2-26	5-32	8-38	11-44	15-49	19-54	23-59	27-64	32-68
60	1-17	3-24	5-30	9-36	12-42	16-47	20-52	24-57	29-62	33-67
70	1-16	3-23	6-29	9-35	13-40	17-46	21-51	25-56	30-61	34-66
80	1-15	3-22	6-28	10-34	14-39	18-45	22-50	26-55	31-60	35-65
90	1-14	4-21	7-27	10-33	14-38	18-44	23-49	27-54	32-59	36-64
100	1-14	4-20	7-26	11-32	15-38	19-43	23-48	28-53	32-58	37-63
150	2-12	5-18	8-24	12-30	16-35	21-41	25-46	30-51	35-56	39-61
200	2-10	5-17	9-23	13-28	18-34	22-39	27-44	31-49	36-54	41-59
500	3-8	7-14	11-20	16-25	20-30	25-36	30-41	34-46	39-51	44-56
1 000	3-7	8-13	12-18	17-23	22-29	26-34	31-39	36-44	41-49	46-54
2 000	4-6	8-12	13-17	18-22	23-28	27-33	32-38	37-43	42-48	47-53

Exemple : sur 100 sujets on a observé 10 cas positifs, soit $p_o = 10\%$. La table indique que le pourcentage théorique est compris dans l'intervalle 4 % — 20 % (au risque 1 %). Quand le pourcentage observé dépasse 50 %, il suffit de travailler sur le pourcentage complémentaire.

Les intervalles qui correspondent à des résultats impossibles (par exemple 15 % de cas positifs sur 10 cas) ne figurent que pour permettre des interpolations entre les lignes ou les colonnes.

(*) Données extraites des tables de Mainland, Herrera et Sutcliffe, Department of Medical statistics, New York University College of Medicine, avec l'aimable autorisation des auteurs. Les intervalles correspondant à des résultats impossibles, qui ne figuraient pas dans ces tables, ont été calculés par interpolation.

Table de χ^2 (*).

La table donne la probabilité α pour que χ^2 égale ou dépasse une valeur donnée, en fonction du nombre de degrés de liberté (d.d.l.).

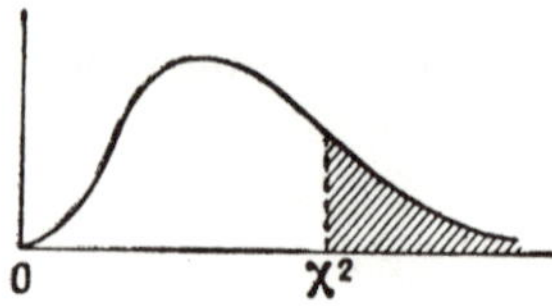

d.d.l. \ α	0,90	0,50	0,30	0,20	0,10	0,05	0,02	0,01	0,001
1	0,0158	0,455	1,074	1,642	2,706	3,841	5,412	6,635	10,827
2	0,211	1,386	2,408	3,219	4,605	5,991	7,824	9,210	13,815
3	0,584	2,366	3,665	4,642	6,251	7,815	9,837	11,345	16,266
4	1,064	3,357	4,878	5,989	7,779	9,488	11,668	13,277	18,467
5	1,610	4,351	6,064	7,289	9,236	11,070	13,388	15,086	20,515
6	2,204	5,348	7,231	8,558	10,645	12,592	15,033	16,812	22,457
7	2,833	6,346	8,383	9,803	12,017	14,067	16,622	18,475	24,322
8	3,490	7,344	9,524	11,030	13,362	15,507	18,168	20,090	26,125
9	4,168	8,343	10,656	12,242	14,684	16,919	19,679	21,666	27,877
10	4,865	9,342	11,781	13,442	15,987	18,307	21,161	23,209	29,588
11	5,578	10,341	12,899	14,631	17,275	19,675	22,618	24,725	31,264
12	6,304	11,340	14,011	15,812	18,549	21,026	24,054	26,217	32,909
13	7,042	12,340	15,119	16,985	19,812	22,362	25,472	27,688	34,528
14	7,790	13,339	16,222	18,151	21,064	23,685	26,873	29,141	36,123
15	8,547	14,339	17,322	19,311	22,307	24,996	28,259	30,578	37,697
16	9,312	15,338	18,418	20,465	23,542	26,296	29,633	32,000	39,252
17	10,085	16,338	19,511	21,615	24,769	27,587	30,995	33,409	40,790
18	10,865	17,338	20,601	22,760	25,989	28,869	32,346	34,805	42,312
19	11,651	18,338	21,689	23,900	27,204	30,144	33,687	36,191	43,820
20	12,443	19,337	22,775	25,038	28,412	31,410	35,020	37,566	45,315
21	13,240	20,337	23,858	26,171	29,615	32,671	36,343	38,932	46,797
22	14,041	21,337	24,939	27,301	30,813	33,924	37,659	40,289	48,268
23	14,848	22,337	26,018	28,429	32,007	35,172	38,968	41,638	49,728
24	15,659	23,337	27,096	29,553	33,196	36,415	40,270	42,980	51,179
25	16,473	24,337	28,172	30,675	34,382	37,652	41,566	44,314	52,620
26	17,292	25,336	29,246	31,795	35,563	38,885	42,856	45,642	54,052
27	18,114	26,336	30,319	32,912	36,741	40,113	44,140	46,963	55,476
28	18,939	27,336	31,391	34,027	37,916	41,337	45,419	48,278	56,893
29	19,768	28,336	32,461	35,139	39,087	42,557	46,693	49,588	58,302
30	20,599	29,336	33,530	36,250	40,256	43,773	47,962	50,892	59,703

Exemple : avec d.d.l. = 3, pour $\chi^2 = 0{,}584$ la probabilité est $\alpha = 0{,}90$.

Quand le nombre de degrés de liberté est élevé, $\sqrt{2\chi^2}$ est à peu près distribué normalement autour de $\sqrt{2\,(\text{d.d.l.}) - 1}$ avec une variance égale à 1.

(*) D'après Fisher et Yates, Statistical tables for biological, agricultural, and medical research (Oliver and Boyd, Edinburgh) avec l'aimable autorisation des auteurs et des éditeurs.

Table de t (*).

La table donne la probabilité α pour que t égale ou dépasse, en valeur absolue, une valeur donnée, en fonction du nombre de degrés de liberté (d.d.l.).

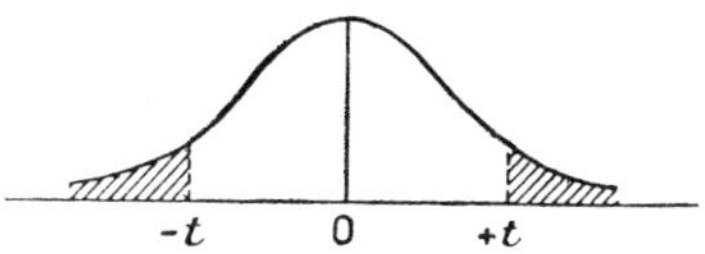

d.d.l. \ α	0,90	0,50	0,30	0,20	0,10	0,05	0,02	0,01	0,001
1	0,158	1,000	1,963	3,078	6,314	12,706	31,821	63,657	636,619
2	0,142	0,816	1,386	1,886	2,920	4,303	6,965	9,925	31,598
3	0,137	0,765	1,250	1,638	2,353	3,182	4,541	5,841	12,924
4	0,134	0,741	1,190	1,533	2,132	2,776	3,747	4,604	8,610
5	0,132	0,727	1,156	1,476	2,015	2,571	3,365	4,032	6,869
6	0,131	0,718	1,134	1,440	1,943	2,447	3,143	3,707	5,959
7	0,130	0,711	1,119	1,415	1,895	2,365	2,998	3,499	5,408
8	0,130	0,706	1,108	1,397	1,860	2,306	2,896	3,355	5,041
9	0,129	0,703	1,100	1,383	1,833	2,262	2,821	3,250	4,781
10	0,129	0,700	1,093	1,372	1,812	2,228	2,764	3,169	4,587
11	0,129	0,697	1,088	1,363	1,796	2,201	2,718	3,106	4,437
12	0,128	0,695	1,083	1,356	1,782	2,179	2,681	3,055	4,318
13	0,128	0,694	1,079	1,350	1,771	2,160	2,650	3,012	4,221
14	0,128	0,692	1,076	1,345	1,761	2,145	2,624	2,977	4,140
15	0,128	0,691	1,074	1,341	1,753	2,131	2,602	2,947	4,073
16	0,128	0,690	1,071	1,337	1,746	2,120	2,583	2,921	4,015
17	0,128	0,689	1,069	1,333	1,740	2,110	2,567	2,898	3,965
18	0,127	0,688	1,067	1,330	1,734	2,101	2,552	2,878	3,922
19	0,127	0,688	1,066	1,328	1,729	2,093	2,539	2,861	3,883
20	0,127	0,687	1,064	1,325	1,725	2,086	2,528	2,845	3,850
21	0,127	0,686	1,063	1,323	1,721	2,080	2,518	2,831	3,819
22	0,127	0,686	1,061	1,321	1,717	2,074	2,508	2,819	3,792
23	0,127	0,685	1,060	1,319	1,714	2,069	2,500	2,807	3,767
24	0,127	0,685	1,059	1,318	1,711	2,064	2,492	2,797	3,745
25	0,127	0,684	1,058	1,316	1,708	2,060	2,485	2,787	3,725
26	0,127	0,684	1,058	1,315	1,706	2,056	2,479	2,779	3,707
27	0,127	0,684	1,057	1,314	1,703	2,052	2,473	2,771	3,690
28	0,127	0,683	1,056	1,313	1,701	2,048	2,467	2,763	3,674
29	0,127	0,683	1,055	1,311	1,699	2,045	2,462	2,756	3,659
30	0,127	0,683	1,055	1,310	1,697	2,042	2,457	2,750	3,646
∞	0,126	0,674	1,036	1,282	1,645	1,960	2,326	2,576	3,291

Exemple : avec d.d.l. = 10, pour t = 2,228 la probabilité est α = 0,05.

(*) D'après Fisher et Yates, Statistical tables for biological, agricultural, and medical research (Oliver and Boyd, Edinburgh), avec l'aimable autorisation des auteurs et des éditeurs.

TABLE 5 A

Table de F (point 5 %) (*).

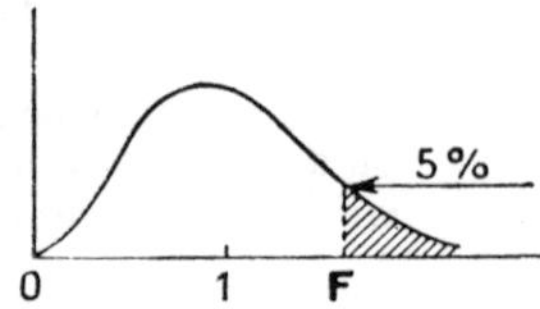

La table donne la limite supérieure de $F = \frac{s_A^2}{s_B^2}$, pour le risque 5 % (valeur ayant 5 chances sur 100 d'être égalée ou dépassée), en fonction des nombres de degrés de liberté l_A et l_B.

l_B \ l_A	1	2	3	4	5	6	7	8	9
1	161,4	199,5	215,7	224,6	230,2	234,0	236,8	238,9	240,5
2	18,51	19,00	19,16	19,25	19,30	19,33	19,35	19,37	19,38
3	10,13	9,55	9,28	9,12	9,01	8,94	8,89	8,85	8,81
4	7,71	6,94	6,59	6,39	6,26	6,16	6,09	6,04	6,00
5	6,61	5,79	5,41	5,19	5,05	4,95	4,88	4,82	4,77
6	5,99	5,14	4,76	4,53	4,39	4,28	4,21	4,15	4,10
7	5,59	4,74	4,35	4,12	3,97	3,87	3,79	3,73	3,68
8	5,32	4,46	4,07	3,84	3,69	3,58	3,50	3,44	3,39
9	5,12	4,26	3,86	3,63	3,48	3,37	3,29	3,23	3,18
10	4,96	4,10	3,71	3,48	3,33	3,22	3,14	3,07	3,02
11	4,84	3,98	3,59	3,36	3,20	3,09	3,01	2,95	2,90
12	4,75	3,89	3,49	3,26	3,11	3,00	2,91	2,85	2,80
13	4,67	3,81	3,41	3,18	3,03	2,92	2,83	2,77	2,71
14	4,60	3,74	3,34	3,11	2,96	2,85	2,76	2,70	2,65
15	4,54	3,68	3,29	3,06	2,90	2,79	2,71	2,64	2,59
16	4,49	3,63	3,24	3,01	2,85	2,74	2,66	2,59	2,54
17	4,45	3,59	3,20	2,96	2,81	2,70	2,61	2,55	2,49
18	4,41	3,55	3,16	2,93	2,77	2,66	2,58	2,51	2,46
19	4,38	3,52	3,13	2,90	2,74	2,63	2,54	2,48	2,42
20	4,35	3,49	3,10	2,87	2,71	2,60	2,51	2,45	2,39
21	4,32	3,47	3,07	2,84	2,68	2,57	2,49	2,42	2,37
22	4,30	3,44	3,05	2,82	2,66	2,55	2,46	2,40	2,34
23	4,28	3,42	3,03	2,80	2,64	2,53	2,44	2,37	2,32
24	4,26	3,40	3,01	2,78	2,62	2,51	2,42	2,36	2,30
25	4,24	3,39	2,99	2,76	2,60	2,49	2,40	2,34	2,28
26	4,23	3,37	2,98	2,74	2,59	2,47	2,39	2,32	2,27
27	4,21	3,35	2,96	2,73	2,57	2,46	2,37	2,31	2,25
28	4,20	3,34	2,95	2,71	2,56	2,45	2,36	2,29	2,24
29	4,18	3,33	2,93	2,70	2,55	2,43	2,35	2,28	2,22
30	4,17	3,32	2,92	2,69	2,53	2,42	2,33	2,27	2,21
40	4,08	3,23	2,84	2,61	2,45	2,34	2,25	2,18	2,12
60	4,00	3,15	2,76	2,53	2,37	2,25	2,17	2,10	2,04
120	3,92	3,07	2,68	2,45	2,29	2,17	2,09	2,02	1,96
∞	3,84	3,00	2,60	2,37	2,21	2,10	2,01	1,94	1,88

La valeur cherchée $F_{l_B}^{l_A}$ est lue à l'intersection de la colonne l_A et de la ligne l_B.

Exemple : pour les degrés de liberté $l_A = 6$, $l_B = 10$, la limite supérieure de F est $F_{10}^{6} = 3{,}22$.

(*) D'après E. S. Pearson et H. O. Hartley, Biometrika tables for statisticians, vol. 1, University Press, Cambridge, avec l'aimable autorisation des auteurs.

l_B \ l_A	10	12	15	20	24	30	40	60	120	∞
1	241,9	243,9	245,9	248,0	249,1	250,1	251,1	252,2	253,3	254,3
2	19,40	19,41	19,43	19,45	19,45	19,46	19,47	19,48	19,49	19,50
3	8,79	8,74	8,70	8,66	8,64	8,62	8,59	8,57	8,55	8,53
4	5,96	5,91	5,86	5,80	5,77	5,75	5,72	5,69	5,66	5,63
5	4,74	4,68	4,62	4,56	4,53	4,50	4,46	4,43	4,40	4,36
6	4,06	4,00	3,94	3,87	3,84	3,81	3,77	3,74	3,70	3,67
7	3,64	3,57	3,51	3,44	3,41	3,38	3,34	3,30	3,27	3,23
8	3,35	3,28	3,22	3,15	3,12	3,08	3,04	3,01	2,97	2,93
9	3,14	3,07	3,01	2,94	2,90	2,86	2,83	2,79	2,75	2,71
10	2,98	2,91	2,85	2,77	2,74	2,70	2,66	2,62	2,58	2,54
11	2,85	2,79	2,72	2,65	2,61	2,57	2,53	2,49	2,45	2,40
12	2,75	2,69	2,62	2,54	2,51	2,47	2,43	2,38	2,34	2,30
13	2,67	2,60	2,53	2,46	2,42	2,38	2,34	2,30	2,25	2,21
14	2,60	2,53	2,46	2,39	2,35	2,31	2,27	2,22	2,18	2,13
15	2,54	2,48	2,40	2,33	2,29	2,25	2,20	2,16	2,11	2,07
16	2,49	2,42	2,35	2,28	2,24	2,19	2,15	2,11	2,06	2,01
17	2,45	2,38	2,31	2,23	2,19	2,15	2,10	2,06	2,01	1,96
18	2,41	2,34	2,27	2,19	2,15	2,11	2,06	2,02	1,97	1,92
19	2,38	2,31	2,23	2,16	2,11	2,07	2,03	1,98	1,93	1,88
20	2,35	2,28	2,20	2,12	2,08	2,04	1,99	1,95	1,90	1,84
21	2,32	2,25	2,18	2,10	2,05	2,01	1,96	1,92	1,87	1,81
22	2,30	2,23	2,15	2,07	2,03	1,98	1,94	1,89	1,84	1,78
23	2,27	2,20	2,13	2,05	2,01	1,96	1,91	1,86	1,81	1,76
24	2,25	2,18	2,11	2,03	1,98	1,94	1,89	1,84	1,79	1,73
25	2,24	2,16	2,09	2,01	1,96	1,92	1,87	1,82	1,77	1,71
26	2,22	2,15	2,07	1,99	1,95	1,90	1,85	1,80	1,75	1,69
27	2,20	2,13	2,06	1,97	1,93	1,88	1,84	1,79	1,73	1,67
28	2,19	2,12	2,04	1,96	1,91	1,87	1,82	1,77	1,71	1,65
29	2,18	2,10	2,03	1,94	1,90	1,85	1,81	1,75	1,70	1,64
30	2,16	2,09	2,01	1,93	1,89	1,84	1,79	1,74	1,68	1,62
40	2,08	2,00	1,92	1,84	1,79	1,74	1,69	1,64	1,58	1,51
60	1,99	1,92	1,84	1,75	1,70	1,65	1,59	1,53	1,47	1,39
120	1,91	1,83	1,75	1,66	1,61	1,55	1,50	1,43	1,35	1,25
∞	1,83	1,75	1,67	1,57	1,52	1,46	1,39	1,32	1,22	1,00

TABLE 5 B

Table de F (point 2,5 %) (*)

La table donne la limite supérieure de $F = \frac{s_A^2}{s_B^2}$, pour le risque 2,5 % (valeur ayant 2,5 chances sur 100 d'être égalée ou dépassée), en fonction des nombres de degrés de liberté l_A et l_B.

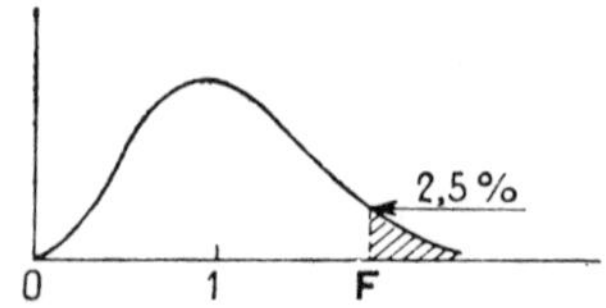

l_B \ l_A	1	2	3	4	5	6	7	8	9
1	647,8	799,5	864,2	899,6	921,8	937,1	948,2	956,7	963,3
2	38,51	39,00	39,17	39,25	39,30	39,33	39,36	39,37	39,39
3	17,44	16,04	15,44	15,10	14,88	14,73	14,62	14,54	14,47
4	12,22	10,65	9,98	9,60	9,36	9,20	9,07	8,98	8,90
5	10,01	8,43	7,76	7,39	7,15	6,98	6,85	6,76	6,68
6	8,81	7,26	6,60	6,23	5,99	5,82	5,70	5,60	5,52
7	8,07	6,54	5,89	5,52	5,29	5,12	4,99	4,90	4,82
8	7,57	6,06	5,42	5,05	4,82	4,65	4,53	4,43	4,36
9	7,21	5,71	5,08	4,72	4,48	4,32	4,20	4,10	4,03
10	6,94	5,46	4,83	4,47	4,24	4,07	3,95	3,85	3,78
11	6,72	5,26	4,63	4,28	4,04	3,88	3,76	3,66	3,59
12	6,55	5,10	4,47	4,12	3,89	3,73	3,61	3,51	3,44
13	6,41	4,97	4,35	4,00	3,77	3,60	3,48	3,39	3,31
14	6,30	4,86	4,24	3,89	3,66	3,50	3,38	3,29	3,21
15	6,20	4,77	4,15	3,80	3,58	3,41	3,29	3,20	3,12
16	6,12	4,69	4,08	3,73	3,50	3,34	3,22	3,12	3,05
17	6,04	4,62	4,01	3,66	3,44	3,28	3,16	3,06	2,98
18	5,98	4,56	3,95	3,61	3,38	3,22	3,10	3,01	2,93
19	5,92	4,51	3,90	3,56	3,33	3,17	3,05	2,96	2,88
20	5,87	4,46	3,86	3,51	3,29	3,13	3,01	2,91	2,84
21	5,83	4,42	3,82	3,48	3,25	3,09	2,97	2,87	2,80
22	5,79	4,38	3,78	3,44	3,22	3,05	2,93	2,84	2,76
23	5,75	4,35	3,75	3,41	3,18	3,02	2,90	2,81	2,73
24	5,72	4,32	3,72	3,38	3,15	2,99	2,87	2,78	2,70
25	5,69	4,29	3,69	3,35	3,13	2,97	2,85	2,75	2,68
26	5,66	4,27	3,67	3,33	3,10	2,94	2,82	2,73	2,65
27	5,63	4,24	3,65	3,31	3,08	2,92	2,80	2,71	2,63
28	5,61	4,22	3,63	3,29	3,06	2,90	2,78	2,69	2,61
29	5,59	4,20	3,61	3,27	3,04	2,88	2,76	2,67	2,59
30	5,57	4,18	3,59	3,25	3,03	2,87	2,75	2,65	2,57
40	5,42	4,05	3,46	3,13	2,90	2,74	2,62	2,53	2,45
60	5,29	3,93	3,34	3,01	2,79	2,63	2,51	2,41	2,33
120	5,15	3,80	3,23	2,89	2,67	2,52	2,39	2,30	2,22
∞	5,02	3,69	3,12	2,79	2,57	2,41	2,29	2,19	2,11

La valeur cherchée $F_{l_B}^{l_A}$ est lue à l'intersection de la colonne l_A et de la ligne l_B.

Exemple : pour les degrés de liberté $l_A = 6$, $l_B = 10$, la limite supérieure de F est $F_{10}^{6} = 4{,}07$.

(*) D'après E. S. Pearson et H. O. Hartley, Biometrika tables for statisticians, vol. 1, University Press, Cambridge, avec l'aimable autorisation des auteurs.

l_B \ l_A	10	12	15	20	24	30	40	60	120	∞
1	968,6	976,7	984,9	993,1	997,2	1001	1006	1010	1014	1018
2	39,40	39,41	39,43	39,45	39,46	39,46	39,47	39,48	39,49	39,50
3	14,42	14,34	14,25	14,17	14,12	14,08	14,04	13,99	13,95	13,90
4	8,84	8,75	8,66	8,56	8,51	8,46	8,41	8,36	8,31	8,26
5	6,62	6,52	6,43	6,33	6,28	6,23	6,18	6,12	6,07	6,02
6	5,46	5,37	5,27	5,17	5,12	5,07	5,01	4,96	4,90	4,85
7	4,76	4,67	4,57	4,47	4,42	4,36	4,31	4,25	4,20	4,14
8	4,30	4,20	4,10	4,00	3,95	3,89	3,84	3,78	3,73	3,67
9	3,96	3,87	3,77	3,67	3,61	3,56	3,51	3,45	3,39	3,33
10	3,72	3,62	3,52	3,42	3,37	3,31	3,26	3,20	3,14	3,08
11	3,53	3,43	3,33	3,23	3,17	3,12	3,06	3,00	2,94	2,88
12	3,37	3,28	3,18	3,07	3,02	2,96	2,91	2,85	2,79	2,72
13	3,25	3,15	3,05	2,95	2,89	2,84	2,78	2,72	2,66	2,60
14	3,15	3,05	2,95	2,84	2,79	2,73	2,67	2,61	2,55	2,49
15	3,06	2,96	2,86	2,76	2,70	2,64	2,59	2,52	2,46	2,40
16	2,99	2,89	2,79	2,68	2,63	2,57	2,51	2,45	2,38	2,32
17	2,92	2,82	2,72	2,62	2,56	2,50	2,44	2,38	2,32	2,25
18	2,87	2,77	2,67	2,56	2,50	2,44	2,38	2,32	2,26	2,19
19	2,82	2,72	2,62	2,51	2,45	2,39	2,33	2,27	2,20	2,13
20	2,77	2,68	2,57	2,46	2,41	2,35	2,29	2,22	2,16	2,09
21	2,73	2,64	2,53	2,42	2,37	2,31	2,25	2,18	2,11	2,04
22	2,70	2,60	2,50	2,39	2,33	2,27	2,21	2,14	2,08	2,00
23	2,67	2,57	2,47	2,36	2,30	2,24	2,18	2,11	2,04	1,97
24	2,64	2,54	2,44	2,33	2,27	2,21	2,15	2,08	2,01	1,94
25	2,61	2,51	2,41	2,30	2,24	2,18	2,12	2,05	1,98	1,91
26	2,59	2,49	2,39	2,28	2,22	2,16	2,09	2,03	1,95	1,88
27	2,57	2,47	2,36	2,25	2,19	2,13	2,07	2,00	1,93	1,85
28	2,55	2,45	2,34	2,23	2,17	2,11	2,05	1,98	1,91	1,83
29	2,53	2,43	2,32	2,21	2,15	2,09	2,03	1,96	1,89	1,81
30	2,51	2,41	2,31	2,20	2,14	2,07	2,01	1,94	1,87	1,79
40	2,39	2,29	2,18	2,07	2,01	1,94	1,88	1,80	1,72	1,64
60	2,27	2,17	2,06	1,94	1,88	1,82	1,74	1,67	1,58	1,48
120	2,16	2,05	1,94	1,82	1,76	1,69	1,61	1,53	1,43	1,31
∞	2,05	1,94	1,83	1,71	1,64	1,57	1,48	1,39	1,27	1,00

TABLE 5 C

Table de F (point 1 %) (*)

La table donne la limite supérieure de $F = \frac{s_A^2}{s_B^2}$, pour le risque 1 % (valeur ayant 1 chance sur 100 d'être égalée ou dépassée), en fonction des nombres de degrés de liberté l_A et l_B.

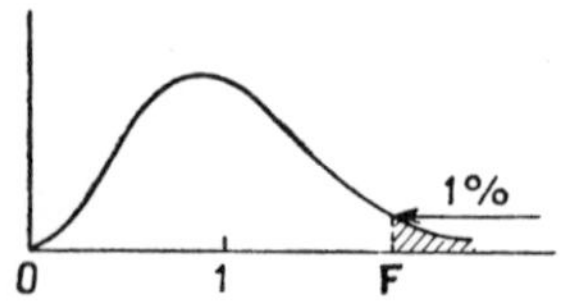

l_B \ l_A	1	2	3	4	5	6	7	8	9
1	4052	4999,5	5403	5625	5764	5859	5928	5982	6022
2	98,50	99,00	99,17	99,25	99,30	99,33	99,36	99,37	99,39
3	34,12	30,82	29,46	28,71	28,24	27,91	27,67	27,49	27,35
4	21,20	18,00	16,69	15,98	15,52	15,21	14,98	14,80	14,66
5	16,26	13,27	12,06	11,39	10,97	10,67	10,46	10,29	10,16
6	13,75	10,92	9,78	9,15	8,75	8,47	8,26	8,10	7,98
7	12,25	9,55	8,45	7,85	7,46	7,19	6,99	6,84	6,72
8	11,26	8,65	7,59	7,01	6,63	6,37	6,18	6,03	5,91
9	10,56	8,02	6,99	6,42	6,06	5,80	5,61	5,47	5,35
10	10,04	7,56	6,55	5,99	5,64	5,39	5,20	5,06	4,94
11	9,65	7,21	6,22	5,67	5,32	5,07	4,89	4,74	4,63
12	9,33	6,93	5,95	5,41	5,06	4,82	4,64	4,50	4,39
13	9,07	6,70	5,74	5,21	4,86	4,62	4,44	4,30	4,19
14	8,86	6,51	5,56	5,04	4,69	4,46	4,28	4,14	4,03
15	8,68	6,36	5,42	4,89	4,56	4,32	4,14	4,00	3,89
16	8,53	6,23	5,29	4,77	4,44	4,20	4,03	3,89	3,78
17	8,40	6,11	5,18	4,67	4,34	4,10	3,93	3,79	3,68
18	8,29	6,01	5,09	4,58	4,25	4,01	3,84	3,71	3,60
19	8,18	5,93	5,01	4,50	4,17	3,94	3,77	3,63	3,52
20	8,10	5,85	4,94	4,43	4,10	3,87	3,70	3,56	3,46
21	8,02	5,78	4,87	4,37	4,04	3,81	3,64	3,51	3,40
22	7,95	5,72	4,82	4,31	3,99	3,76	3,59	3,45	3,35
23	7,88	5,66	4,76	4,26	3,94	3,71	3,54	3,41	3,30
24	7,82	5,61	4,72	4,22	3,90	3,67	3,50	3,36	3,26
25	7,77	5,57	4,68	4,18	3,85	3,63	3,46	3,32	3,22
26	7,72	5,53	4,64	4,14	3,82	3,59	3,42	3,29	3,18
27	7,68	5,49	4,60	4,11	3,78	3,56	3,39	3,26	3,15
28	7,64	5,45	4,57	4,07	3,75	3,53	3,36	3,23	3,12
29	7,60	5,42	4,54	4,04	3,73	3,50	3,33	3,20	3,09
30	7,56	5,39	4,51	4,02	3,70	3,47	3,30	3,17	3,07
40	7,31	5,18	4,31	3,83	3,51	3,29	3,12	2,99	2,89
60	7,08	4,98	4,13	3,65	3,34	3,12	2,95	2,82	2,72
120	6,85	4,79	3,95	3,48	3,17	2,96	2,79	2,66	2,56
∞	6,63	4,61	3,78	3,32	3,02	2,80	2,64	2,51	2,41

La valeur cherchée $F_{l_B}^{l_A}$ est lue à l'intersection de la colonne l_A et de la ligne l_B.

Exemple : pour les degrés de liberté $l_A = 6$, $l_B = 10$, la limite supérieure de F est $F_{10}^{6} = 5{,}39$.

(*) D'après E. S. Pearson et H. O. Hartley, Biometrika tables for statisticians, vol. 1, University Press, Cambridge, avec l'aimable autorisation des auteurs.

l_B \ l_A	10	12	15	20	24	30	40	60	120	∞
1	6056	6106	6157	6209	6235	6261	6287	6313	6339	6366
2	99,40	99,42	99,43	99,45	99,46	99,47	99,47	99,48	99,49	99,50
3	27,23	27,05	26,87	26,69	26,60	26,50	26,41	26,32	26,22	26,13
4	14,55	14,37	14,20	14,02	13,93	13,84	13,75	13,65	13,56	13,46
5	10,05	9,89	9,72	9,55	9,47	9,38	9,29	9,20	9,11	9,02
6	7,87	7,72	7,56	7,40	7,31	7,23	7,14	7,06	6,97	6,88
7	6,62	6,47	6,31	6,16	6,07	5,99	5,91	5,82	5,74	5,65
8	5,81	5,67	5,52	5,36	5,28	5,20	5,12	5,03	4,95	4,86
9	5,26	5,11	4,96	4,81	4,73	4,65	4,57	4,48	4,40	4,31
10	4,85	4,71	4,56	4,41	4,33	4,25	4,17	4,08	4,00	3,91
11	4,54	4,40	4,25	4,10	4,02	3,94	3,86	3,78	3,69	3,60
12	4,30	4,16	4,01	3,86	3,78	3,70	3,62	3.54	3,45	3,36
13	4,10	3,96	3,82	3,66	3,59	3,51	3,43	3,34	3,25	3,17
14	3,94	3,80	3,66	3,51	3,43	3,35	3,27	3,18	3,09	3,00
15	3,80	3,67	3,52	3,37	3,29	3,21	3,13	3,05	2,96	2,87
16	3,69	3,55	3,41	3,26	3,18	3,10	3,02	2,93	2,84	2,75
17	3,59	3,46	3,31	3,16	3,08	3,00	2,92	2,83	2,75	2,65
18	3,51	3,37	3,23	3,08	3,00	2,92	2,84	2,75	2,66	2,57
19	3,43	3,30	3,15	3,00	2 92	2,84	2,76	2,67	2,58	2,49
20	3,37	3,23	3,09	2,94	2,86	2,78	2,69	2,61	2,52	2,42
21	3,31	3,17	3,03	2,88	2,80	2,72	2,64	2,55	2,46	2,36
22	3,26	3,12	2,98	2,83	2,75	2,67	2,58	2,50	2,40	2 31
23	3,21	3,07	2,93	2,78	2,70	2,62	2,54	2,45	2,35	2,26
24	3,17	3,03	2,89	2,74	2,66	2,58	2,49	2,40	2,31	2,21
25	3,13	2,99	2,85	2,70	2,62	2,54	2,45	2,36	2,27	2,17
26	3,09	2,96	2,81	2,66	2,58	2,50	2,42	2,33	2,23	2,13
27	3,06	2,93	2,78	2,63	2,55	2,47	2,38	2,29	2,20	2,10
28	3,03	2,90	2,75	2,60	2,52	2,44	2,35	2,26	2,17	2,06
29	3,00	2,87	2,73	2,57	2,49	2,41	2,33	2,23	2,14	2,03
30	2,98	2,84	2,70	2,55	2,47	2,39	2,30	2,21	2,11	2,01
40	2,80	2,66	2,52	2,37	2,29	2,20	2,11	2,02	1,92	1,80
60	2,63	2,50	2,35	2,20	2,12	2,03	1,94	1,84	1,73	1,60
120	2,47	2,34	2,19	2,03	1,95	1,86	1,76	1,66	1,53	1,38
∞	2,32	2,18	2,04	1,88	1,79	1,70	1,59	1,47	1,32	1,00

TABLE 5 D

Table de F (point 1 ‰) (*)

La table donne la limite supérieure de $F = \frac{s_A^2}{s_B^2}$, pour le risque 1 ‰ (valeur ayant 1 chance sur 1 000 d'être égalée ou dépassée), en fonction des nombres de degrés de liberté l_A et l_B.

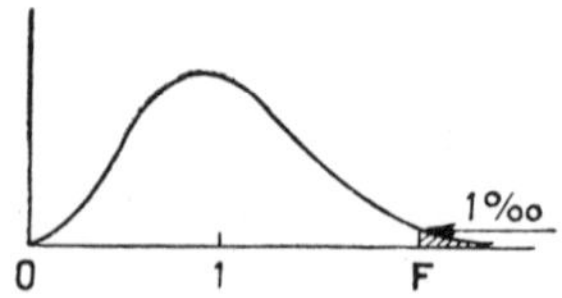

l_B \ l_A	1	2	3	4	5	6	7	8	9
1	4053**	5000**	5404**	5625**	5764**	5859**	5929**	5981**	6023**
2	998,5	999,0	999,2	999,2	999,3	999,3	999,4	999,4	999,4
3	167,0	148,5	141,1	137,1	134,6	132,8	131,6	130,6	129,9
4	74,14	61,25	56,18	53,44	51,71	50,53	49,66	49,00	48,47
5	47,18	37,12	33,20	31,09	29,75	28,84	28,16	27,64	27,24
6	35,51	27,00	23,70	21,92	20,81	20,03	19,46	19,03	18,69
7	29,25	21,69	18,77	17,19	16,21	15,52	15,02	14,63	14,33
8	25,42	18,49	15,83	14,39	13,49	12,86	12,40	12,04	11,77
9	22,86	16,39	13,90	12,56	11,71	11,13	10,70	10,37	10,11
10	21,04	14,91	12,55	11,28	10,48	9,92	9,52	9,20	8,96
11	19,69	13,81	11,56	10,35	9,58	9,05	8,66	8,35	8,12
12	18,64	12,97	10,80	9,63	8,89	8,38	8,00	7,71	7,48
13	17,81	12,31	10,21	9,07	8,35	7,86	7,49	7,21	6,98
14	17,14	11,78	9,73	8,62	7,92	7,43	7,08	6,80	6,58
15	16,59	11,34	9,34	8,25	7,57	7,09	6,74	6,47	6,26
16	16,12	10,97	9,00	7,94	7,27	6,81	6,46	6,19	5,98
17	15,72	10,66	8,73	7,68	7,02	6,56	6,22	5,96	5,75
18	15,38	10,39	8,49	7,46	6,81	6,35	6,02	5,76	5,56
19	15,08	10,16	8,28	7,26	6,62	6,18	5,85	5,59	5,39
20	14,82	9,95	8,10	7,10	6,46	6,02	5,69	5,44	5,24
21	14,59	9,77	7,94	6,95	6,32	5,88	5,56	5,31	5,11
22	14,38	9,61	7,80	6,81	6,19	5,76	5,44	5,19	4,99
23	14,19	9,47	7,67	6,69	6,08	5,65	5,33	5,09	4,89
24	14,03	9,34	7,55	6,59	5,98	5,55	5,23	4,99	4,80
25	13,88	9,22	7,45	6,49	5,88	5,46	5,15	4,91	4,71
26	13,74	9,12	7,36	6,41	5,80	5,38	5,07	4,83	4,64
27	13,61	9,02	7,27	6,33	5,73	5,31	5,00	4,76	4,57
28	13,50	8,93	7,19	6,25	5,66	5,24	4,93	4,69	4,50
29	13,39	8,85	7,12	6,19	5,59	5,18	4,87	4,64	4,45
30	13,29	8,77	7,05	6,12	5,53	5,12	4,82	4,58	4,39
40	12,61	8,25	6,60	5,70	5,13	4,73	4,44	4,21	4,02
60	11,97	7,76	6,17	5,31	4,76	4,37	4,09	3,87	3,69
120	11,38	7,32	5,79	4,95	4,42	4,04	3,77	3,55	3,38
∞	10,83	6,91	5,42	4,62	4,10	3,74	3,47	3,27	3,10

La valeur recherchée $F_{l_B}^{l_A}$ est lue à l'intersection de la colonne l_A et de la ligne l_B.

Exemple : pour les degrés de liberté $l_A = 6$, $l_B = 10$, la limite supérieure de F est $F_{10}^{6} = 9{,}92$.

(*) D'après E. S. Pearson et H. O. Hartley, Biometrika tables for statisticians, vol. 1, University Press, Cambridge, avec l'aimable autorisation des auteurs [Table basée sur les sources suivantes : Colcord et Deming (1935), Fisher et Yates (1953, table V), Norton (1952)].

(**) Nombres à multiplier par 100.

l_B \ l_A	10	12	15	20	24	30	40	60	120	∞
1	6056**	6107**	6158**	6209**	6235**	6261**	6287**	6313**	6340**	6366**
2	999,4	999,4	999,4	999,4	999,5	999,5	999,5	999,5	999,5	999,5
3	129,2	128,3	127,4	126,4	125,9	125,4	125,0	124,5	124,0	123,5
4	48,05	47,41	46,76	46,10	45,77	45,43	45,09	44,75	44,40	44,05
5	26,92	26,42	25,91	25,39	25,14	24,87	24,60	24,33	24,06	23,79
6	18,41	17,99	17,56	17,12	16,89	16,67	16,44	16,21	15,99	15,75
7	14,08	13,71	13,32	12,93	12,73	12,53	12,33	12,12	11,91	11,70
8	11,54	11,19	10,84	10,48	10,30	10,11	9,92	9,73	9,53	9,33
9	9,89	9,57	9,24	8,90	8,72	8,55	8,37	8,19	8,00	7,81
10	8,75	8,45	8,13	7,80	7,64	7,47	7,30	7,12	6,94	6,76
11	7,92	7,63	7,32	7,01	6,85	6,68	6,52	6,35	6,17	6,00
12	7,29	7,00	6,71	6,40	6,25	6,09	5,93	5,76	5,59	5,42
13	6,80	6,52	6,23	5,93	5,78	5,63	5,47	5,30	5,14	4,97
14	6,40	6,13	5,85	5,56	5,41	5,25	5,10	4,94	4,77	4,60
15	6,08	5,81	5,54	5,25	5,10	4,95	4,80	4,64	4,47	4,31
16	5,81	5,55	5,27	4,99	4,85	4,70	4,54	4,39	4,23	4,06
17	5,58	5,32	5,05	4,78	4,63	4,48	4,33	4,18	4,02	3,85
18	5,39	5,13	4,87	4,59	4,45	4,30	4,15	4,00	3,84	3,67
19	5,22	4,97	4,70	4,43	4,29	4,14	3,99	3,84	3,68	3,51
20	5,08	4,82	4,56	4,29	4,15	4,00	3,86	3,70	3,54	3,38
21	4,95	4,70	4,44	4,17	4,03	3,88	3,74	3,58	3,42	3,26
22	4,83	4,58	4,33	4,06	3,92	3,78	3,63	3,48	3,32	3,15
23	4,73	4,48	4,23	3,96	3,82	3,68	3,53	3,38	3,22	3,05
24	4,64	4,39	4,14	3,87	3,74	3,59	3,45	3,29	3,14	2,97
25	4,56	4,31	4,06	3,79	3,66	3,52	3,37	3,22	3,06	2,89
26	4,48	4,24	3,99	3,72	3,59	3,44	3,30	3,15	2,99	2,82
27	4,41	4,17	3,92	3,66	3,52	3,38	3,23	3,08	2,92	2,75
28	4,35	4,11	3,86	3,60	3,46	3,32	3,18	3,02	2,86	2,69
29	4,29	4,05	3,80	3,54	3,41	3,27	3,12	2,97	2,81	2,64
30	4,24	4,00	3,75	3,49	3,36	3,22	3,07	2,92	2,76	2,59
40	3,87	3,64	3,40	3,15	3,01	2,87	2,73	2,57	2,41	2,23
60	3,54	3,31	3,08	2,83	2,69	2,55	2,41	2,25	2,08	1,89
120	3,24	3,02	2,78	2,53	2,40	2,26	2,11	1,95	1,76	1,54
∞	2,96	2,74	2,51	2,27	2,13	1,99	1,84	1,66	1,45	1,00

Table du coefficient de corrélation (*)

La table indique la probabilité α pour que le coefficient de corrélation égale ou dépasse, en valeur absolue, une valeur donnée r, c'est-à-dire la probabilité extérieure à l'intervalle $(-r, +r)$, en fonction du nombre de degrés de liberté (d.d.l.).

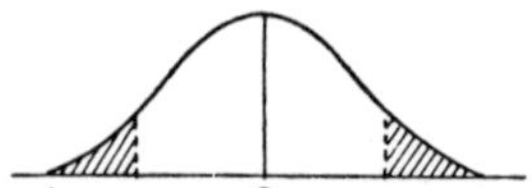

d.d.l. \ α	0,10	0,05	0,02	0,01
1	0,9877	0,9969	0,9995	0,9999
2	0,9000	0,9500	0,9800	0,9900
3	0,8054	0,8783	0,9343	0,9587
4	0,7293	0,8114	0,8822	0,9172
5	0,6694	0,7545	0,8329	0,8745
6	0,6215	0,7067	0,7887	0,8343
7	0,5822	0,6664	0,7498	0,7977
8	0,5494	0,6319	0,7155	0,7646
9	0,5214	0,6021	0,6851	0,7348
10	0,4973	0,5760	0,6581	0,7079
11	0,4762	0,5529	0,6339	0,6835
12	0,4575	0,5324	0,6120	0,6614
13	0,4409	0,5139	0,5923	0,6411
14	0,4259	0,4973	0,5742	0,6226
15	0,4124	0,4821	0,5577	0,6055
16	0,4000	0,4683	0,5425	0,5897
17	0,3887	0,4555	0,5285	0,5751
18	0,3783	0,4438	0,5155	0,5614
19	0,3687	0,4329	0,5034	0,5487
20	0,3598	0,4227	0,4921	0,5368
25	0,3233	0,3809	0,4451	0,4869
30	0,2960	0,3494	0,4093	0,4487
35	0,2746	0,3246	0,3810	0,4182
40	0,2573	0,3044	0,3578	0,3932
45	0,2428	0,2875	0,3384	0,3721
50	0,2306	0,2732	0,3218	0,3541
60	0,2108	0,2500	0,2948	0,3248
70	0,1954	0,2319	0,2737	0,3017
80	0,1829	0,2172	0,2565	0,2830
90	0,1726	0,2050	0,2422	0,2673
100	0,1638	0,1946	0,2301	0,2540

Exemple : avec d.d.l. = 30, pour $r = 0{,}3494$ la probabilité est $\alpha = 0{,}05$.

(*) D'après Fisher et Yates, Statistical tables for biological, agricultural and medical research (Oliver and Boyd, Edinburgh), avec l'aimable autorisation des auteurs et des éditeurs.

TABLE 7

Relation entre l'étendue et l'écart-type *(distribution normale)* (*).

La table indique par quel facteur il faut multiplier l'étendue pour avoir une estimation de l'écart-type, en fonction du nombre de sujets.

Nombre de sujets	Facteur de multiplication
2	0,886
3	0,591
4	0,486
5	0,430
6	0,395
7	0,370
8	0,351
9	0,337
10	0,325
11	0,315
12	0,307
13	0,300
14	0,294
15	0,288
20	0,268
50	0,222
100	0,199
200	0,182
300	0,174
400	0,168
500	0,165
600	0,162
700	0,159
800	0,157
900	0,156
1 000	0,154

Exemple : si pour un échantillon de 100 sujets l'écart entre la plus petite et la plus grande valeur est 10, on peut estimer l'écart-type par le produit $0{,}199 \times 10 = 1{,}99$.

(*) D'après E. S. Pearson et H. O. Hartley, Biometrika tables for statisticians, vol. 1, table 27, University Press, Cambridge, avec l'aimable autorisation des auteurs.

TABLE 8 A

Test de Mann et Whitney. Table de U, pour $\alpha \leqslant 5\,\%$ (*).

La table donne la limite inférieure de U, U étant la plus petite des deux valeurs U_{xy} ou U_{yx}; n_1 et n_2 sont les effectifs des deux séries, n_1 étant le plus petit. Le symbole — veut dire que la différence n'est jamais significative (au seuil 5 %).

$n_2 - n_1$	n_1																			
	1	2	3	4	5	6	7	8	9	10	11	12	13	14	15	16	17	18	19	20
0	—	—	—	0	2	5	8	13	17	23	30	37	45	55	64	75	87	99	113	127
1	—	—	—	1	3	6	10	15	20	26	33	41	50	59	70	81	93	106	119	
2	—	—	0	2	5	8	12	17	23	29	37	45	54	64	75	86	99	112		
3	—	—	1	3	6	10	14	19	26	33	40	49	59	69	80	92	105			
4	—	—	1	4	7	11	16	22	28	36	44	53	63	74	85	98				
5	—	—	2	4	8	13	18	24	31	39	47	57	67	78	90					
6	—	0	2	5	9	14	20	26	34	42	51	61	72	83						
7	—	0	3	6	11	16	22	29	37	45	55	65	76							
8	—	0	3	7	12	17	24	31	39	48	58	69								
9	—	0	4	8	13	19	26	34	42	52	62									
10	—	1	4	9	14	21	28	36	45	55										
11	—	1	5	10	15	22	30	38	48											
12	—	1	5	11	17	24	32	41	50											
13	—	1	6	11	18	25	34	43												
14	—	1	6	12	19	27	36	45												
15	—	2	7	13	20	29	38													
16	—	2	7	14	22	30	40													
17	—	2	8	15	23	32														
18	—	2	8	16	24	33														
19	—	3	9	17	25															
20	—	3	9	17	27															
21	—	3	10	18																
22	—	3	10	19																
23	—	3	11																	
24	—	4	11																	
25	—	4																		
26	—	4																		

Exemple : Pour $n_1 = 5$, $n_2 - n_1 = 1$, ($n_2 = 6$), la différence est significative, avec un risque $\alpha \leqslant 5\,\%$, dès que $U \leqslant 3$.

(*) D'après JACOBSON, J. E., *Journ. of the Amer. Stat. Ass.*, 1963, 1086.

TABLE 8 B

Test de Mann et Whitney. Table de U, pour $\alpha \leqslant 1\,\%$ (*).

La table donne la limite inférieure de U, U étant la plus petite des deux valeurs U_{xy} ou U_{yx}; n_1 et n_2 sont les effectifs des deux séries, n_1 étant le plus petit. Le symbole — veut dire que la différence n'est jamais significative (au seuil 1 %).

$n_2 - n_1$	n_1																			
	1	2	3	4	5	6	7	8	9	10	11	12	13	14	15	16	17	18	19	20
0	—	—	—	—	0	2	4	7	11	16	21	27	34	42	51	60	70	81	93	105
1	—	—	—	—	1	3	6	9	13	18	24	31	38	46	55	65	75	87	99	
2	—	—	—	0	1	4	7	11	16	21	27	34	42	50	60	70	81	92		
3	—	—	—	0	2	5	9	13	18	24	30	37	45	54	64	74	86			
4	—	—	—	1	3	6	10	15	20	26	33	41	49	58	69	79				
5	—	—	—	1	4	7	12	17	22	29	36	44	53	63	73					
6	—	—	0	2	5	9	13	18	24	31	39	47	57	67						
7	—	—	0	2	6	10	15	20	27	34	42	51	60							
8	—	—	0	3	7	11	16	22	29	37	45	54								
9	—	—	1	3	7	12	18	24	31	39	48									
10	—	—	1	4	8	13	19	26	33	42										
11	—	—	1	5	9	15	21	28	36											
12	—	—	2	5	10	16	22	30	38											
13	—	—	2	6	11	17	24	32												
14	—	—	2	6	12	18	25	34												
15	—	—	2	7	13	19	27													
16	—	—	3	8	14	21	29													
17	—	0	3	8	14	22														
18	—	0	3	9	15	23														
19	—	0	4	9	16															
20	—	0	4	10	17															
21	—	0	4	10																
22	—	0	5	11																
23	—	0	5																	
24	—	0	5																	
25	—	1																		
26	—	1																		

Exemple : Pour $n_1 = 5$, $n_2 - n_1 = 1$ (n_2, $= 6$), la différence est significative, avec un risque $\alpha \leqslant 1\,\%$, dès que $U \leqslant 1$.

(*) D'après JACOBSON, J. E., *Journ. of the Amer. Stat. Ass.*, 1963, 1086.

TABLE 9

Test C_1 de Fisher-Yates-Terry.

9A. — Valeurs moyennes Z des observations ordonnées extraites d'une loi normale réduite, pour un nombre total N d'observations (*). Les valeurs inscrites doivent être précédées du signe moins; les valeurs omises sont positives, et se déduisent par symétrie de celles placées au-dessus; par exemple, pour la colonne $N = 7$, les 7 valeurs sont, du rang 1 au rang 7 : $-$ 1,35 $-$ 0,76 $-$ 0,35 0 $+$ 0,35 $+$ 0,76 $+$ 1,35.

Rang de l'observation	Nombre total N d'observations								
	1	2	3	4	5	6	7	8	9
1	0	0,56	0,85	1,03	1,16	1,27	1,35	1,42	1,49
2			0	0,30	0,50	0,64	0,76	0,85	0,93
3					0	0,20	0,35	0,47	0,57
4							0	0,15	0,27
5									0

Rang de l'observation	10	11	12	13	14	15	16	17	18	19
1	1,54	1,59	1,63	1,67	1,70	1,74	1,76	1,79	1,82	1,84
2	1,00	1,06	1,12	1,16	1,21	1,25	1,28	1,32	1,35	1,38
3	0,66	0,73	0,79	0,85	0,90	0,95	0,99	1,03	1,07	1,10
4	0,38	0,46	0,54	0,60	0,66	0,71	0,76	0,81	0,85	0,89
5	0,12	0,22	0,31	0,39	0,46	0,52	0,57	0,62	0,67	0,71
6		0	0,10	0,19	0,27	0,34	0,39	0,45	0,50	0,55
7				0	0,09	0,17	0,23	0,30	0,35	0,40
8						0	0,08	0,15	0,21	0,26
9								0	0,07	0,13
10										0

Rang de l'observation	20	21	22	23	24	25	26	27	28	29
1	1,87	1,89	1,91	1,93	1,95	1,97	1,98	2,00	2,01	2,03
2	1,41	1,43	1,46	1,48	1,50	1,52	1,54	1,56	1,58	1,60
3	1,13	1,16	1,19	1,21	1,24	1,26	1,29	1,31	1,33	1,35
4	0,92	0,95	0,98	1,01	1,04	1,07	1,09	1,11	1,14	1,16
5	0,75	0,78	0,82	0,85	0,88	0,91	0,93	0,96	0,98	1,00
6	0,59	0,63	0,67	0,70	0,73	0,76	0,79	0,82	0,85	0,87
7	0,45	0,49	0,53	0,57	0,60	0,64	0,67	0,70	0,73	0,75
8	0,31	0,36	0,41	0,45	0,48	0,52	0,55	0,58	0,61	0,64
9	0,19	0,24	0,29	0,33	0,37	0,41	0,44	0,48	0,51	0,54
10	0,06	0,12	0,17	0,22	0,26	0,30	0,34	0,38	0,41	0,44
11		0	0,06	0,11	0,16	0,20	0,24	0,28	0,32	0,35
12				0	0,05	0,10	0,14	0,19	0,22	0,26
13						0	0,05	0,09	0,13	0,17
14								0	0,04	0,09
15										0

(*) D'après FISHER et YATES, *Statistical tables for biological, agricultural and medical research* (Oliver and Boyd, Edinburgh) avec l'aimable autorisation des auteurs et des éditeurs.

9B. — Somme des carrés des valeurs de Z (*). Cette somme est indiquée, en fonction du nombre total des observations N, qui s'obtient par addition des nombres inscrits en marge.

	0	1	2	3	4	5	6	7	8	9
0			0,6272	1,4450	2,3018	3,1912	4,1250	5,0452	5,9646	6,9656
10	7,9320	8,8892	9,8662	10,8104	11,7846	12,8232	13,6600	14,7258	15,7454	16,6864
20	17,7144	18,6242	19,6862	20,6176	21,6040	22,6352	23,5470	24,5992	25,5808	26,5806

(*) D'après FISHER et YATES, *Statistical tables for biological, agricultural and medical research* (Oliver and Boyd, Edinburgh), avec l'aimable autorisation des auteurs et des éditeurs.

9C. — Limite supérieure de $|C_1|$ pour les risques $\alpha \leqslant 5\ \%$ et $\alpha \leqslant 1\ \%$ (*).

n_1 est le plus petit des deux effectifs, N leur somme. Le symbole — veut dire que la différence n'est jamais significative, au seuil (5 % ou 1 %) considéré.

9C₁. — Risque $\alpha \leqslant 5\ \%$

n_1 \ N	7	8	9	10	11	12	13	14	15	16	17	18	19	20
2	—	2,28**	2,42*	2,54	2,32**	2,42*	2,52	2,60	2,45*	2,53	2,60	2,48	2,55	2,54
3	2,46*	2,43**	2,69	2,66	2,78	2,85	2,83	2,82	2,91	2,93	2,97	2,96	2,97	2,99
4		2,60*	2,71	2,82	2,92	3,00	3,05	3,12	3,18	3,23	3,26	3,31	3,34	3,35
5				2,92*	3,00	3,10	3,24	3,27	3,38	3,46	3,48	3,54	3,58	3,61
6						3,18	3,29	3,39	3,52	3,59	3,66	3,74	3,78	3,83
7								3,45	3,57	3,68	3,77	3,85	3,93	3,99
8										3,72	3,82	3,93	4,03	4,10
9												3,96	4,06	4,17
10														4,19

* Valeur correspondant en réalité au risque 6 %.
** Valeur correspondant en réalité au risque 7 %.

9 C₂. — Risque $\alpha \leqslant 1\ \%$

n_1 \ N	7	8	9	10	11	12	13	14	15	16	17	18	19	20
2	—	—	—	—	—	—	—	—	—	3,05*	3,11	3,17	3,22	3,28
3	—	—	—	3,20*	3,38	3,54	3,43	3,57	3,70	3,62	3,73	3,73	3,77	3,74
4		—	3,26*	3,57	3,60	3,85	3,82	3,90	3,93	4,05	4,08	4,17	4,19	4,22
5				3,69	3,84	3,95	4,07	4,17	4,25	4,32	4,39	4,45	4,51	4,57
6						3,86	4,09	4,29	4,43	4,52	4,61	4,69	4,79	4,86
7								4,36	4,48	4,64	4,76	4,88	4,96	5,06
8										4,67	4,83	4,97	5,09	5,20
9												5,01	5,16	5,28
10														5,32

* Valeur correspondant en réalité au risque 2 %.

(*) D'après KLOTZ, J. H., On the normal scores two sample rank test, *J. Amer. Stat. Ass.*, 1964, p. 652-664.

TABLE 10

Test T de Wilcoxon pour les séries appariées. Table de T.

La table donne la limite inférieure de T, T étant le plus petit des deux totaux M (somme des rangs des différences de signe moins) ou P (pour le signe plus), pour les risques $\alpha \leqslant 5$ % et $\alpha \leqslant 1$ %, en fonction du nombre n de paires non nulles. Le symbole — veut dire que la différence n'est jamais significative, pour le risque considéré. Elle ne l'est jamais pour $n < 6$.

n	$\alpha \leqslant 5$ %	$\alpha \leqslant 1$ %
6	0	—
7	2	—
8	4	0
9	6	2
10	8	3
11	11	5
12	14	7
13	17	10
14	21	13
15	25	16
16	30	20
17	35	23
18	40	28
19	46	32
20	52	38

TABLE 11

Table du coefficient de corrélation r' de Spearman.
(Coefficient de corrélation des rangs)

La table donne la limite supérieure de $|r'|$ pour les risques $\alpha \leqslant 5$ % et $\alpha \leqslant 1$ %, en fonction du nombre n de couples de valeurs. Le symbole — veut dire que la différence n'est jamais significative, pour le risque considéré. Elle ne l'est jamais pour $n < 5$.

n	$\alpha \leqslant 5$ %	$\alpha \leqslant 1$ %
5	1,00	—
6	0,89	1,00
7	0,79	0,93
8	0,74	0,88
9	0,68	0,83
10	0,65	0,79

Table 12

Nombres au hasard.

26099	65801	69870	84446	58248	21282	56938	54729	67757
71874	61692	80001	21430	02305	59741	34262	15157	27545
08774	29689	42245	51903	69179	96682	91819	60812	47631
37294	92028	56850	83380	05912	29830	37612	15593	73198
33912	37996	78967	57201	66916	73998	54289	07147	84313
63610	61475	26980	23804	54972	72068	19403	53756	04281
01570	41701	30382	54647	06077	29354	95704	75928	21811
24159	77787	38973	82178	46802	90245	01805	23906	96559
92834	52941	88301	22127	23459	40229	74678	21859	98645
16178	60063	59284	16279	48003	44634	08623	32752	40472
81808	32980	80660	98391	62243	19678	39551	18398	36918
28628	82072	04854	52809	86608	68017	11120	28638	72850
62249	65757	12273	91261	96983	15082	83851	77682	81728
84541	99891	01585	96711	29712	02877	70955	59693	26838
89052	39061	99811	69831	47234	93263	47386	17462	18874
13407	62899	78937	90525	25033	56358	78902	47008	72488
50230	63237	94083	93634	71652	02656	57532	60307	91619
84980	62458	09703	78397	66179	46982	67619	39254	90763
22116	33646	17545	31321	65772	86506	09811	82848	92211
68645	15068	56898	87021	40115	27524	42221	88293	67592
26518	39122	96561	56004	50260	68648	85596	83979	09041
36493	41666	27871	71329	69212	57932	65281	57233	07732
77402	12994	59892	85581	70823	53338	34405	67080	16568
83679	97154	40341	84741	08967	73287	94952	59008	95774
71802	39356	02981	89107	79788	51330	37129	31898	34011
57494	72484	22676	44311	15356	05348	03582	66183	68392
73364	38416	93128	10297	11419	82937	84389	88273	96010
14499	83965	75403	18002	45068	54257	18085	92625	60911
40747	03084	07734	88940	88722	85717	73810	79866	84853
42237	59122	92855	62097	81276	06318	81607	00565	56626
32934	60227	58707	44858	36081	79981	01291	68707	45427
05764	14284	73069	80830	17231	42936	48472	18782	51646
32706	94879	93188	66049	25988	46656	35365	13800	83745
22190	27559	95668	53261	21676	98943	43618	32110	29340
81616	15641	94921	95970	63506	22007	29966	38144	62556

Nombres au hasard (*suite*).

11187	95098	50369	94874	19853	06933	69767	88842	35676
47886	49549	64465	14508	28215	47766	03076	25940	47239
21325	89726	96964	66106	68517	67954	16570	72433	91514
59927	79213	96072	64540	59002	26619	02930	83677	26442
44232	30754	59691	34893	92531	70313	24969	14458	91409
15956	31379	21224	20366	74348	66239	32704	41018	31937
58597	14598	23589	50700	96194	15831	08968	45321	04207
99185	70628	95475	94156	39588	57825	36521	85188	64339
20986	57081	53928	47768	18313	82950	12335	32298	08662
75371	04678	96443	72965	68012	52485	55139	73430	74306
75775	60178	51110	30735	29761	39565	45332	13671	69405
91592	54102	25242	00063	42467	23339	55311	81275	08602
16106	87812	92476	07849	65510	77763	33684	77092	32490
30764	57054	12611	21455	01332	33101	64795	56555	84390
63826	14146	40993	93849	49799	41080	48621	29555	83653
43645	89232	00384	10858	21789	14093	06268	46460	97660
61618	19275	40744	22482	12424	98601	19089	53166	41836
68136	06546	04029	47946	19526	27122	42515	55048	23912
74005	34558	93779	96120	01695	47720	88646	73520	40050
54437	88825	07943	81795	31709	13358	04626	64838	92133
01990	94762	89926	84764	19159	95355	98213	17704	47400
02404	42408	67981	43684	55467	47030	42545	43920	11199
59253	71535	26149	35629	87127	45581	00185	01041	46662
20471	13914	99330	37938	69649	57964	97149	41628	78664
65946	60766	74084	22484	49514	89820	41310	19722	07045
00939	47818	75949	44707	49105	06777	31998	79942	98351
49952	29123	45950	67578	13524	03023	18046	75287	74989
17328	70732	46319	26950	19037	02831	36558	82712	05590
19420	70215	90476	76400	51553	12158	14668	15656	37895
19121	41190	49145	05373	00755	17817	22757	76116	76977
44300	56179	71202	49238	83682	21989	63268	74644	53625
99403	96757	34512	06475	89028	00290	93766	70812	98331
78578	51589	83195	56332	75076	58202	58038	38817	63835
89830	60177	94550	10119	09083	33398	29974	67721	75037
89502	83947	99940	60969	79452	91472	12611	41681	95285

INDEX ALPHABÉTIQUE

Aléatoire (caractère), 90.
Analyse de variance, 181.
Anamorphose, 277.
Appariées (séries)
— **caractères qualitatifs, 62 (petits échantillons, 95).**
— **caractères quantitatifs, 146 (petits échantillons, 161).**

Caractères qualitatifs
— **indépendance de deux caractères qualitatifs, 79.**
— **problème de la liaison entre deux caractères qualitatifs, 89.**
Carré latin, 202.
Causalité
— **la causalité en biologie, 18.**
Changement de variable, 270, 277.
Chi-carré (χ^2) test du χ^2.
— **de Pearson, 67.**
— **corrigé de Yates, 94.**
Comparaison d'une répartition observée a une répartition théorique, 67.
Comparaison d'un pourcentage observé a un pourcentage théorique, 41, 71. (petits échantillons, 93).
Comparaison de deux pourcentages, 58, 82 (petits échantillons, 96).
Comparaison de plusieurs pourcentages, 85.
Comparaison d'une moyenne observée a une valeur théorique, 139 (petits échantillons, 156).
Comparaison de deux moyennes, 143 (petits échantillons, 158).
Comparaison de plusieurs moyennes, 173.
Comparaison de deux variances, 168.
Confiance (intervalle de)
— **pour un pourcentage (caractère qualitatif, 47).**
— **pour une moyenne (caractère quantitatif, 133).**
Contrôlé (caractère), 90.
Corrélation, 216.
— calcul du coefficient de corrélation, 219.
— corrélation partielle, 247.
Couples (méthode des), 146.

Degré de signification, 40, 285.
Différence
— **de deux pourcentages, 55.**
— **de deux moyennes, 141.**

Distribution normale, 108, 275.
Droite de régression, 208.
— **estimation de la droite de régression, 229.**
Droite des moindres carrés, 208.

Écart-Type
— **caractère qualitatif, 32.**
— **caractère quantitatif, 105.**
Échantillon, 31.
Étendue (relation avec l'écart-type), 130.

***F* (test *F*), 164.**
Fisher (loi du *t* de Student-Fisher), 153.

Gauss (loi de), 108, 275.
Grands nombres (loi des), 35.

Henry (droite de), 277.
Histogramme, 120.
Homogénéité (test d'), 80.
Hypothèse nulle, 38.

Indépendance (test d')
— **de deux caractères qualitatifs, 79.**
— **d'un caractère qualitatif et d'un caractère quantitatif, 189.**
— de deux caractères quantitatifs, 207.
Intervalle de confiance, 46, 133.
Intervalle de pari, 32.

Liaison entre deux caractères, voir Indépendance.
Linéarité (test de), 237.

Moindres carrés (droites des), 208.
Moyenne
— **définition, 105.**
— **fluctuations d'échantillonnage d'une moyenne, 103.**
— **variance de la moyenne, 111.**
— **estimation et calcul, 117.**
— **comparaison de deux moyennes, 143 (petits échantillons, 158).**
— **comparaison d'une moyenne observée à une valeur théorique, 139 (petits échantillons, 156).**
— **comparaison de plusieurs moyennes, 173.**

Nombres au hasard, 26 (tables, 310).
Non paramétriques (tests), 253.
Normale (loi), 108, 275.
Normalité (test de), 275.

ORDRE D'UN PLAN À PLUSIEURS FACTEURS, 195.

PETITS ÉCHANTILLONS
— caractères qualitatifs, 93.
— caractères quantitatifs, 151.
PARI (intervalle de), 32.
PEARSON (test χ^2 de), 67.
PLANS A PLUSIEURS FACTEURS, 191.

PRÉCISION D'UN POURCENTAGE, 52 (petits échantillons, 93).
PRÉCISION D'UNE MOYENNE, 136 (petits échantillons, 155).
POURCENTAGE. 45.
— fluctuation d'échantillonnage d'un pourcentage, 31.
— comparaison d'un pourcentage observé à un pourcentage théorique 41, 71 (petits échantillons, 93).
— comparaison de deux pourcentages, 58, 82 (petits échantillons, 96).

r (calcul de), 219.
RÉGRESSION, 207, 216.
RÉPÉTITION (d'un plan à plusieurs facteurs), 195.
RÉPARTITION OBSERVÉE ET THÉORIQUE (comparaison), 67.
RISQUE DE 1re ESPÈCE, 38, 283.
RISQUE DE 2e ESPÈCE, 38.
SEUIL DE SIGNIFICATION, 39.

SHEPPARD (correction de), 119.
SIGNIFICATION
— degré, 40.
— seuil, 39.
— test, 38.
SONDAGES
— caractère qualitatif, 45.
— caractère quantitatif, 131.
STRATÉGIE (notion de), 85.
STUDENT (loi de *t* de STUDENT-FISHER), 153.
SUJETS NÉCESSAIRES (nombre de)
— caractère qualitatif, 49.
— caractère quantitatif, 134.

***t* (loi du *t* de STUDENT-FISCHER), 153.**
TABLES, 287.
TESTS (principe), 38.
TIRAGE AU SORT, 20, 26.
— importance du tirage au sort, 50.

VARIABILITÉ, 12.
VARIANCE
— définition, 105.
— estimation et calcul, 117.
— variance de la moyenne, 111.
— variance de la variance, 168.
— comparaison de deux variances, 163.
— analyse de la variance, 181.
— variance d'un pourcentage 32, 113.
YATES (χ^2 corrigé de), 94.

Imprimé en Janvier 1995.
Imprimerie Soulisse et Cassegrain (Niort) (n° 3257).
Flammarion et Cie, éditeurs (n° 10151).
Dépôt légal : Février 1995.

Imprimé en France.